丙型肝炎防治新攻略

主　审

吕吉云

主　编

王永怡　张玲霞　罗生强

副主编

范振平　孟繁平　胡　敏

李　筠　刘道践　李　军

编著者

王永怡　张玲霞　罗生强　范振平　孟繁平

胡　敏　李　筠　刘道践　李　军　宫　嫚

张　宁　吴　欣　张　弢　刘红虹　周　超

张海陵　赵敬昌　孙　颖　张云辉　王　姝

卢福昱　胡　玫　陈玉琪　郭子静　樊利荣

金盾出版社

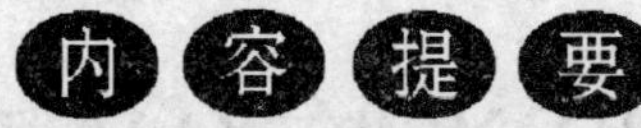

本书由解放军第三〇二医院传染科肝病防治专家编写而成，根据临床病人经常咨询的问题，搜集了国内外最新资料，总结出 155 个与丙型肝炎相关的问题，进行了深入浅出的详细解答，同时推荐了具体的治疗措施与方案。主要内容包括防治丙型肝炎 110 个有问必答，中医中药治疗病毒性乙型肝炎、丙型肝炎的 45 个经验荟萃，以及我国、美国、欧洲的丙肝防治指南等。书后还附录美国肝病研究学会更新的基因 1 型慢性 HCV 感染治疗指南(2011 年 10 月版)和英语缩略词的中文简介，以便查阅。本书科学性、实用性、指导性强，适合传染科、消化科、预防保健科及内、外、妇、儿科医师和丙肝患者及其家属阅读参考。

图书在版编目(CIP)数据

丙型肝炎防治新攻略/王永怡，张玲霞，罗生强主编. -- 北京：金盾出版社，2012.12

ISBN 978-7-5082-7556-7

Ⅰ.①丙… Ⅱ.①王…②张…③罗… Ⅲ.丙型肝炎—防治 Ⅳ.①R512.6

中国版本图书馆 CIP 数据核字(2012)第 083526 号

金盾出版社出版、总发行

北京太平路 5 号(地铁万寿路站往南)

邮政编码:100036 电话:68214039 83219215

传真:68276683 网址:www.jdcbs.cn

封面印刷:北京蓝迪彩色印务有限公司

正文印刷:北京万博诚印刷有限公司

装订:北京万博诚印刷有限公司

各地新华书店经销

开本:850×1168 1/32 印张:10.25 字数:250 千字

2012 年 12 月第 1 版第 1 次印刷

印数:1～7 000 册 定价:26.00 元

序

丙型病毒性肝炎(简称丙肝)是严重影响人类健康的常见肝病之一。据世界卫生组织(WHO)估计,全球感染丙型肝炎病毒(HCV)的比例约占总人口的3%。1992～1995年,全国病毒性肝炎血清流行病学调查显示,我国感染HCV的流行率为3.2%。虽然自1993年开始对献血员强制性筛查丙肝病毒抗体以来,使正规输血后丙型肝炎的发生率显著下降,但国家疾病预防控制中心(CDC)报告的丙肝患者数量仍逐年增多。据统计,从2003年到2010年,我国丙肝发病人数增加了6倍以上。2011年又比2010年的发病率增加了25.87%。

丙型肝炎起病隐匿,发病悄无声息,临床表现轻重不一,其突出特点就是容易转为慢性,并在不知不觉中发展为肝硬化,甚至肝癌。而且,一直令医学界颇感头痛的是,迄今为止丙型肝炎尚无预防性疫苗。但值得欣慰的是,通过及时规范的抗病毒治疗,丙肝完全可以治愈。然而,社会公众对丙型肝炎认知的缺乏,使许多具有高危因素者未接受早期筛查,从而不能获得早期诊断和早期治疗。更有不少确诊为慢性丙型肝炎的患者,由于对丙肝临床特点与转归的错误认识,以及基层医院部分医生对丙肝认知不足,常常出现误治、漏治。所以,普及丙肝相关知识,对防治丙肝具有重要意义。正如中国肝炎防治基金会前常务副理事长王钊所说:“目前我国对抗丙肝主要靠两个有力武器——提高公众的自主筛查意识和医师更加准确有效的治疗，这将更好地推进和落实丙肝早发现、早筛查、早治疗的防治策略，确保丙肝患者在第一时间得到规范治疗。”

有鉴于此，本书主编王永怡、张玲霞、罗生强等肝病专家，通过几十年来从事病毒性肝炎的临床研究，对丙肝的诊治积累了丰富的临床经验。在此基础上，他们组织了相关专业的博士、硕士们一起总结解放军第三〇二医院慢性丙型肝炎诊疗的临床实践经验，并结合近年来国内外专业会议、研究论文中最新相关信息，一起撰写了《丙型肝炎防治新攻略》一书。

纵览本书，特色在于理论联系实际，可操作性强，且文笔流畅，深入浅出，便于理解领会。该书科学性、实践性、指导性强，必将给慢性丙肝患者及其家属带来诊疗的新理念、新进展、新希望。对广大医务工作者，尤其是传染科、消化科和预防保健科等专业人员，提供了一本内容丰硕之参考书籍。相信随着新型抗 HCV 药物的不断研发和个体化治疗方案的不断完善，丙型肝炎的防治一定会有新的突破。

解放军第三〇二医院院长　吕吉云

前　言

丙型病毒性肝炎(以下简称丙肝)常在排除甲型、乙型肝炎后才被诊断。直至1989年克隆出丙肝病毒核糖核酸(HCVRNA)后,各国传染病专家才对丙肝特异性指标和病原有所共识。2006年,世界卫生组织参考上报的数据估计,丙肝感染者1.3亿～1.7亿,而且每年约有300万的新增病例。但根据近年丙肝的发病趋势,美国专家认为,今后20年内,全球感染丙肝的年增长人数可能会是现今的4倍以上。

丙肝病毒存在明显的隐蔽性和潜在危害性。感染丙肝病毒后只有20%可出现急性肝炎的症状,80%丙肝病毒感染者会变成慢性丙肝患者;30%～60%的感染者在不知不觉中演变成肝硬化。在欧美发达国家每年诊治的肝细胞癌(HCC)病例中,60%由丙肝病毒诱发;需做肝移植的病例中,30%～40%是肝硬化和丙肝终末期患者。2011年7月28日是第一个世界肝病日,在当天召开的中国肝炎峰会上,公布的上海、北京的抽样调查资料显示,我国被调查人群中只有10%对丙肝知识有些了解。其中,1%了解多一些,9%稍懂些丙肝知识,90%根本就不知道丙肝是怎么回事。

在解放军第三〇二医院肝病门诊统计中,2011年因患丙肝就诊和收住的患者比2007年增加约4倍。已确诊患者的年龄普遍较大,感染时间多数在15～20年,约1/3病人对目前的标准治疗有不良反应。但一些早发现、早诊断、早治疗的年轻患者或中老年患者，如用药依从性较好，仍有90%可获痊愈。调查中发现，有些基层医院和社区保健站的全科医生遇见丙肝抗体（抗-HCV）阳性者时，还误认为是一种“保护性抗体”。因此，很少能及时确诊并将丙肝患者介绍到专科医院做进一步诊治，就连有些三甲医院内、外、妇、儿科的部分医生，对丙肝的认知度也参差不齐。

当前，有关丙肝防治的著作较少，有实用指导价值、专门介绍丙肝知识的科普书籍更罕见。针对读者的需求，为了提高人群对丙肝的认知度，宣传对丙肝的科学防治，编写了《丙型肝炎防治新攻略》一书。本书所介绍的155个问题，都是由解放军第三〇二医院具有丰富临床经验的教授、主任、副主任医师，博士、硕士和信息专业人员合作，取材于病人咨询和近3年国际国内专业会议的最新资料，一起翻译并讨论后编写而成的。本书还特别附录了我国2004年颁发的《丙型肝炎防治指南》，2009年美国肝病年会上公布的《丙肝诊治管理指南》的更新版，以及2011年欧洲肝病年会上提供的“丙肝病毒感染的管理（诊治指南）”，美国肝病研究学会2011年10月颁发的《基因1型慢性HCV感染治疗指南》等。定能为我国感染专科（或传染病院）、肝病科、消化内科、肾内科、血液科、妇产科、口腔科、内分泌科、皮肤性病科、免疫科、透析科、移植科的医生提供丙肝防治最新知识，可作为基层医生和卫生防疫人员科学防治丙肝的自学教材。

由于收集、整理、翻译、编写时间较短，虽然所有参与执笔者尽心尽力，但难免会有疏漏不当之处，还望同道和读者们批评指正。

解放军第三〇二医院　王永怡　张玲霞

目　录

第一章　防治丙型肝炎110个有问必答

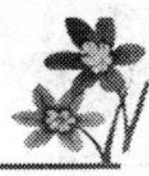

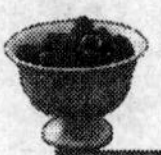

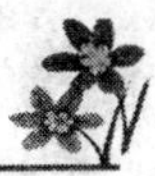

第二章　中医药治疗乙型肝炎、丙型肝炎经验荟萃

第三章　介绍我国、美国、欧洲丙型肝炎防治指南

附录

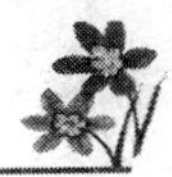

第一章　防治丙型肝炎110个有问必答

1. 丙型病毒性肝炎的名称诞生于何时

在1989年前，我国绝大多数医生和所有患者都不了解“丙型肝炎”是怎么回事。只有传染病专科医生在那时将“丙型肝炎”称为“肠道外传染的非甲非乙型肝炎”。对全球来说，直到1985年有些专业研究的学者，在一个经输血感染后临床表现为肝炎的患者中，找到了一种“RNA病毒”的新病原体，在排除了甲型肝炎病毒，又排除了乙型肝炎病毒后，当时暂定为非甲非乙型肠道外传染的RNA病毒。按排序和猜想，怀疑可能是丙型肝炎的病原体(HCV)。至1989年，美国Chiron公司从受感染黑猩猩的血清中成功克隆出与HCVRNA互补的cDNA，从而确认了非甲非乙型肝炎，非肠道内传播的病原命名为“丙型肝炎病毒(HCV)”。同年在日本召开的国际肝病会议上，全球肝病专家一致认为，“HCV”就是经血传播的丙型肝炎病毒。由该病毒感染的患者所发生的疾病称为“丙型病毒性肝炎”，以下简称丙型肝炎。

2. 当前全球丙型肝炎的流行情况如何

世界卫生组织近年资料表明，全球约有1.7亿慢性丙型肝炎患者，占全世界人口的3%。慢性丙型肝炎在不同国家的患病率从0.1%到5%不同。据估计，美国有400万慢性丙型肝炎携带者，而西欧地区有500万，东欧地区的患病率要高于西欧地区。在发达国家，HCV感染占了急性肝炎病例的20%，慢性肝炎病例的

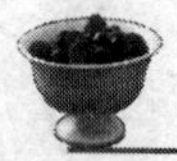

70%，终末期肝硬化病例的30%，肝细胞癌(HCC)病例的60%，肝移植病例的30%。每年出现新感染症状的发病例数为1～3/10万，但事实上，新感染者要高得多，因为大多数新感染者表现为无症状的隐匿状态。

在发达国家中，近年丙型肝炎的发病率稍见下降。下降的原因主要有两方面：①通过血制品传播的病例已经几乎下降到零。②人群认知度上升，预防意识增强，降低了在医疗环境中传播的风险。欧美的静脉药物滥用者仍然是主要的传染方式，即使这样，由于对合用针头的风险意识增强，以及针头交换措施的应用，从而导致这种方式的传播几率也在逐渐下降。

2001年，美国公布了丙型肝炎诊治流行中的相关数据：①1999年美国死于丙肝的患者为3 750例。②1998年全年，与丙肝患者相关的直接医疗成本已超过10亿美元。③从1990年到2000年，每年因丙型肝炎而需进行肝移植的患者升高了5倍。④预计2000～2015年含丙肝的慢性肝病，从流行到诊治的风险将升高4倍；预测美国对HCV的疾病负担会越来越重。

欧洲以法国为代表曾公布了如下丙型肝炎数据：①成人中抗-HCV阳性患者曾估计在1.1%～1.2%，其中80%有病毒血症，因此估计全国有40万～50万的慢性丙型肝炎患者。②不同人群中丙肝的患病率差异较大，静脉药物滥用者占60%，嵌顿痔患者为25%；HIV阳性患者中有25%同时感染HCV，提示法国至少有2.5万～3万的HCV/HIV合并感染者。③估计法国每年约有3 500例患者死于HCV感染。

丙肝病毒感染随国家、地区、人群不同而存在较大差异。一般认为，西欧、北美和澳大利亚人群HCV感染率为0.3%～0.6%；非洲、南欧、南美和部分亚洲国家的感染率为1.0%～1.5%；我国约为3.1%，属于高发区；中非、西北非、埃及一般人群HCV感染率可达10%以上。在各国献血员中抗-HCV阳性率都在0.9%～

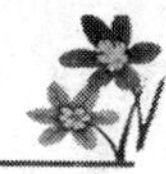

2%，静脉吸毒者中 HCV 感染率为 27%～90%；性乱者中为 3.5%～10%；血友病患者经常输血液制品，抗-HCV 阳性率为 73%～85.7%。

2008 年，中国疾病控制中心(CDC)的资料表明，我国 2008 年丙肝上报病例数较 2007 年增加了 16.79%，死亡患者比 2007 年增加了 6.9%，预测 2009 年后丙肝发病率将呈逐年增加趋势。2009 年我国上报新发丙肝患者 131 849 例，2011 年上报丙肝新发数 188 807 例，较 2008 年有明显增加。至于隐匿性感染和感染携带者尚无法统计。

3. 为什么说丙型病毒性肝炎是中国人的严重隐患

(1)发病率和死亡率急速上升：我国内地 2010 年报告丙肝发病人数为 15 万例，是 2003 年的 7 倍多，比 2009 年增长 15%，相当于平均每 3 分钟就可发现 1 例新发的丙肝患者。我国内地当前一般人群中的抗-HCV 阳性率为 3.2%。按 13 亿人口估算，现今我国内地 HCV 的感染者为 4 160 万，专家初步估算，如果对我国所有 HCV 感染者实施全面防治，每年的经济负担需 216 亿元人民币，提示防治形势非常严峻。

(2)丙肝病毒一旦感染后，大多数人症状、体征不明显：约 80%的急性丙肝患者没有明显自觉症状，且发病初期病情隐匿，一般内科医生缺乏丙肝防治知识。在 2006 年的一项临床研究显示，丙型肝炎在内科医生中的漏诊、漏报率高达 90%，导致许多急性或早期慢性丙肝患者错失了治疗时机。

(3)丙肝急性转慢性的比率高：发现时不少患者已是肝硬化，肝癌。国内外文献报道，急性丙型肝炎转化慢性肝炎的比率远远超过乙型肝炎，可高达 60%～85%，这意味着丙肝患者更易在不知不觉中发展成为严重的肝硬化，甚至肝癌。

(4)我国人群对丙肝疾病的认知度低：在 2007 年由中国肝病基金会发起的丙肝调查中，仅 1%的接受调查者对丙肝的传播途径及预防措施有正确认识；被调查者中 80%误认为可通过“接种疫苗”预防丙肝，而实际上，由于丙肝病毒变异率高，至今尚无能够预防该病的疫苗。现今，在大量认知度低人群中，一旦感染上丙肝，在缺乏症状时不会去查体、看病，使绝大部分患者不可能获得早期的标准治疗(长效干扰素＋利巴韦林)，而丙肝病毒又较难获得自发清除。成批潜伏、隐藏、无症状的丙肝患者不仅自身健康的危害越来越大，同时也成为威胁全社会公共卫生的潜在隐患。

(5)对丙肝隐患值得警惕：庄辉院士说，从 2003 年到 2010 年我国丙肝发病人数增加了 6 倍以上。专家们预测，丙肝在全球的流行仍呈上升趋势。2015 年全球丙肝死亡人数将较 2005 年增加 2 倍，2025 年将增加 3 倍。在全世界范围内，丙肝相关死亡率居第十位，而在中国大陆人口中居疫病的第五位。由于丙肝目前尚无预防性疫苗，感染者潜伏期较长，估计 10～20 年后我国可能进入丙肝发病高峰期，值得警惕。

在 2010 年亚太肝病学会(APASL)的卫星会议上，会议主席对当今丙型肝炎作了如下小结：①在全球丙型肝炎感染现状不容乐观的情况下，我国 HCV 感染的发展趋势更令人担忧，专家呼吁我国的临床医生关注 HCV。②在 RGT 个体治疗策略的指导下，长效干扰素(Peg-IFN)联合利巴韦林(RBV)已经成为丙肝治疗的金标准。而一系列随机对照研究证明，Peg-IFNα-2a＋RBV 以相对于普通干扰素联合 RBV 有更高的持续病毒学应答率(SVR)，更好的安全性和耐受性等优势，为广大的临床医生提供了更优选择。③多项临床研究表明，Peg-IFNα-2a＋RBV 治疗方案对亚洲人群显示出更好的疗效和安全性，为我国 HCV 现状的改变带来了希望。

4. 丙型肝炎传播的核心途径是“病从血入”吗

在1993年以前，凡输注过血浆、白蛋白、凝血因子、球蛋白等成分血制品的临床患者，是丙型病毒性肝炎的高危感染者。笔者从1988～1993年底统计输注过血液制品的患者480名，在1995～1996年抽样召回的100名受血者复查抗-HCV指标时，发现35%的受血患者中丙肝病毒学指标阳性；曾输血600毫升以上或300毫升血浆的12名患者中，竟有9名抗HCV呈阳性。1993年，国家要求献血员常规筛查丙肝病毒学指标后，上述情况才得到明显纠正。近年文献报道，大量使用血浆的血液透析者，感染HCV的风险率仍非常高，患者丙肝病毒传播、受染率与血浆用量及血透次数的增加呈正相关。还发现，未严格普及使用一次性注射器材的基层医疗单位，内科、口腔科、耳鼻喉科、妇产科、外科使用未经严格消毒的直入性医疗器械和内窥镜，极易感染HCV。生活中共用剃须刀、牙刷、修脚刀、文身、文眉、穿耳孔、吸毒等，均是感染HCV的高危行为。另外，通过器官移植，如果使用了HCV感染者的供体，则会导致接受器官者感染HCV，并导致移植失败。此外，与精液或阴道分泌物中HCVRNA阳性的丙型肝炎患者有性接触者也可发生传播，但概率比乙肝病毒直接感染低。国外资料认为，如果孕妇血清HCVRNA阳性，33%存在母婴传播丙肝感染的几率。我国已有报道HCV感染存在家庭内聚集的现象，提示日常生活密切接触经血污染的物品，亦有可能引发低概率传播。

5. 丙型肝炎病毒的主要结构和特点如何

丙型肝炎病毒（HCV）具有的嗜肝性和致病后的隐匿性均与该病毒的基因结构相关；丙型肝炎病毒感染人体后能逃逸人体免疫监控，其包膜部分特别容易变异，丙型肝炎的6个基因型和至少50个基因亚型也都是以该病毒的基因特征和功能为基础的。要

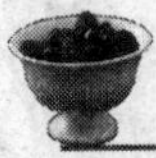

了解 HCV 的致病机制和选择抗病毒的治疗靶位,应对 HCV 的基本构成及其功能特点有基础的了解(图 1)。

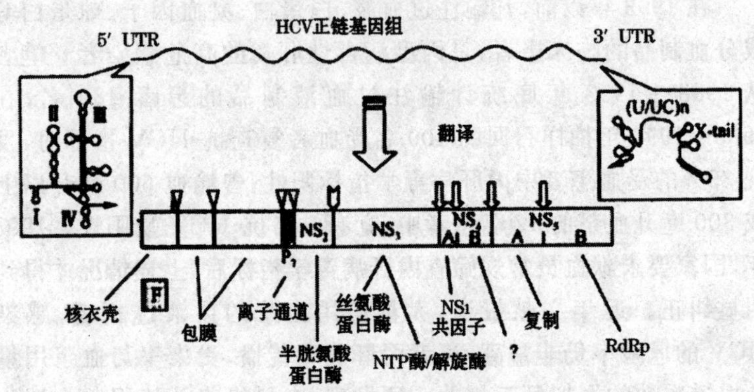

图 1　HCV 的基因模式结构图

丙肝病毒是单股正链的 RNA 病毒,属黄病毒科,整个病毒基因组全长约 9.6kb(图 1),包含一条长大的开放阅读框(ORF)和两侧的 5′及 3′非编码区(UTR)。核糖体通过 HCV5′UTR 端进入内部核糖体位点(IRES),将 HCV 基因组翻译成 1 个多聚蛋白前体。该蛋白前体在宿主和病毒蛋白酶的裂解作用下产生至少 10 个蛋白质,其序列排列为:核心蛋白(C),包膜蛋白 1(E1)、E2、P7,随后是非结构蛋白 2(NS2),NS3、NS4A、NS5A,NS5B。另外,在开放阅读框外,还存在一种阅读框替代蛋白(ARFP),又称 F 蛋白,是由 HCV 的 C 蛋白重叠阅读框翻译获得。整个 5′UTR+10 个蛋白质+F+3′UTR 的基因结构链在 HCV 的生活史中发挥着对人体重要的感染作用,使 HCV 感染者的肝细胞和与其亲和的宿主细胞的信号传导、凋亡及物质代谢都会发生一系列的致病生化过程。

HCV 基因组的最大特点之一是它感染人体后,受内外及治

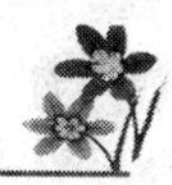

疗因素的影响后病毒变异率非常高，特别是E1和E2区是变异率最高的区域，而5′及3′非编码区则为HCV的最保守区域。HCV的高变异性使在人体内呈现准种分布，影响疗效，也直接影响其预防疫苗的制作。

6. 丙型肝炎病原具有哪些特征

丙型肝炎病原是人类黄病毒和动物瘟病毒的一个远亲，在种系发生上它与瘟病毒的关系更近，现已将瘟病毒归入黄病毒家族。丙型肝炎病毒，瘟病毒与黄病毒的基因结构有很多相似之处。迄今尚未在HCV感染的宿主中分离出纯真的丙肝病毒蛋白和病毒颗粒。尽管如此，已能在体外将丙肝病毒-互补脱氧核糖核酸（HCV-cDNA）转录成丙肝病毒核糖核酸（HCVRNA），然后通过体外翻译系统将HCVRNA翻译成病毒蛋白，并对其进行鉴定研究。而且现已能用不同的表达载体将克隆出的cDNA转录给哺乳动物细胞，再表达其产物。经上述分析研究，对HCV的结构成分已基本了解清楚。其中HCV基因组中E1区和E2/NS1区是变异最多的部位。

我国从丙型肝炎患者分离的HCV核苷酸序列与日本株相接近（同源性为92.6%），而与美国株差异较远（同源性为80.9%）。HCV基因组变异率较高，不但有地区差异，同一地区不同人体之间也有差异，即便是在同一患者中，不同时期分离的HCV基因组也有差异。例如，美国有人收集同一患者两份血清，其间相隔13年，在测序分析中发现两者HCV有25%的核苷酸不一样。

不少学者根据HCV基因nt序列的变异，将HCV分为数个型别，1a型为美国、欧洲的主要类型，1b型系日本、中国的主要类型。同型之间在nt序列的差异方面小于10%，不同型病毒之间差异大于20%。病毒的变异对临床及治疗发生一定影响。HCV发生变异后，容易逃避机体的免疫清除作用，从而导致肝病慢性化。不同基因型的混合感染也可能是肝病慢性化和重型化的原因之一。

7. 唾液能传播丙型肝炎吗

国外有人收集已感染丙型肝炎黑猩猩的唾液 3 毫升，经皮接种于另一只黑猩猩后，每周采血查肝功能及肝活检 1 次，活检标本送光学显微镜及电子显微镜检查(接种前肝活检证实肝脏无任何病理改变)，被接种的黑猩猩虽无临床症状，且缺乏一般病理组织学方面的改变，但电子显微镜检查证实确已感染了丙肝病毒。因为在接种后 21 周所取的超薄肝切片中，显示肝细胞的双层膜结构发生液化和扭曲，内皮细胞中的球形颗粒呈结晶状排列。这些超微结构的改变，与患丙型肝炎黑猩猩肝脏病理变化在形态上是一致的。上述结果提示，患丙型肝炎黑猩猩唾液中，可能含有丙肝病毒的传染因子，并能经皮传播给其他黑猩猩。

国外对丙型肝炎患者的配偶和直系亲属调查发现，其家庭成员中丙型肝炎病毒抗体(简称丙肝抗体)阳性率为 4.9%，临床丙型肝炎患者唾液里 40%能测出丙肝病毒核糖核酸(HCVRNA)阳性。因此认为，接吻和唾液污染，可能是造成家庭成员和密切接触者传播丙型肝炎的重要方式之一。国内报告 16 例输血后丙型肝炎患者唾液中，5 例 HCVRNA 阳性。曾有报道，1 名信使在打架时，被丙肝病毒(HCV)携带者咬伤后患了丙型肝炎。

8. 为什么性滥交妇女易得丙型肝炎

丙型肝炎主要通过输血及血制品感染，在探索性接触传播丙肝方面亦已有一些报道。国内辽宁省卫生防疫站专题调研了性滥交妇女中丙型肝炎的感染情况，他们采集因卖淫而教养的妇女血清 159 份，以正常已婚妇女 150 人作对照，两组要求均无受血、供血、手术、吸毒或既往肝炎史，结果用酶联免疫吸附测定(ELISA)

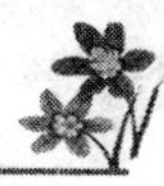

法测出卖淫妇女中9.4%(15/159)丙型肝炎病毒抗体(抗-HCV,简称丙肝抗体)阳性,对照人群为1.3%(2/150),差别非常显著;还发现卖淫时间短于2年的101名妇女中抗-HCV阳性仅1人,卖淫超过2年的58名妇女中抗-HCV阳性者为14人,患过性病的19名卖淫妇女中7人(36.8%)抗-HCV阳性,未患性病的抗-HCV阳性率为6.1%(8/132),患性病的抗-HCV阳性率是未患性病妇女的6倍。由此说明,性病性接触在传播丙型肝炎中起辅助作用;造成卖淫妇女易患丙型肝炎的原因是由于性伙伴的频繁更换,随卖淫时间的延长而感染丙肝病毒的机会增加。

9. 丙型肝炎在注射吸毒人群中流行情况如何

《柳叶刀(Lancet)》杂志近期载文指出,全球在注射吸毒人群中,抗丙肝病毒抗体(抗-HCV)的阳性率明显高于人免疫缺陷病毒(HIV)抗体的阳性率。

研究者回顾分析了1 125篇文献,获得了77个国家注射吸毒者抗-HCV阳性率资料,其中25个国家注射吸毒者抗-HCV阳性率为60%～80%,12个国家超过80%,在世界范围内,大约有1 000万名注射吸毒者的抗-HCV阳性,其中以中国、美国和俄罗斯的人数最多。

研究者还获得59个国家乙肝表面抗原(HBsAg)相关报告,其中21个国家注射吸毒者的HBsAg携带率为5%～10%,有10个国家超过10%。据估计,在世界范围内,约有640万的注射吸毒者的抗-HBc呈阳性,120万的HBsAg是阳性,提示从全球范围看,经注射吸毒传播的丙肝患者,比乙肝要多8倍左右。

澳大利亚尼尔森等对所获资料大胆进行统计学分析后推测,当今每年会有超过150万人死于乙肝、丙肝、肝硬化及肝细胞癌。并指出丙肝由注射吸毒引发的感染率,各国存在很大差异。统计发现,匈牙利注射吸毒者抗-HCV阳性率为23%,爱沙尼亚或立

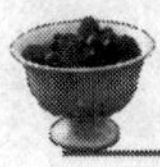

陶宛约为90%，而俄罗斯为73%。英国莱德教授指出，注射吸毒已成为欧洲当前丙型肝炎病毒感染的主要危险因素，个体注射吸毒5年后，90%可发生HCV感染。

在2011年7月28日“世界肝炎日”媒体沟通会议上，庄辉院士说：根据2006年流行病调查显示，我国一般人群中抗-HCV的阳性率为0.43%，按照此比例计算，我国丙肝病毒感染者人数约540万，但吸毒、血透等丙肝高危人群中，抗-HCV阳性率相当高。如果从全国分析，我国丙肝病毒感染人数至少有1 000万。

综合国内外资料可以认为，全球注射吸毒人群中丙肝流行数据占血源传播疾病之首位，防治情况堪忧，值得各国政府重视，宜实施正确的应对方案和策略。

10. 丙型肝炎在配偶中的感染情况如何

丙型肝炎主要是通过输血及血制品传播，但实际上有不少并非通过输血传播。日本时田元对丙型肝炎患者能否将丙型肝炎病毒传染其配偶进行了研究，研究对象是82名慢性丙型肝炎患者的配偶，对照组为47名慢性乙型肝炎患者的配偶。82名慢性丙型肝炎患者，因输血引起者25名，无输血史者57名。25名因输血引起的慢性丙型肝炎患者配偶中，有3名(12%)出现肝功能障碍，57名无输血史的慢性丙型肝炎患者的配偶中，有7名(12.3%)出现肝功能障碍。由此可见，82名慢性丙型肝炎患者的配偶中，有10名(12.2%)出现肝功能障碍，其中无1例是酒精或药物引起的，也均无输血史。而对照组47名慢性乙型肝炎患者的配偶中，无一例出现肝功能障碍(P值<0.05)。结果表明，慢性丙型肝炎患者配偶的肝功能障碍发生率比慢性乙型肝炎患者配偶的肝功能障碍率明显为高($P<0.05$)。因此认为，丙肝病毒可在配偶之间发生传播。

慢性丙型肝炎在其配偶中的传播率可高达21%，显著高于其

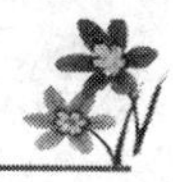

他家庭成员。研究还表明，夫妻间感染的丙肝病毒，其核糖核酸(HCVRNA)基本上是一样的，对夫妻间感染丙肝病毒的序列分析已确定，其同源性显著高于其他人群。

11. 血清丙氨酸氨基转移酶正常和异常的供血者丙型肝炎病毒抗体的阳性率如何

据来自美国、英国、西班牙、德国及我国的报道，血清丙氨酸氨基转移酶(简称转氨酶)正常的供血者，内肝抗体阳性率很低，而且各国基本一致，为0.5%～1%。转氨酶异常的供血者，丙肝抗体阳性率明显高于转氨酶正常者。各国差异较大，如美国丙肝抗体阳性率44%，我国93.8%，德国仅1.3%。认为应用丙肝抗体筛选供血者，可排除85%具有丙肝病毒传染性的供血者。

12. 河北省暴发丙型肝炎和随访特点如何

1985年10月，河北省固安县65名单采血浆还输血细胞(简称献浆)供血者中，发生丙型肝炎26名，罹患率40%，潜伏期为45天左右。急性期血清丙氨酸氨基转移酶(简称转氨酶)明显升高、反复异常，1年后转氨酶异常率为42.3%，2年时为26.9%，第5年和第8年时转氨酶仍分别有37.4%和28.2%不正常；转氨酶的异常分持续性和波动性两类，呈转氨酶波动异常者占1/3～1/2。用抗-HCV(C-100)，酶联试盒检测病后1个月内、2～6个月、1年、2年和3～4年患者血清，丙肝病毒抗体的阳性率分别为0.0%、85.7%、91.7%、100.0%及100.0%。

对固安县不同人群的丙肝病毒感染状况进行调查，发现健康成人中抗-HCV(C-100)阳性率为8.3%～14.1%，一般献全血者为8%～31.9%，其他单采血浆供血员为9.1%～60%，与献浆无关的肝炎患者为48%。在乙肝表面抗原阳性供血员中，也有32.4%的人同时存在丙肝病毒抗体阳性。说明，我国河北固安县有较多的丙肝病毒携带者和较高的流行率。

另外，对献血浆供血者管理不严。一些丙型肝炎患者或转氨酶升高者，隐瞒病史、自服降酶药，混入供血者队伍中。在采血浆还输血细胞过程中，未执行严格的无菌操作，也未用一次性采血还输器，遂致交叉污染，造成献血浆供血者经血感染，从而出现丙型肝炎暴发流行。

河北省卫生防疫站对 163 例丙型肝炎患者进行了 8 年前瞻性随访研究发现，用第二代的丙肝病毒抗体试剂检测第 5 年和第 8 年患者血清，仍有 92.9%和 83.4%呈阳性；转氨酶恢复正常者中抗-HCV 转阴率第 5 年和第 8 年分别为 16.2%和 21.8%；第 8 年用套式多聚酶链反应法检测抗-HCV 阳性血清，发现丙肝病毒核糖核酸(HCVRNA)阳性率为 83.7%。随机检测 45 例 HCVRNA 的阳性基因型，42 例为Ⅱ型(1b 基因亚型)。随访 8 年中未检出胎甲球异常者，也未见有失代偿肝硬化及肝癌发生者。

河北省暴发丙型肝炎的事实表明，我国人群中丙型肝炎感染率在局部地区很高。职业献血员比健康人携带丙肝病毒率高 1～4 倍，是丙型肝炎的主要传染源。丙肝病毒感染后 60%并不发生显性肝炎，但转慢率或慢性程度相当高。关于我国丙型肝炎发展成肝硬化和肝癌的可能性、比重及间隔时间尚待跟踪探索。

13. 丙型肝炎病毒抗体阳性患者的血液有无传染性

丙型肝炎抗体(简称丙肝抗体)阳性患者的血液含有丙型肝炎病毒，具有传染性。有人对 1984～1986 年间 383 例心外科手术患者，共接受 5 150 份血制品注射后丙型肝炎的发生率，进行了前瞻性研究。结果 9 例发生输血后丙型肝炎的患者中，有 6 例(67%)丙肝抗体阳性，而 374 例未发生丙型肝炎者中，只有 9 例(2.4%)丙肝抗体阳性(P<0.001)。9 例输血后丙型肝炎患者，共接受血

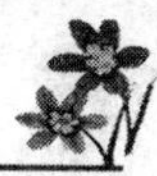

制品151份，其中6份（3.9%）丙肝抗体阳性；374例未发生丙型肝炎的患者，共接受血制品4 999份，其中丙肝抗体阳性31份（0.6%，$P<0.001$）。383例心外科手术患者，共34例接受1份或1份以上丙肝抗体阳性血制品，结果6例（18%）发生丙型肝炎，而349例接受丙肝抗体阴性血制品，结果只3例（0.86%）发生丙型肝炎（$P<0.001$）[注：经统计学分析，只要$P<0.05$就表明有明显差异的科学性]。

上述研究结果表明，输丙肝抗体阳性患者的血，丙型肝炎的发生率显著高于丙肝抗体阴性者。

由于丙肝病毒变异及其复制水平低下，因此丙肝病毒感染的检测较困难。我国近年调查发现，即使输注丙肝抗体阴性的血液，也存在传染丙型肝炎的可能性。例如，国内心脏手术的受血患者中丙肝病毒核糖核酸检出率为31%，慢性肾衰竭的血液透析患者中竟高达53%。这些患者输血不安全的主要原因为检测丙肝抗体的市售药盒不够灵敏，后来采用第三代高质量试剂后，情况已有很大改善。

14. 丙型肝炎的临床特征有哪些

（1）丙型肝炎与乙型肝炎比较，血清丙氨酸氨基转移酶（简称转氨酶）峰值较低，无症状及无黄疸病例较多，大多数患者不易被发现，除非定期检查肝功能才能作出诊断。

（2）转氨酶升高呈3种特殊的类型，即单相型、双相型及平坦型。

（3）潜伏期2～26周，平均7～8周，较输血后乙型肝炎平均8～11周为短。有报告短潜伏期丙型肝炎，大多见于用第Ⅷ因子的血友病患者，潜伏期最短者4天至2周，大多数为1～4周。散发型丙型肝炎（无输血史者）的潜伏期不易确定，有人分析家庭内散发病例潜伏期为12周。潜伏期的不同，可能反映丙型肝炎因子的不同或同一因子的不同剂量所致。

(4)短潜伏期丙型肝炎,病情较重,症状较多,常有黄疸,但急性丙肝及时治疗者较少发展为慢性化。

(5)长潜伏期和轻型或无黄疸型丙型肝炎,易发展成慢性,女性较男性易发展为慢性,经皮传播较肠道传播易发展为慢性。

(6)生化和组织学康复后 2～3 年,常常又出现转氨酶缓慢升高或间歇升高。

(7)无症状供血者传播丙型肝炎给受血者,以及从一个供血者连续 6 年采集的血液,对黑猩猩仍具有传染性,提示有慢性丙肝病毒携带状态,其携带率甚至比乙型肝炎更高。

(8)丙肝病毒感染后的临床或自然演变过程各国相似。一般规律是:约 1/4 的患者有显性症状,3/4 呈无症状;临床上 1/3 为黄疸型病例,2/3 为无黄疸型。在住院的丙型肝炎总病例中,约有 1.5%的患者发展为暴发型肝炎,半数以上发展为慢性。从丙型肝炎急性感染(或隐性感染)变成慢性丙型肝炎的平均过程约 10 年,发展到肝硬化约 20 年,少数患者恶变为原发性肝细胞性肝癌需 30 年左右。

(9)重型丙型肝炎在单纯性病例中很少见,发展为暴发型肝炎者多由于重叠感染所致。

15. 丙型肝炎患者血清丙氨酸氨基转移酶升高有哪几种类型,其意义如何

丙型肝炎血清丙氨酸氨基转移酶(简称转氨酶)升高有 3 种类型:

(1)单相型:转氨酶急速上升,形成高峰后,短时间内(6 周左右)降至正常,变动曲线呈三角形。

(2)双相型:转氨酶在急性期有两个或两个以上高峰。

(3)平坦型:转氨酶轻度上升,缓慢起伏下降。

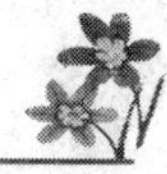

以上3种类型各具有不同的临床意义。单相型潜伏期及肝损害持续时间最短,平坦型最长,但症状最轻,无1例发生黄疸。双相型肝损害程度最重,转氨酶为高值,常持续18周,甚至6个月以上,症状最重,预后最差,多为重型,黄疸发生率最高。迁延化病例单相型最少,双相型及平坦型较多。出现上述不同临床现象的原因不清亦可能是由于多种病原因子所致。

16. 丙型肝炎抗体与血清丙氨酸氨基转移酶及临床过程有关系吗

日本对108例丙型肝炎患者进行了丙型肝炎病毒抗体的检查,发现阳性者87例,阴性者21例。将两组病例进行比较,丙肝抗体阴性者,转氨酶多表现为单相型,临床过程大都趋于平稳,预后良好;而丙肝抗体阳性者,转氨酶常表现为双相型,临床上多数病例为迁延性,预后较差。

我国采用Chiron C-100酶联免疫试盒检测临床型丙型肝炎152例中,丙肝抗体阳性率为90.8%(138/152)。其中于发病1个月内检测者仅37.5%的病例阳性;1～6个月内仍有转氨酶增高者的阳性率高达82.8%;7～11个月转氨酶异常者的丙型肝炎病毒抗体阳性率为88.9%;12～23个月及2年以上转氨酶异常者的丙肝抗体阳性率,分别是95.2%及100%。对其中45例急性丙型肝炎随访3年,发现转慢率43.9%,无黄疸型较黄疸型更易发展成慢性(无黄疸型52.4%,黄疸型35.0%)。观察发现,转氨酶持续异常超过6个月以上者的丙肝抗体阳性率明显增加,发展为慢性者的丙肝抗体几乎持续阳性。

临床工作中,应特别注意发现乏力、食欲低下、肝区不适等症状均为轻微的转氨酶异常的患者,也应关注无任何自觉症状而单项转氨酶增高的患者,应不厌其烦地查询输血及血制品史,注射免疫生物制品史、血污染物接触史、拔牙史、不洁注射史和针刺、文身

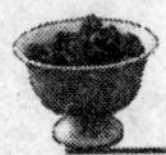

史等，防止漏诊、误诊。

17. 丙型肝炎与乙型肝炎有何相似处

(1)丙型肝炎临床表现与乙型肝炎相似，但与乙型肝炎比较，无症状及无黄疸病例较多，有些患者不易被发现，除非定期检查肝功能，才能作出诊断。

(2)传播方式与乙型肝炎相似，两者均可通过输血、血制品、血液透析及静脉内滥用药物等途径传播。

(3)丙型肝炎与乙型肝炎一样，也有无症状丙肝病毒慢性携带者。研究表明，无症状带病毒供血者，能传播丙型肝炎给受血者；从一个供血者连续6年采集的血液，对黑猩猩仍具有传染性，提示丙型肝炎也有慢性病毒携带状态，其携带率甚至比乙型肝炎更高。

(4)丙型肝炎与乙型肝炎均有向慢性肝炎或肝硬化发展的倾向，前者的发生率甚至比乙型肝炎更高。

(5)与乙型肝炎相似，丙型肝炎也可发展为原发性肝癌。

(6)丙型肝炎也可能有性接触传播及母婴传播，但不如乙型肝炎发生几率高。

18. 丙型肝炎病毒血症在临床上常见哪几种形式

输血后，丙型肝炎患者丙肝病毒血症常见5种模式。

(1)急性自限性肝炎伴暂时性病毒血症。

(2)急性自限性肝炎伴持续性病毒血症，如41例输血后丙型肝炎患者被随访1～8年(平均6年)，5例在病后2～6周丙肝病毒核糖核酸(HCVRNA)转阴，另5例虽血清丙氨酸氨基转移酶正常，但HCVRNA长期阳性。

(3)持续病毒血症但不发生肝炎，呈HCV无症状携带状态。

(4)慢性丙型肝炎伴间歇病毒血症。

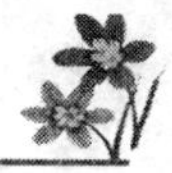

(5)慢性丙型肝炎伴持续性病毒血症。临床上75.5%属此类。

19. 丙型肝炎有何病理特点及发病机制

(1)病理特点:丙型肝炎在病理上具有许多特征性改变。

①汇管区淋巴细胞聚集,可形成淋巴滤泡;胆管上皮细胞变性,周围有大量淋巴细胞浸润。这样严重的汇管区炎症及胆管损伤是丙型肝炎慢性化的重要标志。

②肝窦中炎细胞浸润,但不波及窦周的肝细胞,这是区别于急性乙型肝炎的特点,乙型肝炎病理中常伴有窦周嗜酸细胞变性或坏死。

③肝小叶内肝细胞变性、坏死较轻。

④窦周及肝细胞间隙纤维化比乙型肝炎更为明显,且出现较早。这可能是它更易发展为肝硬化的原因之一。

⑤肝细胞脂肪变性多见。

(2)发病机制:丙型肝炎是以肝细胞损伤为主的疾病,肝细胞破坏的机制有两种可能性。

①丙肝病毒直接破坏肝细胞。由于采用聚合酶链反应和原位杂交检测均显示血清及肝脏丙肝病毒核糖核酸(HCVRNA)的变化与转氨酶异常变化相平行,认为病毒在复制过程中可能直接损伤肝细胞的细胞器,促使肝细胞膜对转氨酶的通透性增加。但在坏死区内未能检测到HCVRNA,似乎又不完全支持这一论点。

②较多实验证明,免疫因素是肝细胞损伤的主要原因,尤其是细胞免疫可能是丙肝病毒导致肝细胞损伤的重要因素。丙肝病毒导致肝细胞死亡的形式有两种,一是坏死,二是凋亡。此外,丙型肝炎患者血清中肿瘤坏死因子(TNF)处于高水平状态,这也可介导肝细胞进一步损害。总之,HCV致使肝细胞损伤的机制不是单一因素所为,可能是综合原因导致细胞膜的通透性和生理功能的改变。有关丙型肝炎更具体的发病机制,还有待今后的研究

阐明。

20. 丙型肝炎病毒感染后会有哪些危害

丙肝病毒可以在不知不觉中通过输血和母婴直接传播，或在生活中接受美容、拔牙、打针时，被污染血液通过皮肤、黏膜而感染人体。绝大部分感染者无症状和体征，也不知情，往往在查体、献血或偶然中发现是带毒的机体。感染丙肝病毒后，只有25%可以出现急性症状去看病就诊。但许多门诊和内科医生对丙肝缺乏认识而被漏诊或误诊，所以85%的急性丙肝病毒感染者可以自行转变成慢性感染。丙肝病毒还可通过母亲带毒传播给新生儿。目前，在我国发展成慢性丙肝感染者的人群中，老年人比成年人或婴幼儿更多。

现已发现，高龄、肥胖、免疫力低下、酗酒、辐射等因素，均可使丙肝病毒携带者和感染者较快出现肝纤维化，或进展为肝硬化，同时也增加了发生原发性肝癌的风险。在丙肝肝硬化的患者中，肝衰竭的年发生率为2%～5%，肝细胞癌的年发生率为1%～4%。丙肝肝硬化目前是欧美导致肝病死亡或需要肝移植的重要病因。在我国，丙肝致死和需肝移植救治的情况仅次于乙型病毒性肝炎。

丙肝除引起肝脏本身病变外，一旦感染丙肝病毒就可使脂肪肝、代谢综合征的风险增加，而且发生胰岛素抵抗和协同发生2型糖尿病的风险大大增加。部分丙肝患者还可能发生肝外自身免疫性疾病或淋巴增殖性疾病，如类风湿关节炎、干燥综合征、肾小球肾炎、混合性冷球蛋白血症及B细胞淋巴瘤等。

所有丙肝病毒感染者的健康情况和相关生活质量比正常同龄人明显下降。

21. 丙型肝炎病毒正在危及儿童的健康吗

2010年5月2日在美国新奥尔良召开的消化疾病周会议上，

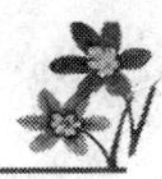

迈阿密大学米勒医学院研究者公布了一组数据：在现今的美国儿童中，有0.2%～0.4%的人感染了丙肝病毒，然而在这些受染儿童中，只有1.2%的人能获得及时诊断和治疗。在美国，60%的儿童丙肝患者是被母亲传染患病的，主要是在母亲怀孕期间和生育、哺乳过程中，将丙肝病毒传染给下一代。

儿童受染丙肝但救治率较低的原因，是因初始症状不明显，往往被家人忽略；人群对丙肝的知晓率低，对丙肝危害认识不足；基层医院诊断措施不力；没有对已确诊的病人进行及时治疗。

研究者呼吁，丙肝是一种严重的慢性进展性疾病，由丙肝病毒引起，除母婴传播外，其传播途径主要通过输血、血液透析、肾移植和直入性检查、治疗的医源性传播；而静脉注射毒品、性乱传播则是不良社会现象的恶果。当前美国丙肝患者分布地区较广，是潜在演变为肝硬化，甚至肝癌的危险因素。2010年5月6日美国疾病预防控制中心（CDC）数据报告，美国现有约530万未经治疗的丙型肝炎和乙型肝炎患者，是当今肝细胞癌发病率上升的主要原因（CDC Morbidity and Mortality Weekly Report Published on：May 06，2010 原文摘译）。

22. 如何诊断丙型肝炎病毒感染

抽血后用血清或血浆查特异性丙肝病毒抗体（抗-HCV），如果抗-HCV阳性者应立即筛查丙肝病毒的感染。

目前，主要查丙肝病毒核糖核酸（HCVRNA）的阳性情况和载量（病毒复制水平）。定期查HCVRNA可了解病毒血症变化情况及监测抗病毒治疗后的效果。现采用的是实时聚合酶链反应（RT-PCR）法，其敏感性可达10～50IU/ml。正常人HCVRNA测不到，如果HCVRNA阳性者是1a、1b基因型，复制水平越高者用现有标准治疗（长效干扰素＋利巴韦林）的效果将越差。

凡抗-HCV和HCVRNA均阳性者即可诊断为丙肝病毒血症

的存在；确定已感染了丙肝病毒，则需考虑抗丙肝病毒治疗；对于仅抗-HCV 阳性，而应用敏感的方法检测 HCVRNA 为阴性者，则要考虑为经抗病毒治疗或者个别机体免疫力良好，已自行清除了病毒，间隔 2～3 个月，两次复查都获同样结果，则可考虑丙肝病毒感染已获缓解。根据上述不同情况，可继续按指南规定的疗程治疗或做定期复查、随访。

另外，对 HCVRNA 阳性的患者在抗病毒治疗前，一定要做 HCV 基因分型。这不仅有助于流行病学研究，更有助于临床根据不同基因型作出标准治疗的安排；也有利于丙肝抗病毒治疗个体化方案的制订，对预测疗效也会有益处。

23. 如何筛查和避免丙型肝炎病毒感染

(1)应接受筛查人群：除某些患者可能有乏力、嗜睡等非特异症状外，大多数慢性 HCV 感染者无明显临床症状，转氨酶正常或仅轻度升高。因此，绝大多数患者并不知道自己的感染情况。须注意的是，诊断慢性 HCV 感染时，即使在转氨酶持续正常者中，10%～20%已有肝硬化或重度肝纤维化。

推荐对下列人群进行 HCV 感染筛查：转氨酶不明原因升高者；曾经接受血液透析或其他透析治疗者；既往接受过输血、血制品或器官移植者(尤其 1992 年之前，尚未对献血员进行血清抗-HCV 的筛查)；曾经被针头扎伤或皮肤黏膜破损暴露于 HCV 阳性血液者；曾经静脉吸毒者；感染人免疫缺陷病毒(HIV)的患者；和 HCV 感染者发生过无保护措施的性关系者；感染 HCV 母亲分娩的孩子。对于曾经接受过消毒不严格的整容、美容、拔牙、文身、针灸、穿刺或手术治疗者，也可考虑进行 HCV 的筛查。

(2)应避免的传播途径：HCV 主要经血液传播，输入含有 HCV 的血液或血制品及接受含有 HCV 的器官或其他组织移植存在感染 HCV 的风险较高，消毒不严格的拔牙、文身、针灸、穿

刺、美容或手术也有传播 HCV 的风险，而日常工作、学习、生活中饮食等接触是不会传播 HCV 的。

有研究显示，医务工作者被 HCV 阳性血液污染的针头扎伤或利器损伤后，HCV 感染率平均为 1.8%(0%～7%)。

1999 年国外专家曾报道，与 HBV 传播不同，HCV 性途径传播感染者相对罕见，夫妻间 HCV 传播发生率仅为 1.5%～5%，母婴生活传播发生率也低于 5%，但高载量 HCVRNA 携带者孕妇传播给新生儿的几率可达 30%左右。也有认为夫妻间性生活传播率可高达21%。

目前，尚无有效的预防 HCV 感染的疫苗。主要预防措施为避免直接接触 HCV 感染者的血液或破损的皮肤、黏膜。

HCV 感染者一般的日常生活工作不受限制，但不应捐献血液、器官及其他组织或精液；避免重复利用或共用注射器、针头、消毒棉球等(在国外主要指静脉吸毒者)；避免与他人共用牙刷及剃须刀等，注意出血伤口的处理，以免血液接触到他人。为避免 HCV 性传播，夫妻间可采取安全套措施作为预防。

24. 丙型肝炎是如何发生肝纤维化的

慢性丙型肝炎的自然史已表明，70%～80%的丙肝病毒急性感染者都缺乏明显的症状和体征；但 70%～80%的急性期患者被感染后都会进展到慢性丙型肝炎阶段。在慢性丙肝阶段中，纤维化的进展决定了患者的最终预后，既可发展成肝硬化，产生肝硬化一系列并发症，又可发展成肝细胞癌，然后终结人的生命。

在门诊和住院的慢性 HCV 感染者中，至少 30%的患者 HCVRNA 可查出明显复制状态，但丙氨酸氨基转移酶(ALT)水平却是正常的；而肝活检结果却表明，他们大多数人都已有明显肝纤维化，甚至已有肝硬化改变。肝纤维化的形成是一个由坏死炎症和星状细胞活化介导的复杂的动力学过程。然而，不同患者之间，纤维化进展的风险差异确实很大。目前认为，丙肝病毒(HCV)感染后，与纤维化进展相关的主要因素包括：感染时的年龄越大越易出现纤维化，男性和过度嗜酒者出现肝纤维化、肝硬化的相对时间缩短。病毒载量的高低，丙肝基因型别不同似乎对肝纤维化进展的影响不大。在免疫缺陷的患者中，肝纤维化的进展更快，如艾滋病毒与丙肝病毒合并感染者可快速出现肝纤维化、肝硬化。近年开始认识到，丙肝病毒产生肝纤维化与肝脂肪变性、肥胖和糖尿病等代谢综合征之间存在着关联。HCV 复制与胰岛素抵抗，在肝脂肪变、纤维化之间的相互作用正在探索中。目前，还没有可靠的检测方法可以预测在单个患者中纤维化的进展概率，但已肯定 ALT 升高的水平与纤维化进展的风险较高相关。平素有 HCVRNA 和抗-HCV 阳性，ALT 始终正常的患者，如果出现 ALT 水平异常，常提示“进展性肝病”已经发生。单纯查肝纤维化血清四项指标只有参考意义，临床上尚需将肝纤四项与 ALT、B 超、CT、磁共振，瞬时弹性测定等现代检查结果一起做综合评定，协助丙肝纤维化患者确诊。肝活检可以提供纤维化等级和坏死炎症程度，是最可靠的信息。对丙肝患者诊治方面的肝纤维化、肝硬化获取的准确信息，目前仍推崇“肝穿”病理作为金指标。

专家认为，对丙肝采用抗病毒有效治疗方法者，可在第一次肝活检后 3～5 年重复活检，是最准确判定疗效和评估肝纤维化进展的方法。

25. 慢性丙型肝炎病毒感染后常有哪些肝外表现

慢性丙型肝炎的发病隐匿，临床表现很不典型，最主要的表现是容易疲劳。除了侵犯肝脏可引发肝炎、肝纤维化、肝硬化、肝癌外，在漫长的病程中，常会出现多种表现形式。

(1)以皮肤光敏增加，皮肤易损伤出血为特征：慢性患者可表

现为色素沉着、脱发、多毛和皮肤增厚,是丙肝病毒改变了人体内的卟啉代谢,诱导肝脏铁负荷增加,易被免疫科和皮肤科诊断为“迟发性皮肤卟啉病”。这种肝外表现在欧洲的丙肝病人中至少占1%;而已患迟发性皮肤卟啉病的患者中有62%~95%可查出丙型肝炎病毒核糖核酸(HCVRNA)的存在与复制。用干扰素加利巴韦林治愈丙肝的患者,似乎也可获得皮肤损害的明显改善。

(2)扁平苔藓:丙肝病毒感染者常见扁平苔藓损害,可在身体任何部位,如口腔、皮肤、手臂、躯干、生殖器、指甲、头发,出现扁平、紫罗兰色有光泽的多角形丘疹,有瘙痒感,融合后则如苔藓样。口腔扁平苔藓则以交织成网状、树枝状、环状的条纹为特征,有时可见丘疹、小疱、糜烂多种病损,常有癌变可能。查出口腔扁平苔藓的欧洲人中,28.8%证实有丙肝病毒感染。

(3)特发性混合性冷球蛋白血症:多以关节痛、雷诺病、紫癜和虚弱为特点的系统性血管炎,并可能伴发外周神经炎和膜性肾小球肾炎。有些病人主要表现为反复发生细菌感染。查体可见全身淋巴结肿大,紫癜,肝脾大,视网膜明显充血,伴贫血,血清蛋白电泳出现典型的M峰,经免疫电泳或免疫固定法证明为IgM升高,据此即可确诊此病。约50%的慢性丙肝患者血清中有不同程度的冷球蛋白,10%~15%有明显冷沉淀,还可在冷球蛋白血症的免疫复合体的血管损伤处检测到HCVRNA。现已证实,特发性混合性冷球蛋白血症与促发肝硬化的形成显著相关。

(4)膜增生性肾小球肾炎:特别在Ⅱ型冷球蛋白血症的丙肝患者常伴有膜增生性肾小球肾炎的肾脏损害。经干扰素和利巴韦林治愈丙型肝炎后该病也可获得良好应答。

(5)糖尿病:特别是HCV属基因2a型时,不仅易发糖尿病、而且易发展成肝硬化。已有的研究认为:在丙型肝炎并发肝硬化的病例中,糖尿病的发生率高达25%。

(6)其他表现:丙肝病毒还可引起唾液腺损害、口腔干燥的舍

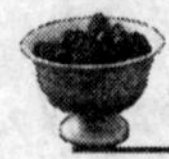

格伦综合征，自身免疫性甲状腺炎，特发性血小板减少征，Moorren 角膜溃疡，急性感染性多神经炎，炎症性肠炎，结节性多动脉炎，类风湿关节炎，系统性红斑狼疮等与自身免疫有关的肝外表现性疾病。

如果在综合性内科、神经科、皮肤科、血液科、免疫科、内分泌科、心肾科、消化科、妇产科发现有上述疾病者，最好查一下 HCVRNA 和抗-HCV，排除有否丙肝病毒感染同时存在。

26. 为什么丙型肝炎病毒感染者还要关注肾脏疾病

感染丙型肝炎病毒后不仅可引起慢性病毒性肝炎、肝硬化，以及肝衰竭引起的腹水、肝性脑病、出血、继发感染及肝肾综合征等以肝组织损伤后导致的系列变化，并已证实丙肝病毒是肝癌原发的重要原因。丙肝病毒感染还可诱发患者自身免疫反应，除肝脏病理损伤外，可诱发肝外自身免疫紊乱的各种表现。至少有 1/3 的丙型肝炎常在去内科查自身免疫疾病时，才发现同时有丙肝病毒慢性感染的存在。

随着对丙型肝炎诊治的不断深入，已发现丙型肝炎患者可介导免疫性肾损害。有报道，膜增生性肾小球肾炎（MPGN）的患者中，抗-HCV 检出率达 66%，HCVRNA 的检出率达 81%。在 MPGN 者肾小球损伤部位有 HCV 核心抗原表达，也发现在丙肝合并 MPGN 者肾小球基底膜上有 HCV 颗粒结构。患者经过干扰素治疗后，肝功能好转，尿蛋白显著减少，但肾功能无明显改善，其原因不明。

2010 年 12 月 27 日，American Journal of Kidney Diseases 杂志上报道，18 002 例 HCV 感染者中合并慢性肾病（CKD）的风险率较高。随着 HCV 感染时间的延长，年龄增长，是否合并高血压和糖尿病，都是丙肝病毒感染后发生 CKD 的高危因素。有高血

压的HCV感染者发生CKD的几率达52.4%，血清异常者达39.3%，有糖尿病者出现CKD的几率占22.9%。Kaplan-Meier分析显示，HCV感染者在较短时间内即可进展出现慢性肾病。因此，研究者告诫HCV感染者一定要密切监测其肾功能，了解是否合并肾病的存在。

27. 外周血单核细胞中Toll样受体与丙型肝炎病毒感染有何相关性

美国马萨诸塞州大学医学院Gyongyi Kzabo教授认为，人体免疫与丙型肝炎病毒感染的治疗和预后有相关性。2010年亚太肝病会议在北京召开，3月24日，Gyongyi Kzabo在会议上的报告摘要如下：

丙肝病毒(HCV)感染者Toll样受体(TLRs)表达相关的研究显示，除了外周免疫细胞，在肝脏中有几个TLRs表达也发生了显著变化。在慢性HCV感染初治患者的治疗中，血单核细胞和T细胞的TLR2、6、7、8、9和10 mRNA表达水平升高，而TLR4在T细胞中表达上调，TLR5仅在单核细胞中表达上调。

还有研究发现，在慢性HCV感染个体外周血单核细胞中，TLR2、3、6水平明显升高。此外，TLRs基线表达在治疗的应答者和无应答者间存在差异。另一项研究发现，TLR4、7、8在患者外周血单核细胞(PBMC)的$CD14^+$细胞中表达增加，且肿瘤坏死因子(TNF)-α、IL-6及IL-12 p35在PBMC中表达水平亦升高。

研究发现，对于慢性HCV感染者，不论其HCV基因型或肝病组织学分期如何，血单核细胞中TLR2和TLR4表达均增加。TLR2表达与血清TNF-α和ALT水平增加有关，而TLR4则不然。进一步对TLR2的作用进行研究后发现，纯合子的TLR2多态性(TLR2 Arg753GIn)与肝病主要预后密切相关，而TLR4多态性则与之无关。**提示：丙肝治疗中，了解TLRs的治疗前后的免**

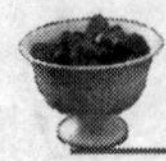

疫变化情况，可指导治疗、预测预后。

28. 血液透析患者丙型肝炎的感染率明显增高吗

目前，慢性丙型肝炎是全球严重的公共卫生问题之一。一般人群中 HCV 的感染率约为 3%，而接受维持性血液透析（HD）治疗的慢性肾衰竭患者 HCV 感染率显著高于一般人群。

1995 年，沙特阿拉伯学者奥马尔（Omar）等报告，在 149 例接受维持性 HD 治疗患者中，HCV 感染率高达 84.6%（126/149 例）。1999 年，意大利学者隆巴尔迪（Lombardi）等报告，在 10 097 例接受维持性 HD 治疗患者中，HCV 的感染率为 22.5%。2000 年，荷兰学者报告，其在 2 286 例维持性 HD 患者中进行的研究显示，HCV 感染率为 3.3%。2007 年，美国学者卡兰塔尔 扎德等报告，在 13 664 例接受维持性 HD 患者中，HCV 感染率为 12%。

在我国，2002 年北京协和医院陈丽萌等报告，在 225 例维持性 HD 患者中，HCV 感染率为 16.4%（37/225 例）。

虽然不同国家、地区 HCV 感染率有较大差别，但总体而言，发达国家和地区感染率较低。近年来，我国对血源的抗-HCV 常规筛检及检测方法的改进，慢性肾衰竭患者中促红细胞生成素广泛应用所致的输血大幅度减少，以及 HD 的规范化管理，使 HCV 感染率有所下降。

29. 血液透析使丙型肝炎病毒感染率增高的原因是什么

（1）血源污染：维持性血液透析（HD）患者的 HCV 感染与输血关系密切。我国协和医院学者进行的研究显示，HD 患者每接受 1 次输血（200ml 全血或成分血），其 HCV 感染危险增加

1.8%，输血远较透析本身所致的HCV感染危险更大。

在输血法实施后，全国对献血员及血制品进行了常规抗-HCV筛检，输血后HCV感染率显著下降。但是，由于存在HCV感染的窗口期，HCV抗体的漏检不可避免，因而经输血途径传播的HCV感染仍不能完全避免。减少不必要的输血是降低维持性HD患者HCV感染率的有效手段。

(2)与HD相关的因素

①透析时间长短。有研究显示，对于接受维持性HD的患者，HCV感染的发生危险与HD治疗的持续时间呈显著正相关($P<0.01$)。多元回归分析显示，在去除其他因素(如年龄和输血次数)的影响后，HD每增加100次，患者感染HCV的危险增加6.1%。

②透析机共用及消毒。共用透析机是HCV传播的重要途径。研究显示，在医院接受HD治疗的患者，其HCV感染率高于接受腹膜透析治疗的患者和家庭HD治疗的患者。另有研究显示，采用单独的透析机对HCV抗体阳性的患者进行透析，可降低HCV感染率。

共用透析机导致HCV感染增高的原因尚不清楚。HCV病毒的直径远大于透析器的孔径，因而在理论上HCV不能通过透析膜而污染透析机，但是不排除透析器破膜所导致的污染。另外，透析机外部的压力传感器是消毒的盲区，血液反流会增加污染机会。因此，应提倡在每例患者透析后更换传感器，以减少HCV感染。

③透析器复用。复用透析器患者的HCV感染率较不复用者高。巴基斯坦学者库马尔(Kumar)等在1994年报告，复用透析器的患者HCV感染率高达60%，而使用一次性透析器者的HCV感染率为17%。

④操作过程及环境。透析室工作人员的不规范操作也是导致患者感染HCV的一个重要因素。工作人员可能通过接触污染的

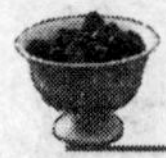

物品(如手套、止血钳、剪刀、透析公用物品、门、手、穿刺针及注射器等)而导致环境污染。此外,共用药物及监护仪,工作人员未能及时更换手套,不注重洗手,未及时更换被血液污染的被服等都可能是传播 HCV 的途径。

(3)HD 患者自身因素:接受维持性 HD 的患者多存在营养不良和(或)免疫功能受损,因而其自身对 HCV 的易感性较高。

此外,透析患者处于免疫反应抑制状态,与一般人群相比,其感染后更不易出现临床症状,因而不易被发现而成为潜在的感染源。

30. 我国血液透析者激增,对丙型肝炎病毒感染者应如何重视

目前,我国接受血液透析(HD)治疗的慢性肾脏病(CKD)患者越来越多。他们因接受 HD 和自身免疫功能异常而成为 HCV 感染的高危人群。近年来,媒体报道的多起因透析不规范操作导致 HCV 交叉感染的事件引起了社会的广泛关注。2011 年 3 月 11 日,中华医学会肾脏病学分会举办的第五个"世界肾脏日"学术研讨会特别安排了北京大学第一医院章友康教授做题为"HD 中如何预防 HCV 感染"的报告。章教授呼吁:"我国 HD 患者激增,HCV 感染不容忽视。"他说:截至 2009 年 6 月,除部队医院外,全国共有 3 297 家医院开展了 HD 治疗,其中一级医院有 90 家,二级医院有 2 058 家,三级医院有 999 家,二级医院及二级以下医院占 HD 单位的 2/3。

近年来,我国糖尿病及高血压相关的并发症导致需要接受维持性 HD 的患者比例呈逐年上升趋势。此外,随着城镇居民医疗保险和新农合医疗覆盖面的迅速扩大,维持性 HD 患者将会剧增,甚至呈井喷现象,更多患者将在基层医院接受维持性 HD 治疗。

我国不同 HD 单位或 HD 中心之间在管理水平、设备条件和技术力量方面相差甚远。近几年,我国安徽、甘肃等省均出现维持

性 HD 患者较大比例的 HCV 感染事件，并引起了全社会的密切关注。这些 HCV 感染事件主要发生在基层医院。

因此，对血液净化室（中心）的规范化管理，血液净化标准操作规程的实施，以及预防 HCV 的感染已经迫在眉睫。

31. 如何防治血液透析患者感染丙型肝炎病毒

北京大学第一医院肾内科的章友康教授说：控制 HD 患者 HCV 感染的主要措施，是做好 HD 患者的 HCV 检测和登记工作，严格执行预防与登记措施。

(1)做好 HD 患者的 HCV 检测和登记工作：第一，HD 患者应该在其首次接受 HD 或从其他透析中心转入时，必须接受抗-HCV 抗体检测（图 2）。对于抗-HCV 阳性的患者，应进一步进行

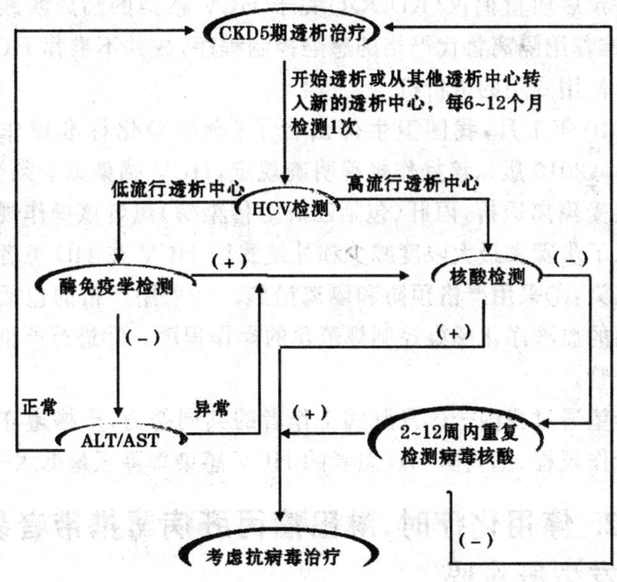

图 2　HD 患者的 HCV 感染诊断流程图

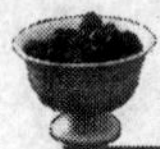

血清 HCVRNA 及血清丙氨酸氨基转移酶水平等肝功能指标的检测，并保留患者的原始记录，对检查结果进行登记。对于 HCV 检测阴性的 HD 患者，每 6～12 个月应采用酶联免疫法(EIA)检测 1 次抗-HCV。第二，如果 HD 患者出现不可解释的血丙氨酸氨基转移酶(ALT)水平升高，应立即检测其血 HCVRNA。第三，如怀疑 HD 中心新出现的 HCV 感染是医源性的，则该中心所有可能被感染的患者都应接受 HCVRNA 检测。对于首次 HCVRNA 检测为阴性的患者，建议 2～12 周内应重复进行 HCVRNA 检测。

需要强调的是，如果患者 HCVRNA 检测阳性，须请感染科或肝病科医师会诊，以进一步明确诊断。对于慢性丙肝，只要抗病毒治疗正确合理，是可能治愈的。

(2)严格的预防与隔离措施：在 2008 年美国肾脏病基金会的肾脏病预后质量倡议(KDOQI)关于 HCV 感染的临床实践指南中，不推荐用隔离替代严格的感染控制程序，故并不推荐 HCV 感染患者使用专用的透析机。

2010 年 1 月，我国卫生部出台了《血液净化标准操作规程(SOP)》(2010 版)，该操作规程明确规定，HCV 感染患者须分区、分机接受隔离透析，丙肝(包括乙肝等传染病)患者该操作规程拟通过以下步骤来最大限度减少和杜绝我国 HCV 在 HD 患者中的交叉感染：①采用严格预防和隔离措施。②采用严格的包括手卫生在内的血液净化感染控制规范化的操作程序。③进行严格的登记和监管。

希望通过我国全体肾脏病工作者的共同努力，严格遵守血液净化操作规程，把我国 HD 患者的 HCV 感染率降至最低水平。

32. 停用化疗时，淋巴瘤丙肝病毒携带者易发生暴发型肝炎吗

【例 1】 44 岁，男性，有慢性丙型肝炎病史 2 年，无肝硬化。

当伴发非霍奇金淋巴瘤时采用环磷酰胺、阿霉素、长春新碱、博莱霉素及口服泼尼松等治疗10个疗程。停药2周后患者血清丙氨酸氨基转移酶(ALT)高达6 030单位/升,胆红素296.6微摩/升,Ⅲ度肝性脑病。多聚酶链反应检出丙肝病毒核糖核酸(HCVRNA)阳性。基因型1b。其他肝炎病毒指标均阴性,各免疫抗体均阴性。以急性肝衰竭于6天后死亡。

【例2】 31岁,男性,6年前输血后丙肝抗体(抗-HCV)阳性,组织学证实为丙肝病毒(HCV)相关性肝炎,但无肝硬化证据。因伴发霍奇金淋巴瘤,用阿霉素、博莱霉素、长春新碱、氮烯咪胺治疗2个月。停药后24天,患者ALT 3 870单位/升,胆红素201.8微摩/毫升,Ⅱ度肝性脑病,HCVRNA由治疗结束时的10.8基因组当量/毫升降至10.2基因组当量/毫升。HCV基因型为2a,其他病毒和抗核抗体、抗线粒体抗体、平滑肌抗体、肝肾微粒体抗体均阴性,经支持疗法后患者康复。于第五十天肝组织活检显示慢性丙型肝炎表现,ALT正常。

这2例丙型肝炎在化疗期间无输血、吸毒或酗酒史。但均证实为慢性丙肝病毒携带者,在停用化疗或糖皮质激素时,会出现广泛肝坏死。提示对即将进行化疗的患者,应进行丙肝抗体检查,如为阳性,治疗前、中及后,或在糖皮质激素减量时,应密切注意ALT及肝细胞发生致命性恶化的情况。

33. 如何区别丙型肝炎的康复型和转慢型

急性丙型肝炎至少40%～50%可发展为慢性肝炎,称转慢型,其余为自限性,可自行康复,称康复型。康复型与转慢型比较,康复型平均潜伏期较短,但急性期发病较重,平均转氨酶水平较高,但持续时间较短,黄疸较为多见,丙肝抗体阳性率较低。

普林斯等连续测定慢性和自限性丙型肝炎的黑猩猩和患者的血清丙肝病毒抗体,结果表明,慢性丙型肝炎病毒感染者,丙肝抗

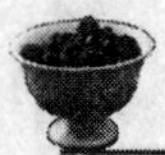

体阳性率较高，且呈持续高滴度；而自限性丙肝病毒感染者，丙肝抗体阳性率较低，呈低滴度，易转为阴性。因此，连续检测血清丙肝病毒抗体，可帮助鉴别是慢性或自限性丙肝病毒感染。

34. 丙型肝炎的预后怎样

虽然丙型肝炎临床症状相对较轻，但易向慢性化转变，血清丙氨酸氨基转移酶（简称转氨酶）常呈波浪起伏状升高，持续达 6 个月者（占 57%）比乙型肝炎（占 28%）更为多见。长潜伏期、轻型或无黄疸型者，易发展为慢性，女性较男性更易发展为慢性。老年人和大量丙肝病毒急性感染者，易发展成慢性。经皮传播者，特别是输血后丙型肝炎较非肠道外传播者更易发展为慢性。据报告，输血后丙型肝炎慢性化频率高达 40%～60%，而且大多数形态学改变为慢性活动性肝炎，其中 10%～20%发生肝硬化，有时在急性起病后几个月至 1 年之内，在无症状的情况下，不知不觉地演变为肝硬化，少数患者病情迅速发展后恶化，预后不良。

丙肝病毒在持续传染过程中易发生变异，并在进化中发展为不同的基因型。在我国大部分地区的 1b 型占优势，少数是 2a 型；已发现 1b 型丙肝病毒对干扰素治疗不满意，且常见在生化和组织学初次康复 2～3 年后，又出现转氨酶缓慢升高或间歇升高，容易忽略而不被发现，最后多数演变为慢性肝炎和肝硬化。

不仅人类自然感染慢性化程度高，实验感染的黑猩猩于急性丙型肝炎 5～7 年后，经组织学、生化或电子显微镜检查，约 50%均证明已演变为慢性肝炎。

最近，美国报道 231 例丙型肝炎，其中 45 例丙肝抗体阳性者从输血到发生慢性肝炎平均时间为 10 年；23 例丙肝抗体阳性者从输血到发生肝硬化的平均时间为 21.2 年；21 例丙肝抗体阳性者从输血到发生肝癌的平均时间为 29 年。

在酒精性肝损伤基础上再感染病毒性肝炎，其肝脏的组织学

改变更明显。已有酒精性肝硬化再合并丙型肝炎者，易发生肝癌，且手术后的存活率也低。

丙肝病毒感染后，存在着慢性丙肝病毒携带者，表现为无任何自觉症状，用聚合酶链反应方法可查出丙肝病毒核糖核酸(HCVRNA)阳性，但其转氨酶(ALT)水平始终正常。亦有报告，这些转氨酶正常的丙肝病毒携带者肝脏中有损害，它还可通过其他未知机制促发无症状患者肝纤维化、肝硬化，少数也可导致肝癌。

35. 丙型肝炎与原发性肝癌有关系吗

丙肝病毒感染后，尤其已有肝硬化者，发生肝癌的危险性就增加。国外报道，美国及西欧的原发性肝细胞癌(HCC)患者中45%～69%与丙肝病毒感染有关。在日本，丙肝病毒与肝癌的关系比乙肝病毒更重要。我国台湾在原发性肝癌患者中，查出丙肝抗体(抗-HCV)的阳性率为19%～23.5%；大陆报告为8.0%；第三军医大学采用逆转录聚合酶链反应(RT-PCR)技术检测56例肝癌患者肝组织，证实21例(37.5%)丙肝病毒核糖核酸(HCVRNA)为阳性，认为肝癌组织中确有丙肝病毒的存在和复制。丙肝病毒和乙肝病毒同时存在具有协同致癌作用的可能性。在我国，由乙肝病毒整合到宿主肝细胞染色体上引起肝癌发生者是第一位的，约1/2缺乏乙肝病毒免疫标志肝癌的发生可能与丙肝病毒感染有关。

发生肝癌的危险性主要与肝硬化有关。慢性丙型肝炎持续很多年后可发展为肝硬化；凡丙型肝炎反复活动，血清转氨酶水平经常或持续不正常，病毒多次变异的患者容易促进肝硬化的发生。在丙型肝炎病例中，迅速发展为肝硬化者很少；而在原发性肝癌中无肝硬化者乃属罕见。另外，丙肝病毒还可能通过其他未知机制促使肿瘤形成，并且在出现明显的肝癌体征之前，患者可以无任何

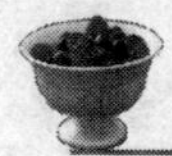

症状。

丙型肝炎在多年后可发展为肝硬化，甚至发生肝细胞癌。急性丙型肝炎一定要转为慢性后才可能发展为肝组织纤维化、肝硬化、肝癌，迅速恶变者要历时13～17年，缓慢恶变者需25年或更长。定期检查丙型肝炎患者的血清丙氨酸氨基转移酶、甲胎蛋白水平及腹部B超，对了解病变活动情况，以及对预防肝硬化、肝癌的发生是很有必要的。

36. 我国各类人群对丙型肝炎病毒感染的认知度如何

(1)认知度差：误认为丙型肝炎病毒(HCV)可以通过饮食传播，因此担心在一起工作、学习、生活、进食都可引发传染。其实HCV主要经血液、性生活及母婴传播。血液传染与输注血液和血制品，密切接触破损的皮肤、黏膜而引起传播。由于我国从1993年起对献血员常规筛查抗-HCV指标后，一般输血传播已得到了有效控制。但由于拔牙、手术器材，直入性诊治器材被微量血污染，则常可通过破损的创口、黏膜传染对方。采用不洁的器物穿耳孔，公用的理发刀、剃须刀、修脚刀、美容刀具，文身及针灸、放血用针，是具有隐蔽性，且被认为是不明途径传播的潜在方式。

当内科病房收住丙肝病人后，医生开了“床旁隔离”，很多病人害怕交叉传染。其实，对于“丙肝”来说，接吻、拥抱、打喷嚏、咳嗽、进食、共用餐具、水杯等一般生活接触，只要无皮肤破损及其他无血液暴露的接触一般是不会传播HCV的。因此，病人同房居住，共用洗手间、浴室，患者之间是不会产生接触传播的。

(2)有的医护人员查出患者丙肝病毒HCVRNA阳性，但ALT、AST均正常，认为只是携带者，不需治疗。这实际上也是一种错误的认识。其实，丙型肝炎病毒感染者的当今治疗效果远远优于乙型肝炎；大部分丙型肝炎患者通过及时抗病毒治疗，均可获

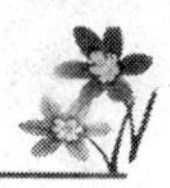

得痊愈。而且治疗愈早,患者能获得病毒学的持续应答(SVR)就越高。目前的观点是,只要发现抗-HCV 阳性,就应检查 HCVRNA,查出 HCVRNA 有复制,不管 ALT、AST 是否升高,都应立即在分出基因型别后采用干扰素加利巴韦林联合治疗。今后还会有更新的治疗药物。

(3)在某市出差时,遇到一个基层全科医生问:“为什么丙肝抗体阳性,就要求尽快查 HCVRNA? 抗体难道没有保护作用吗?”是的,丙型肝炎抗体(抗 HCV)与乙肝 HBcAb 或抗-HIV 一样都不是保护性抗体,它们都是感染过该病毒的标志物。因此,在发现患者 HCV 抗体阳性后,应尽快检测 HCVRNA,因为只有 HCVRNA 复制才代表 HCV 现症感染,提示要抗病毒治疗。

(4)一位工作 5 年的年轻医生知道治疗丙肝目前应使用干扰素+利巴韦林,但却不知道治疗前应做全面检测。其实,对丙肝治疗前做全面检测的要求在 2004 年我国丙肝防治方案上已有规定:首先要空腹检测患者的肝脏功能,除了 ALT、AST 之外,也要检测血清白蛋白、胆红素、凝血酶原时间、血常规(特别是血小板和白细胞计数),并结合超声等影像学和体格检查结果,甚至做瞬时弹性测定,以明确患者是否存在肝硬化。由于慢性 HCV 感染可引起机体异常免疫反应,故应检查患者的甲状腺功能,抗核抗体(ANA)、抗线粒体抗体(AMA)等自身抗体。另外,还要检查患者的心、肾功能,血糖,尿常规,心电图,胸片等,并为干扰素抗病毒治疗的疗程做好预测,治前就应该查丙肝病毒的基因亚型。1b 型者,长效干扰素的疗程常需注射 48~72 周,而 2 型、3 型的疗程则只需 24~48 周即可。

(5)现今丙型肝炎的检测在查体及门、急诊中,并非常规化验,对慢性丙型肝炎病毒感染的漏诊率很高。2006 年的一项研究显示,丙型肝炎是我国法定传染病中漏报率最高疾病之一,这就导致许多慢性丙肝患者失去了治疗时机。根本原因是人群和医务人员

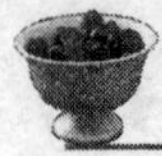

对丙肝的认知率较差。即使发现抗 HCV 阳性者,也未能及时将患者转诊至感染专科或肝病科进一步确诊和进行及时的抗病毒治疗。

37. 为什么说提高公众对丙型肝炎的认知水平非常重要

我国丙肝防控形势十分严峻。从 2003～2010 年期间,我国丙肝新发病例数及由丙肝相关肝癌的发病率逐年增加。在法定报告的甲、乙、丙三类传染病中,丙型病毒性肝炎的发病率由 2004 年的第十位已上升至 2008 年的第七位。

当前,欧美对丙型肝炎的研究比我国强得多,如美国资料认为,本土有 400 万慢性丙肝携带者;西欧地区有 500 万,东欧地区的患病率高于西欧地区。预计在 2015 年前,欧美发生慢性丙肝的风险要比现在增高 4 倍,其中艾滋病患者中约有 25%是 HCV/HIV 合并感染者。但我国目前对丙肝流行现状缺乏全面正确的普查和了解。在 1992 年后曾有零星调查,如曾经在 1992 年前输过 600 毫升血液或 200 毫升血浆的受者,50%有丙型肝炎的可疑,但至 2005 年前未再进行调查。全国很多三甲医院对丙肝检测体系不够完善,90%以上的综合性医院不做丙肝病毒检测,连专科医院也不做丙肝病毒的分型(基因亚型),丙肝治疗尚未被完全纳入医保;民意测试中,至少有 41%的公众不知道丙肝是什么病,绝大多数公众对丙肝的认知水平较低。丙肝抗病毒药在国内研究薄弱,疫苗研究只是在步国外的后尘,更多国产丙肝诊断试剂的质量有待提高。

虽然丙型肝炎的疗效明显优于乙肝,但绝大多数慢性丙肝的症状并不明显,丙肝检测又未被列入常规体检和相应检测项目,导致不少患者在丙氨酸氨基转移酶(ALT)升高而去寻找原因时,才发现患有丙肝,有的则是已有肝硬化后去寻找病原时查出丙肝病

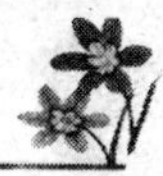

毒阳性。所以,不少患者在发现时已经失去了治疗时机。因此,我们认为,提高公众和临床医生对丙肝的认识能力,具有非常重要的意义。

38. 我国防控丙型肝炎的形势为何非常严峻

我国每年因不安全注射和介入治疗或血液透析等治疗,可使丙型肝炎感染的新发病例至少达200万例。丙肝通过不安全血液传播的可能性达92%。我国艾滋病患者合并丙肝发生率高达39%,远高于国外的30%。在注射毒品人群中感染丙肝的风险亦非常大,有这一行为的人群中,丙肝流行率为30%～60%。我国还缺乏这方面统计的具体数据,国外推测我国注射毒品人群感染丙肝的患者已达160万,据全球之首。

在2010年全国丙肝会诊计划启动会上,中国肝炎防治基金会副理事长王钊指出,我国丙肝发病率及死亡率急速上升。2009年,卫生部公布的发病数是2003年的6倍多,死亡率已窜升到甲乙类传染性疾病的第五位。80%的急性丙型肝炎患者没有明显症状,高达50%～85%的急性感染丙肝病毒的患者会转为慢性丙肝,但20～30年后,部分慢性丙肝患者在不知不觉中会自行进展成肝硬化、肝癌。由于丙肝病毒感染的隐蔽性,还常可通过拔牙、美容、穿耳孔、文身、刮脸刀、修脚刀等工具被污染后传播他人,当前健康体检中又缺乏筛选丙肝抗体这一项,绝大多数二甲医院和门诊部还做不了HCVRNA的检测工作。因此,我国丙肝当前的漏报率高达52%,而丙肝预防方面目前尚无疫苗可以注射,一旦感染丙肝很少能早期发现,带毒呈隐匿感染的患者又会成为危险的传染源。所以说,我国防控丙肝的形势非常严峻。

39. 当前丙型肝炎的标准治疗方案是什么

目前,聚乙二醇化干扰素(Peg-IFNα)联合利巴韦林(RBV)治

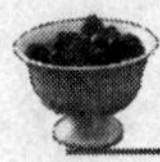

疗各型丙肝病毒(HCV)的方案,可定为标准治疗方案。

(1)药物和剂量:Peg-IFNα-2a(派罗欣)每周1次,成人剂量为180μg/周,联合RBV的剂量为每日800～1 200mg;采用Peg-IFNα-2b(佩乐能),每周1次,每次1.5μg/kg,联合RBV的剂量为每日800～1 400mg。

(2)用药时间:对丙型肝炎基因2、3、4型的用药时间为24～48周;对丙型肝炎基因1型的用药时间为48～72周。

(3)治疗目标:即在规定治疗时间内,当抗病毒治疗结束及结束后24周随访时患者外周血中HCVRNA持续低于最敏感检测方法的检测水平(解放军第三O二医院为<100IU/ml)时,为持续病毒学应答(SVR),是慢性丙型肝炎抗病毒治疗的目标。

在临床上则要求早期清除病毒,可以显著改善感染者的肝组织的病理变化,降低肝硬化、肝癌发生的危险性,改善患者的临床结局。

(4)标准方案的国外疗效:欧美资料认为:采用Peg-IFNα-2a+RBV联合治疗者,对基因2型或3型感染者,24周疗程后获得病毒学完全应答(SVR)者中,显效率可达81%～84%。而基因1型48周疗程后的SVR仅为34%～52%;最近发表的IDEAL研究显示,标准剂量Peg-IFNα-2b组(每周Peg-IFNα-2b 1.5μg/kg+RBV 800～1400mg/日),低剂量Peg-IFNα-2b组(每周Peg-IFNα-2b 1.0μg/kg+RBV 800～1400mg/日),以及Peg-IFNα-2a组(Peg-IFNα-2a 180μg/周+RBV 1 000～1 200mg/日)的SVR率分别为39.8%、38.0%、40.9%。

我国大陆和台湾学者,曾报道采用Peg-IFNα-2a组(每周Peg-IFNα-2a 180μg+RBV 800～1 200mg/日)治疗基因1b型丙肝48周的SVR为56%～76%。对于不能获得SVR的患者目前采用72周治疗,个别病人在专科医生指导下可延长用药时间至2年。

由于普通干扰素+利巴韦林治疗丙肝的疗效较长效的聚乙二

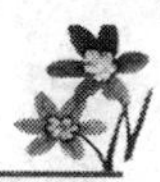

醇干扰素＋RBV 的效果差，长期以来又未能拿出循证医学的科研资料，所以至今无法进入标准治疗方案。

40. 慢性丙型肝炎治疗的指征、目标、终点、预测因素及禁忌证是什么

(1)对慢性丙肝病毒感染者的治疗指征主要有 3 条：①对 HCV 感染引起代偿期疾病的初治患者应考虑积极治疗。②对肝纤维化进展(METAVIR 评分为 F3～F4)及高度怀疑中度肝硬化的 HCV 感染者应尽快治疗。③重型肝炎早期患者应根据适应证进行个体化治疗。

而治疗前应做好相应检测和评估：包括肝病程度的评估，HCVRNA 定性定量检测，查找其他引起肝病的原因，对患者遗传易感性评估和对宿主基因的检测等。

(2)目标与终点：对 HCV 感染者的治疗目标是防止包括细胞炎症、纤维化、肝硬化、肝癌乃至死亡等 HCV 感染相关肝病及其并发症的发生；其治疗终点是获得持续病毒学应答(SVR)。治疗 4 周、12 周、24 周时对 HCVRNA 水平进行检测指导并对预后作评估。

(3)持续病毒学应答的预测因素：实践已证明，不同病毒基因型的慢性丙肝患者，经标准治疗后在 4 周内获得快速病毒学应答率(RVR)各异，并且和多种基线因素有关。而只有获得 RVR 的患者，才具有最高的持续病毒学应答(SVR)率。RVR 已公认是丙肝患者能取得 SVR 的最强预测因素。

(4)当前采用治疗的禁忌证：对具有标准疗法绝对禁忌证的患者不能进行治疗。主要包括：未控制好的抑郁症、精神病、癫痫，未控制好的自身免疫性疾病，Child Pugh 评分 B7 或以上，妊娠期妇女，不打算避孕的夫妻，合并其他脏器严重疾病如不能很好控制的高血压、心力衰竭、糖尿病及慢性梗阻性肺疾病等。

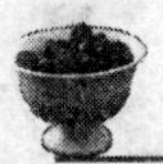

41. 对慢性丙型肝炎抗病毒治疗"应答"的概念应如何理解

在慢性丙型肝炎抗病毒治疗过程中，医生惯用快速病毒学应答、早期病毒学应答、治疗结束时应答、持续病毒学应答等术语，来反映抗病毒治疗不同程度的疗效；而又会用病毒学突破、复发、无应答、无效应答、部分应答，来形容疗效不够满意的情况，其中持续病毒学应答是抗病毒治疗长期应答的最好标志。除了上述术语的不断出现外，近来的研究者还发现，有一类患者在治疗 12 周时 HCVRNA 仍为阳性，直到抗病毒 24 周时 HCVRNA 才低于检测不到的水平，美国肝病学会称之慢应答。为了进一步明确在抗丙肝病毒治疗中的"应答"和相应的术语概念。现将 2009 年美国出版的《慢性丙肝指南》中提出的抗 HCV 治疗中与"应答"相关的定义列表如下(表 1)。

表 1　抗 HCV 治疗中的有关"应答"的术语解释

病毒学应答的术语	定　义
快速病毒学应答(RVR)	治疗 4 周时，以敏感的 PCR 方法检测 HCVRNA 为阴性
早期病毒学应答(EVR)	治疗 12 周时，以敏感的 PCR 方法检测 HCVRNA 为阴性(完全早期病毒学应答)；HCVRNA 较基线下降 2 个对数单位(部分早期病毒学应答)
治疗结束时病毒学应答(ETR)	24 周或 48 周疗程结束时，以敏感的 PCR 方法检测 HCVRNA 为阴性
持续病毒学应答(SVR)	治疗结束时和结束后 24 周，以敏感的 PCR 方法检测 HCVRNA 为阴性

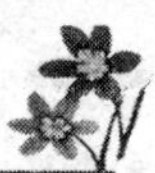

续表

病毒学应答的术语	定　义
病毒学突破(Breakthrough)	抗病毒治疗过程中,HCVRNA 低于检测水平后重新出现阳性
复发(Relapse)	抗病毒治疗结束时 HCVRNA 已低于检测水平,24 周内重新出现阳性
无应答(Nonresponder)	抗病毒治疗 24 周后仍未能清除病毒
无效应答(Null responder)	抗病毒治疗 24 周后病毒载量下降不到 2 个对数单位
部分应答(Partial responder)	抗病毒治疗 24 周时病毒载量下降 2 个对数单位,但仍为阳性
慢应答(slow responders)或延迟清除(delayed virus clearance)	在治疗 12 周时 HCVRNA 阳性,24 周时 HCVRNA 低于检测水平

42. 如何用“应答”的情况来指导抗丙型肝炎病毒的治疗

用“应答”指导治疗(RGT)是一种个体化治疗方法。其原则是依据抗病毒治疗过程中获得的 HCVRNA 低于检测水平的时间来决定抗丙肝病毒(HCV)的疗程。

如果用上 Peg-IFNα+RBV 的标准治疗后,在治疗 4 周时,以敏感的 PCR 方法检测 HCVRNA 为阴性,即为快速病毒学应答(RVR);对 RVR 的患者就可以考虑缩短标准疗程。如果治疗 12 周时 HCVRNA 仍是阳性,24 周时 HCVRNA 才低于检测水平者则称为慢应答或延迟清除;对于慢应答的患者则必须延长疗程。

用“应答指导治疗”的基础,必须是采用聚乙二醇干扰素 α 联合 RBV 抗丙肝病毒的标准治疗方案。目前,尚不能推广到采用

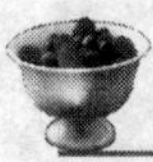

任何普通干扰素联合 RBV 的治疗手段，也不能按医生意图随意用单剂 Peg-IFN 或其他类型干扰素或其他长效化方法的方案。

用"应答指导治疗"是根据基因型和基线病毒载量决定治疗疗程的进一步发展。在 2007 年以前的抗丙肝病毒标准治疗方案(含我国 2004 年公布的丙肝防治指南)，对基因 1 型感染丙肝者或(和)HCVRNA 定量$<2\times10^6$ 拷贝/ml 者，采用 Peg-IFNα 联合 RBV 治疗只需 48 周；对非基因 1 型感染者或(和)HCVRNA 定量$<2\times10^6$ 拷贝/ml 者，Peg-IFNα 联合 RBV 为 24 周。直到 2008 年欧洲肝病年会上，Fried 对以往不同基因型 HCV 感染者 1 383 例曾接受 Peg-IFNα-2a 联合 RBV 按上述疗程的治疗者进行回顾性分析，其结果整理如下：Fried 报告对基因 2 型 395 例，基因 3 型 426 例均采用 Peg-IFNα-2a 180μg/周联合 RBV 800mg/日，在 4 周内获得 HCVRNA<50IU/ml 达到快速病毒学应答(RVR)的几率，在基因 2 型患者为 71%，在基因 3 型患者为 60%。当这些患者接受 24 周疗程结束时和结束后 24 周，采用敏感的 PCR 方法检测 HCVRNA，仍为阴性的病例数分别均占应答总数的 86%，即早期应答者在疗程结束后，14%仍未能获得 SVR。

采用上述标准抗病毒方案(Peg-IFNα-2a180μg/周 + RBV800mg/日，联合 RBV1 000～1 200mg/日治疗基因 1 型或基因 4 型)，丙肝感染者共 48 周的治程中效果是：4 周时能获得 RVR(HCVRNA<50IU/ml)的基因 1 型患者 569 名中占 16%；而基因 4 型的 24 人中却有 38%取得快速病毒学应答。已获得 RVR 患者中，获得 SVR 者基因 1 型是 88%；基因 4 型是 100%。

对应答指导治疗的研究，首先肯定早期快速病毒学应答对于疗程结束时 SVR 的预测比基因型更重要。对于不同基因型，可根据 RVR 决定缩短疗程或延长疗程，同时还应注意 RVR 是否与基线病毒载量本来就较低有关。

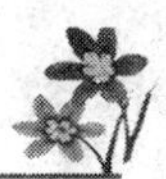

43. 采用干扰素和利巴韦林治疗丙型肝炎的目的和疗效如何

(1)采用干扰素加利巴韦林抗 HCV 的目的是清除和持续抑制 HCV 复制获得持续病毒应答,从而稳定或减轻肝损害,阻止向肝硬化、终末期肝病或肝癌方面进展,从而改善患者的生活和生存质量。

(2)目前,抗丙肝病毒治疗能获得持续病毒学应答的药物包括普通干扰素、组合干扰素,长效干扰素和利巴韦林。其中长效干扰素 Peg-IFNα-2a(180μg)或 Peg-IFNα-2b(1.5μg/kg)每周 1 次皮下注射,联合利巴韦林口服治疗 48 周的疗效相似,持续获得病毒学应答(血中 HCVRNA＜100 拷贝/ml)即 SVR 的成功率达 54%～56%;其次是普通干扰素 IFNα 与利巴韦林联合治疗的疗效为 44%～47%可达到 SVR;单用长效干扰素的疗效 48 周仅达 25%～39%;单用普通干扰素的疗效 48 周的 SVR 只能达 12%～19%。我国采用长效干扰素＋利巴韦林治疗丙肝基因 1b 型者获得 SVR 的疗效为 35.4%,非 1 型者的疗效为 66.7%;如果采用个性化治疗延长治疗时间至 72 周,对 1b 型的疗效可达 50%左右,非 1 型者甚至可达 70%～80%。

(3)对于感染丙肝病毒不满 6 个月的急性丙型肝炎,应及时抗病毒治疗。普通干扰素＋利巴韦林,普通干扰素 IFNα-2b 300 万 U,隔日 1 次皮下注射或肌内注射,疗程为 24～48 周,常可获得 95%的持续病毒学应答率。使用聚乙二醇干扰素联合利巴韦林可能会取得更好的效果。

目前认为,不管是急性丙型肝炎、慢性丙型肝炎、Child-Pugh A 级的处于代偿期的丙肝肝硬化,还是骨髓移植后或肝移植后的丙肝复发,儿童和老年人,酗酒(戒酒后 6 个月)或吸毒者,合并有 HBV、HIV 感染者,一旦发现有 HCVRNA 复制,除非有用药禁

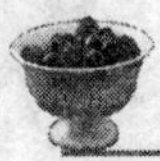

区，否则都提倡采用干扰素加利巴韦林这个治疗方案。

44. 举例说明丙型肝炎病毒感染的治疗指征

【举　例】 患者 68 岁，男性，慢性病程。病毒学检查：HCVRNA7.8 log 10。生化检查：AST/ALT 为 78/83U/L，总胆红素（TBIL）0.8mg/dl，血小板（PLT）180×10^9/L。既往史：既往体健，25 年前曾输血。

目前的指南认为，对于低病毒水平，ALT＜2 倍正常上限，尚未达到抗病毒治疗指征，应行肝活检，根据肝组织病理学情况决定是否抗病毒治疗，该患者是否需要肝活检。

既往研究表明，随着肝纤维化进展，血小板水平逐年下降，发生原发性肝细胞癌（HCC）风险逐年增加。临床试验资料显示，10 年随访过程中，慢性丙肝患者血小板≤100×10^9/L，发生 HCC 风险为 71.0%，100～150×10^9/L 者为 43.1%，150～200×10^9/L 者为 26.4%，＞200×10^9/L 者为 8.2%。因此，血小板水平可以成为反映早期肝纤维化程度的无创指标。该患者血小板 180×10^9/L，5 年内患者患 HCC 风险率为 12.4%，10 年内患 HCC 风险上升至 26.4%。

肝活检作为肝纤维化诊断的金标准，具有以下缺点：①标本抽样误差。②虽然几率很低，但可能发生严重并发症。③观察者之间存在差异。而瞬时弹性测定（Fibroscan）作为一项无创检查，避免了上述问题。日本研究资料认为，在对 Fibroscan 和肝活检大样本交叉对照试验中，共有 77 例患者发生了肝癌（2.9%人/年），中期随访时间为 3 年。其中，对于检测肝硬化程度的患者，Stiffness≤10kPa 患者的 HCC 发生率为 0.1%，Stiffness＞25kPa 患者的 HCC 发生率为 14.4%。另有研究显示，肝活检纤维化分级 F0/1 患者的 HCC 的发生率是 0.5%，F4 的患者 HCC 的发生率是 7.9%。**由此得出结论，Fibroscan 对 HCC 风险的预测优于肝**

活检。

结论：该老年患者暂时既无需抗病毒治疗，亦无需肝活检，可对症保肝、降酶处理，定期随访观察。

45. 我国香港慢性丙型肝炎患者的治疗接受率并不理想，对这些患者应采取什么措施

香港陈力元教授说，对香港252例院外慢性丙型肝炎患者的5年回顾性分析表明，47.2%的患者没有接受抗病毒治疗。分析表明，不治疗的预测因素为老年、女性、有精神病史、晚期肝脏疾病等。当前，慢性丙肝患者接受治疗的情况很不理想，很大比例的患者不愿意接受治疗或不适于当前的标准抗病毒治疗。

总的来说，慢性丙肝患者治疗不足的原因主要分患者和医生两个方面。对于患者来说，费用和对治疗的担心是关键因素。我们可以通过更好的医保系统和对患者的教育来解决。对于医生决策来说，疾病禁忌证和并发病是关键因素。使用不良反应更少、更安全的药物，可能会提高治疗接受率。

目前，干扰素仍是丙型肝炎抗病毒治疗的基石，但失代偿性肝病及有明显精神问题的患者不适用此治疗。对于未接受治疗的患者，短期内需要进行多学科干预，而将来则需要更好的抗病毒替代治疗来克服治疗方面存在的障碍。

46. 对丙型肝炎病毒1b型无应答患者如何考虑再治疗

【病案举例】 患者男，52岁，1996年因参加保险体检发现HCV感染，无症状。1999年开始就诊，推测大概感染＜17年。少量饮酒，无用药史，伴随疾病：孤立性心房颤动，需要抗凝药治疗及心脏复律。查体：体重108.3kg，身高190cm，血压111/72mmHg，

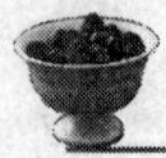

BMI 28.7,无慢性肝炎体征。辅检:基因型 1b,HCVRNA 定量3.7×10^6 拷贝/ml,ALT 242U/L,AST 116U/L,TBIL 1.1mg/dl,ALB 42g/L,PLT 225×10^9/L,肝组织 2000 年 1 月检测示 HAI 11.3,Ishak 4.1+脂肪变性。

【治疗过程】 2000 年,用普通 IFN+利巴韦林治疗 24 周无应答,接下来 7 年随访脱失。2007 年仍然无症状。实验室检查:ALT 139U/L,AST 87U/L,TBIL 1.6mg/dl,DBIL 0.4mg/dl,ALB 39g/L,PLT 239×10^9/L。

对于该病例的考虑:①继续监测等待。②再治疗。③如果再治疗,考虑依据+方案。

【再治疗依据】

(1)参考指南:①美国(AASLD)2009 年指南建议对初始应用非 Peg-IFN 联用或不联用利巴韦林或单用 Peg-IFN 无应答者,可考虑再治疗(Peg-IFN+利巴韦林),尤其是患者肝脏显示桥接纤维化或者肝硬化者。②亚太(APASL)指南建议与上相似。③EASL 指南 2011 年更新。拟采用标准治疗。

(2)再治疗的依据:①初始治疗的结局:病毒学突破,复发还是无应答,该患者属于无应答。②初始治疗的药物:Peg-INF 单剂疗法,普通 IFN+利巴韦林还是 Peg-IFN+利巴韦林。患者选的是 IFN+利巴韦林。③患者及病毒因素:影响再治疗的疗效。

(3)可考虑再治疗的其他条件:①患者积极要求。②初始治疗药物疗程不足。③所用干扰素为普通干扰素。

【再治疗方案设计和选择】 ①Peg-IFN+利巴韦林。②更大剂量 Peg-IFN(研究显示,360μg/周治疗 12 周,继续以 180μg/周治疗至 48 周,对比 180μg48 周,SVR 分别为 16%对 14%)。③延长疗程 72 周对比 48 周。研究显示,延长疗程显著优于 48 周疗程。④更换 IFN 剂型为 consensus IFN(合意的干扰素)、α-1b-IFN,目前结果尚不明确。⑤低剂量 Peg-IFN 维持治疗(三项研究

均显示，该方案不能改善慢丙肝患者的预后）。⑥加用研究或观察中的药物。

【该患者所选方案】 根据该患者有再治疗意愿，初始治疗为普通 IFN＋利巴韦林，选择再治疗方案为：Peg-IFN＋利巴韦林，治疗 4 周末无快速病毒学应答（RVR），12 周末部分早期病毒学应答（pEVR），16 周末出现了病毒学应答（病毒 RNA 检测不到）。考虑为慢病毒学应答（治疗 12 周末病毒载量降低＞2 log 10但仍可检测到，而治疗 24 周末检测不到）。有研究表明，对于慢应答患者应延长疗程至 72 周有效。延长该患者疗程 72 周，至 96 周时病毒持续检测不到，认为临床已治愈。现还在继续随访中。

47. 如何根据丙型肝炎早期病毒学应答指导疗程

【病案举例】 患者女性，在常规检查中发现 HCV 感染而就诊。患者仅有轻度乏力，不嗜酒。除轻度焦虑和抑郁外，其余均正常。

AST 为 139U/L，总胆红素、白蛋白、凝血酶原、白细胞总数、血红蛋白及血小板、血糖等均正常。抗 HCV 阳性，血 HCVRNA 为 159 440IU/ml（7.97×10^5 拷贝/ml），基因型为 1b。Fibroscan 检查的肝弹性值为 7.9kPa。肝活检 METAVIR 评分为慢性肝炎 G2S2。

Peg-IFNα-2a180μg/周＋利巴韦林（RBV）1 000mg/日治疗 16 周。

治疗 4 周后该患者出现快速病毒学应答（RVR），12 周时出现早期病毒学应答（EVR），16 周停止治疗后出现持续病毒学应答（SVR）。

【相关研究结果显示】 ①HCVRNA 转阴越晚，SVR 率越低。②与是否出现 RVR 无关。③对于出现 RVR 者，延长疗程并不能提高 SVR 率。④对于出现 RVR 者，加大 RBV 剂量和延长其疗程均不提高 SVR 率。⑤增加剂量和延长疗程可提高未出现 RVR 者的 SVR 率。⑥对于出现 RVR 者，延长疗程并不提高 SVR 率，且与基线病毒载量无关。

【总结及抗病毒治疗线路图】 20%～65%基因 1 型患者会出现 RVR，基线病毒载量低者更易发生 RVR；76%～100%出现 RVR 的患者可能会发生 SVR，复发率<10%。所以，对于基线病毒载量低的基因型 1 型患者，24 周疗程就已足够。须注意的是：①基线 HCVRNA 低的界限是 4×10^5 IU/ml、6×10^5 IU/ml，还是 8×10^5 IU/ml，还有待研究证实。②目前只有在少数研究中对基因 1 型患者使用 24 周的疗程。③是否有其他疾病因素的影响(肝纤维化、代谢综合征)。丙肝抗病毒治疗线路图：基线病毒低载量者，治疗 4 周时 HCVRNA 阴性，则采用 24 周疗程；4 周时 HCVRNA 阳性，但 12 周时阴性，则治疗 48 周；12 周时阳性，但下降>2 log 10，且 48 周时阴性，则治疗 72 周；12 周时阳性，且下降<2 log 10，以及 12 周阳性，但下降>2 log 10，48 周仍阳性者，均停止治疗。专家中不同意见是：该患者为基因 1b 型女性，除非是近期感染，否则 16 周的疗程显然短了些，宜持续随访 1 年以上，观察有无复发。

48. 为什么说丙型肝炎的治疗是希望与挑战并存

关于当前临床对丙型肝炎的治疗，《中国医学论坛报》的杜佳梅记者对中国台湾大学肝病专家高嘉宏教授进行了访谈。有关问答摘录如下。

(1)丙肝病毒(HCV)感染的抗病毒治疗仍面临巨大挑战，如对于难治性患者(基因 1 型、合并肝硬化、代谢综合征、肥胖等)的治疗，您有何观点？小剂量干扰素维持治疗效果如何？

高嘉宏教授：几项大的临床试验已发现，在长效干扰素合并利巴韦林(RBV)治疗下加入蛋白酶抑制剂或聚合酶抑制剂，可提高丙肝患者的疗效，这种三合一疗法极有希望成为未来难治性丙肝患者的治疗选择。

此外，还有研究发现，针对丙肝患者的代谢综合征及肥胖进行药物调控及改善胰岛素抵抗，似乎可以提高某些患者的治疗效果。例如，将二甲双胍加入长效干扰素与 RBV 合并治疗，可以增加女性与肥胖丙肝患者的疗效。

虽然目前的循证医学证据显示，在肝硬化或肝纤维化较严重患者中，较低剂量的干扰素维持治疗对于减缓肝病进展或肝细胞癌的效果不佳，但该问题还有待进一步研究。

(2)新型抗丙肝病毒药物的研发情况如何？会产生对蛋白酶抑制剂和聚合酶抑制剂的耐药吗？

高嘉宏教授：目前，已有许多新型的直接抑制 HCV 复制的药物进入Ⅱ期和Ⅲ期临床试验。研究显示，使用单一蛋白酶抑制剂和聚合酶抑制剂的确会有耐药问题的产生，但是合并多种不同作用机制药物的鸡尾酒疗法，如合并干扰素和 RBV 来治疗，应可减少甚至避免耐药产生。

(3)最近，美国 FDA 和欧洲药品管理局(EMEA)批准聚乙二醇干扰素 α-2b 联合利巴韦林治疗儿童丙肝患者，您如何看待？

高嘉宏教授：最近的临床研究显示，聚乙二醇干扰素 α-2b 联合 RBV 治疗儿童丙肝患者可得到与成人相当的疗效。虽然这样的讯息给儿童丙肝患者带来新希望，但该研究病例数只有 107 例，其中也没有亚裔人种的资料。此外，小于 11 岁的丙肝患者似乎较年龄较大儿童有较高的不良反应，这些问题都需要积累更多的证据和经验。

(4)有关 RBV 作用机制的研究有何进展？为何有些慢应答患者接受大剂量 RBV 治疗后可获得持续病毒学应答(SVR)，而有些患者则对 RBV 治疗不产生任何病毒学应答?

高嘉宏教授:RBV 可以通过影响宿主免疫反应或 HCV 本身来获得持续病毒学应答(SVR)。目前认为,RBV 可使 HCV 产生突变,影响宿主细胞内抗病毒酵素的作用,或是藉由调控宿主的免疫反应来达到这个效果。

较大剂量的 RBV 治疗后,的确可通过减少停药后复发来增加部分患者的 SVR,但是目前的研究指出,RBV 剂量在 15mg/kg 以上将无法再增加患者的持续病毒学应答,且会出现明显的不良反应,显示似乎有一个剂量极限存在。但促红细胞生成素的应用及其他相关治疗,降低了 RBV 不良反应,增加了患者依从性,或许可以突破这个剂量的局限性,以增加临床疗效。

我们的意见是面对丙肝病毒感染的治疗,目前不主张单用大剂量 RBV 治疗,有条件者还应该使用长效干扰素(Peg-IFNα)+利巴韦林一起使用。必要时,在初始治疗即加用蛋白酶或聚合酶抑制剂,既可减少不良反应,还可达到持续应答。

49. 对难治性丙型肝炎采用强化治疗后的效果如何

目前认为,感染丙肝病毒基因 1 型的患者,其 HCVRNA 滴度 $\geqslant 2\times10^6$ 拷贝(4×10^5IU)/ml,治疗时患者体重≥85kg,经采用 Peg-IFNα-2a180μg/周注射,联合利巴韦林每日 1 200mg 口服,(俗称标准治疗方案),经治 24 周后仍应答不佳的丙肝患者,被喻为难治性丙肝。

2010 年 9 月,《Gastroenterology》(胃肠病学)杂志发表了美国采用强化治疗的办法与标准治疗方案进行临床研究对照观察。

A 组 191 例患者,随机分配到 Peg-IFNα-2a 180μg/周联合利巴韦林 1 200mg/日,治疗 48 周。

B 组 189 例患者,随机采用 Peg-IFNα-2a 180μg/周联合强化

的利巴韦林1 400mg或1 600mg/日，治疗48周。

C组382例患者，接受Peg-IFNα-2a 360μg/周治疗12周，然后改用180μg/周再治36周，联合1 200mg/日的利巴韦林治疗48周。

D组383例，患者先接受Peg-IFNα-2a 360μg/周，在治疗12周后改用180μg/周，再治36周，同时联合利巴韦林1 400mg或1 600 mg/日，治疗48周。

所有A、B、C、D各组治疗48周后停药随访24周，获得持续病毒学应答率(SVR)，治疗结束时HCV DNA水平＜75拷贝(15IU)/ml者A组为38%，B组为43%，C组为44%，D组为41%；4组之间比较，或按Peg-IFNα-2a治疗方案，或按利巴韦林治疗方案比较，其SVR均无显著差异。

该研究结果表明，加大长效干扰素用量或采用较大剂量的利巴韦林等强化治疗办法，对HCV基因1型的难治性丙肝患者的疗效并不优于标准治疗方案。

50. 哪些丙型肝炎患者可以采取短程抗病毒治疗

(1)首先，基因2型和3型的患者可以采取短程抗病毒治疗。约85%的丙肝基因2、3型的患者只需24周就能获得持续病毒学应答(SVR)。其次，关于基因2和3型丙肝患者共1 469例，均采用Peg-IFNα-2a+RBV治疗，将获得4周时快速病毒学应答的患者与未获得快速病毒学应答的患者分成两个观察组。发现如将疗程由24周缩短至16周，则获得持续病毒学应答者前组只能达到70%，后组只能达到60%，$P<0.05$，差异有显著性。还有6个研究组观察了基因2和3型患者在缩短疗程后的治疗结果。发现缩短疗程后(12～16周)基因2型患者至少有49%和27%的患者在随访24周中有复发。目前，国内外专家的相对共识是对基因2、3

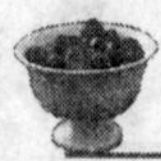

型患者采用标准治疗后，最短疗程还是以24周为宜。部分随访中有病毒学重新突破，或有丙肝2、3基因与乙肝病毒重叠感染的患者，疗程则宜延长，个别疗程已有达72周者。

(2)对于基因1型丙肝感染者，只要早期4周内就获得快速病毒学应答者，约1/3基因1型感染者经24周治疗即可获得治疗成功。而在4周内未能获得早期快速病毒学应答者，研究人员发现，采用Peg-IFNα-2a 180μg/周联合RBV800mg/日在24周仍未获得病毒学完全应答者，在48周时只有16%患者能获得SVR。而加大用药量，Peg-IFNα-2a180μg/周联合RBV1 000～1 200mg/日48周时，也只有44%能获得SVR。研究发现，影响早期应答和完全应答的因素包括年龄、低体重、基因4型和低病毒载量。年龄太大，体重肥胖，基因1型，基线病毒载量＞8×10^5IU/ml或＞4×10^6拷贝/ml者，即使早期获得RVR者，在48周时也可能治疗失败。

(3)治疗前丙肝病毒基因1型的患者如基线病毒载量较高HCV DNA≥2×10^6拷贝/ml与基线＜2×10^6拷贝/ml，同样采用Peg-IFNα-2a180μg/周＋RBV1 000～1 200mg/日治疗，基线高病毒载量常可能不易达到与低水平载量同样的疗效。特别是当丙肝基因1型病毒载量≥4×10^6拷贝/ml的患者采用48周短疗程后常无效，或曾获得RVR后也可能治疗失败。

目前认为，对基因1型丙肝病毒感染者，治疗前病毒载量较大者，希望不要随便采取短疗程，而我们的经验是定期检测患者的应答情况。为提高初治患者的持续病毒学应答(SVR)，必要时宜延长疗程。

对单纯基因2型和3型患者，当其基线病毒载量在$2\sim4\times10^6$拷贝/ml以内，只要是初始治疗，我们经常采用36～48周的疗程，以获得尽可能高的SVR。

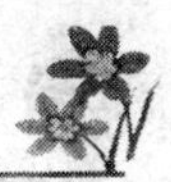

51. 对基因1型丙型肝炎抗病毒治疗时为何要强调延长疗程

(1)在对丙型肝炎抗病毒治疗的实践中，国内外早已发现基因1型的患者(含1a或1b型)比基因2、3型丙肝明显难治。难治的原因，除与基因型别有关外，还与病毒感染后在人体内潜伏的时间长短；与高复制的水平，特别是病毒载量$\geqslant 4\times 10^6$拷贝/ml，并与复发次数多，病毒有无变异等情况有关。对这部分患者的治疗时间，常需延长至72周，个别人甚至延长至2年以上。

(2)国外一些研究表明，对基因1型的疗程延长至72周者，常可提高持续病毒学应答率(SVR)。例如，将未获得RVR(早期快速应答)的初治者随机分成接受Peg-IFNα-2a 180μg/周联合RBV800mg/日治疗48周(165例)或72周(161例)。当治疗48、72周结束时，两组应答率都为61%。但随访中发现，在72周治疗的患者中，复发率为26%，其SVR为45%；而48周疗程的患者中，复发率可达48%，其SVR只有32%($P<0.01$)，有明显统计学意义。并发现这种疗程对SVR的影响主要与基因1型有关，也与其基线HCVRNA载量起始时即$\geqslant 4\times 10^6$拷贝/ml有关。又如采用Peg-IFNα-2b每周1.5μg/kg联合RBV800～1 400mg/日对初治者101例慢应答患者按照1∶1随访接受48周疗程或72周疗程治疗。结果48周时SVR为18%，而72周时可达到38%。

(3)2009年版的《美国肝病学会丙型肝炎指南》中已明文建议，基因1型病毒感染者，如Peg-IFN治疗出现延迟应答者，可以考虑延长疗程至72周。我国目前临床也正在参考该指南执行。

52. 抗丙型肝炎病毒治疗失败者的再治疗原则是什么

(1)首先应分析治疗失败的原因。抗丙肝病毒治疗失败的原因主要是对已用药物缺乏应答;也包括治疗曾获得效果后,病毒学重新突破和复发。此外,要排除患者用药的依从性不够,对肥胖者或相关患者的用药剂量不足或疗程不够。还有患者体质及免疫因素,除丙肝外还有加杂病,或年龄太大,对药物承受力差,出现相关不良反应后无法继续治疗。

(2)美国肝病学会 2009 年版丙型肝炎治疗指南指出,既往接受全疗程 Peg-IFNα 联合 RBV 标准治疗失败者,无论有无应答或复发,无论是否换用不同种类的 Peg-IFN,均不再推荐使用现有的标准治疗方案治疗。而对于既往非 Peg-IFN 治疗(联合或未联合 RBV)或单剂 Peg-IFN 治疗未联合 RBV 出现无应答或复发者,均可考虑以 Peg-IFN 联合 RBV 再治疗,特别是已出现桥接样纤维化或早期肝硬化的患者,仍主张采用标准治疗或加用新的治疗药物。

(3)我国基层对丙肝治疗的方法较杂,有的采用中医中药,有的采用国产干扰素,有的单用 RBV。这种在初始治疗时,选用药物不当或从未执行过标准治疗方案的患者,再治疗时首选标准治疗方案:Peg-IFNα-2a 或 Peg-IFNα-2b+RBV,并按不同剂型、剂量和规定的疗程进行规范化处理。

53. 抗丙型肝炎病毒治疗失败者现代处理方案有哪些

(1)对无效应答的丙肝患者:曾采用标准治疗方案无效应答的患者,国外曾以 Peg-IFN 联合 RBV 再做第二回合的治疗,结果仅有 3%～10%能获得 SVR。有人采用大剂量组合干扰素 15μg/日

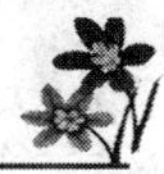

联合RBV的中期报告显示可获得15%的SVR。至于换用不同剂型的干扰素(如佩乐能无效应答者,改用派罗欣较大剂量;反之α-2a无效应答后改用α-2b加大剂量),加倍剂量Peg-IFN联合RBV是否可以提高SVR还缺乏循证医学的报道。

(2)对普通干扰素无应答者:Peg-IFN联合RBV标准法再治疗的研究显示,可以有28%的患者(1b型)获得SVR,特别对普通干扰素治疗中有部分应答的患者确可提高SVR。

(3)对长效干扰素治疗48周无应答者:①可考虑用新型的抗丙肝病毒药加用标准方案再治疗48周或72周。②对既往采用Peg-IFNα-2b联合RBV无应答者,可予Peg-IFNα-2a 360μg/周诱导后仍然维持48周疗程,或者仅仅延长疗程至72周而不采用高剂量诱导。已有科研结果显示,延长疗程优于高剂量诱导,但SVR仅能增加16%,高剂量诱导组仅为7%~9%。由此可见,对于既往标准治疗无应答或复发者,仅仅依靠对标准治疗的方法调整是远远不够的。③单用Peg-IFNα-2a或2b治疗后发生无应答或复发的1 203例和820例患者改用标准治疗:Peg-IFNα-2a180μg/或Peg-IFNα-2b 1.5μg/kg/周联合RBV800~1 400mg/日治疗后,对于1b、2、3、4型(曾无应答)的患者,仅能增加6%~7%的SVR。

(4)抗丙肝病毒获得部分应答者:应改用高剂量长效干扰素加RBV再治疗,常可获得HCVRNA显著下降,部分患者获得SVR。有报告如采用高剂量普通干扰素+RBV联合治疗者,仍可获得13%的持续病毒学应答(SVR)。

(5)复发者的处理方案:治疗结束时曾获应答后又复发的患者是再次治疗的绝对适应证。研究表明:既往干扰素治疗应答不佳者再治疗的总体应答率为14%;但对复发者以Peg-IFNα高剂量如佩乐能每周1.5μg/kg联合RBV800~1 400mg/日治疗后,可获得高达38%的SVR。

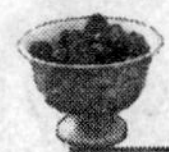

54. 对丙型肝炎患者采用低剂量干扰素长期维持治疗的意见如何

自从1989年认识丙型肝炎病原以来(以前叫经血传播的非甲非乙型肝炎),临床医师就试用干扰素+利巴韦林作为治疗手段。直到21世纪开始长效干扰素(聚乙二醇干扰素)用于病人治疗,经过治疗实践,国内外专家共同认识到:聚乙二醇干扰素α(2b或2a)+利巴韦林(RBV),可作为治疗丙型肝炎的标准治疗方案对待。

在广泛使用标准治疗方案抗丙肝病毒的实践中,不少丙肝患者承受不了干扰素或利巴韦林的不良反应,另有一些患者完成疗程后仍不能获得相关病毒学应答,遗留下半数左右不断增长的HCV相关终末期肝病;而新型抗HCV药物又不能及时上市。因此,学者们对无应答或应答较差,以及不良反应较大的患者使用了“低剂量干扰素维持治疗”的方法,实际上是不得已而为之的做法。

国外在“低剂量干扰素维持治疗”方面曾做过两次大样本多中心临床研究。一项研究意在比较低剂量Peg-IFNα-2b每周0.5μg/kg和秋水仙碱0.6mg,每日2次,治疗肝硬化患者4年。并对存活率或肝移植、胃食管静脉曲张出血、黄疸、腹水、肝性脑病、肝细胞癌(HCC),以及Child-Pugh-Turcotte评分等所发生的影响进行总结和综合评估。现将相关情况摘要如下。

将555例既往采用干扰素治疗失败的患者,随机分成Peg-IFNα-2b组286例,或秋水仙碱治疗组269例。其中,在4年治疗观察期间,有20%患者死亡。在已有门脉高压的患者中采用低剂量Peg-IFNα-2b组在2～4年的随访中,相关疗效和存活率明显优于秋水仙碱组。肝癌(HCC)发生率干扰素组26例,秋水仙碱组为12例,但秋水仙碱组因食管胃底静脉出血的患者为39例,明显比干扰素组26例多。另有49例患者在治疗过程中停药,其中36

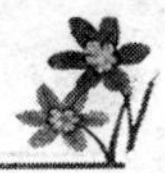

例因依从性停药;13例因不良反应而停药。

另一个低剂量干扰素长期治疗的前瞻性研究情况摘录如下:①患者选择,经标准治疗20周仍未获得SVR的1 050例患者。②采用Peg-IFNα-2a 90μg/周进行3～5年作为治疗组,共517例;另(随机选择)不接受任何治疗的533例患者作为对照组。③随访3～5年时发现:2组间因失代偿等终点事件而死亡者分别是低剂量干扰素长期治疗组为33.8%,对照组为34.1%,统计学分析无明显差异。④对2组病人观察5年时,累计肝癌发生率分别是5.7%和5.1%,亦无差异。但发现治疗分组时,已有肝硬化的患者发生HCC而死亡者为7.2%比基线时仅有桥接样纤维化者4.2%明显高(有统计学差异)。⑤1 050例患者5年中易发生肝癌的因素可能与患者年龄较大,原有低体重、食管静脉曲张、发生失代偿症状体征、丙肝病毒中高载量持续复制、转氨酶波动、血小板计数低、碱性磷酸酶持续增高等标志有关。其中有178例导入低剂量干扰素长期治疗时丙肝病毒HCVRNA载量比原先下降4个对数级者,其不论是否接受低剂量Peg-IFN的维持治疗,或发生失代偿与死亡及HCC的危险性均显著降低。

根据两次大样本循证医学研究后,多数学者认为低剂量干扰素维持治疗的益处不多。为此,美国2009年新版丙型肝炎防治指南指出,对于既往Peg-IFN联合RBV治疗失败,已有桥接样纤维化或肝硬化的患者,不推荐低剂量干扰素作长期维持治疗。而单纯慢性丙型肝炎患者,尤其是慢应答、无效应答、部分应答者则仍可使用。

55. 如何认识丙型肝炎现代防治方案中的治疗策略

自1989年科学家发现丙肝基因组至今,慢性丙肝的治疗发生了飞跃式的发展。目前,聚乙二醇干扰素(Peg-IFNα-2a)联合利巴

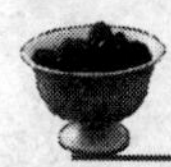

韦林已成为慢性丙肝治疗的金标准，患者的持续病毒学应答率(SVR)从最初的13%提高到了73%。Samuel S Lee教授对丙肝治疗的关注点进行了详尽介绍。

(1)应答指导治疗(RGT)的个体化治疗策略：丙肝治疗中，由于患者治疗前多种因素的差异，抗病毒治疗会产生不同的病毒学应答。

4周时HCVRNA转阴者为快速病毒学应答(RVR)，12周时HCVRNA转阴者为完全早期病毒学应答(cEVR)，而12周时HCVRNA仍旧可检测到，但是下降值≥2 log10的应答为部分早期病毒学应答(pEVR)。12周时，HCVRNA相对于治疗前基线值下降<2 log10者为未获得早期病毒学应答(Non-EVR)。不同病毒学应答患者有不同的SVR。

近年来，有学者提出病毒在可检测限水平以下的治疗时间，是判断疗效的重要因素。通过在4周和12周时进行检测，判断患者的应答情况，从而采取不同的治疗方案，即应答指导治疗的个体化方案(RGT策略)，见图3。作为目前临床研究的热点，RGT策略强调慢性丙型肝炎的个体化治疗：对于快速病毒学应答者，治疗疗

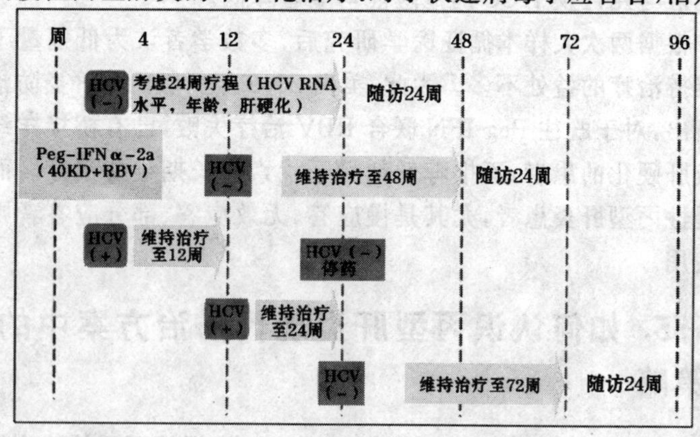

图3 应答指导治疗的个体化方案(RGT策略)

程较短，而对于延迟病毒学应答者则需延长疗程。

(2)关注有效性：Peg-IFNα-2a＋RBV治疗SVR率较高。最近发布的MIST研究纳入431例患者，随机接受Peg-IFNα-2a/2b＋RBV治疗，结果显示，Peg-IFNα-2a＋RBV治疗在所有亚型患者中的SVR均显著优于Peg-IFNα-2b＋RBV治疗(图4)。

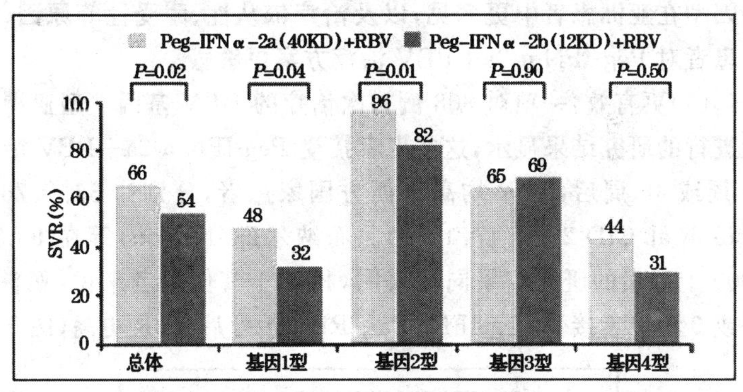

图4 Peg-IFNα-2a＋RBV治疗在所有基因型患者中均获较高SVR

Accione研究同样显示，治疗在所有基因亚型患者和高病毒载量(＞5×10^5IU/ml)患者中的SVR均显著优于Peg-IFNα-2b＋RBV治疗。阿瓦德(Awad)等研究者，对8项随机对照研究进行荟萃分析得出同样的结论。

(3)关注安全性、应答持久性：在Peg-IFNα-2a的一些关键性临床试验中，85％～94％治疗有效的患者完成治疗。多项研究显示，长期随访中，Peg-IFNα-2a＋RBV治疗获SVR患者中，99％HCVRNA持续阴性。

弗里德(Fried)等研究者比较1 121例患者应用Peg-IFNα-2a＋RBV与IFNα-2b＋RBV的安全性表明，前者在获得较好疗效的基础上，流感样症状等不良事件发生率较低，而这一点也得到临床实践研究的证明。除安全性、患者耐受性外，临床医生还应关注用

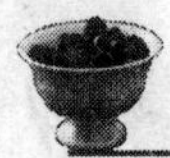

药便利性。

56. 什么治疗方案更适用亚洲丙型肝炎患者

在 2010 年 3 月 26 日的亚太北京肝病年会上，魏来教授在报告中指出，在亚洲患者中进行的研究表明，可能由于 rs12979860 基因型在亚洲患者中更多见，以及治疗依从性、耐受性等原因，亚洲患者对 Peg-IFN α-2a＋RBV 治疗方案更敏感。

(1)更有效：一项对 308 例初次治疗的 HCV 基因 1 型亚洲患者进行的研究结果显示，这些患者接受 Peg-IFN α-2a＋RBV 治疗 24 周或 48 周后，SVR 均高于西方国家患者，分别达 56%、76%(Liu et al. CID 2008，47：1260)。而纳尔逊(Nelson)等在 EASL 2009 上发表的研究结果同样表明，相对于其他患者来说，亚洲 2 型或 3 型患者接受 Peg-IFNα-2a＋RBV 治疗后 SVR 更高(图 5)。

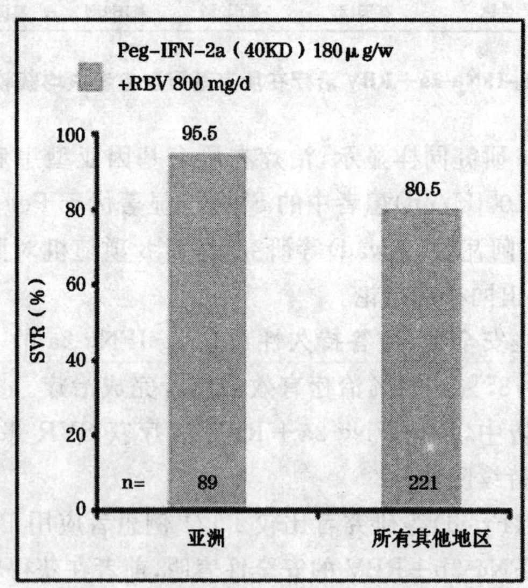

图 5　亚洲 2、3 型患者接受 Peg-IFNα-2a＋RBV 治疗后 SVR 更高

一项抗 HCV 治疗研究表明，不同种族丙肝患者接受相同治疗但疗效不同，患者的基因多态性与治疗效果差异相关。近日发表于《自然》(Nature)杂志上的一项分析患者基因型的研究发现，丙肝患者编码干扰素 λ-3 的 IL28B 基因的多态性与治疗应答改变相关。由于 rs12979860 基因型出现频率高，亚洲裔 HCV 患者的 SVR 显著高于欧洲裔及西班牙裔患者。

魏来教授等在我国进行的一项前瞻性、开放标签、随机对照研究，在 440 例初次治疗的患者中观察到较高的治疗反应性。106 例患者中，12 周时 HCVRNA 阴性率达到 88.7%。

综上所述，可见亚洲患者对标准治疗的高度敏感性，这些研究为探索亚洲患者最佳治疗方案提供了重要的参考依据。

(2)更安全：上述对 308 例 HCV 患者进行的研究在证实亚洲患者对 Peg-IFNα-2a 联合 RBV 治疗更敏感的同时，结果还显示，亚洲患者不良反应发生率与其他患者相似。

李(Lee)等研究者进行的一项研究入组 7 178 例患者，其中包括亚洲患者 264 例，比较亚洲患者与其他患者治疗完成率、不良反应发生率及减量情况。结果表明，亚洲患者与非亚洲患者临床实践中安全性相当。与非亚洲患者相比，亚洲患者完成治疗比例更高，利巴韦林减量情况更多见。

57. 如何将丙型肝炎的治疗方案最优化

2010 年，全球对丙型肝炎的治疗新进展就体现在如何对丙肝抗病毒治疗达到最优化。

(1)优化治疗方案不仅包括以治疗应答为指导，而且要实行个体化治疗。

(2)在药物优化上主要体现将干扰素与直接抗病毒药物联合应用于临床。

(3)对特殊人群强调进行“因人制宜”的特殊管理。最优化治

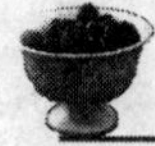

疗不仅体现在疗效提高，用药时间相对缩短，更成为当前各国学者不懈追求的目标。

(4)采用新的药物测试技术对丙肝患者进行个体化治疗。如英国在2010年于实验室中培养肝脏细胞，使用不同丙肝病毒的亚型感染这些细胞，再逐一测试各种新药的疗效，将体外判断对患者最有效的药物给患者使用，从而避免盲目用药带来的不良反应，取得个体化最优疗效。

(5)欧美对注射毒品的丙肝患者强调警惕合并人类免疫缺陷病毒(HIV)感染，在进行抗HCV治疗时要强调特殊管理，注意应用抗抑郁药物、美沙酮等特殊支持。我国注射毒品者相对较少，但是对于进行血液透析、接受器官移植、育龄期妇女的丙肝感染者较多，对这些患者拟定个体化特殊关怀，才能取得优化的治疗效果。

58. 如何以治疗应答为指导制订丙型肝炎优化方案

当前丙肝治疗主要采用聚乙二醇(Peg-IFNα)联合利巴韦林(RBV)的方案。实践中已发现，在不同时间段发生的免疫应答常预示着未来阶段的治疗方向及治疗结局。因此，可依据治疗应答进行个体化调整，即可成为优化治疗的基本策略。①在抗病毒治疗4周时，如果已不能检测到丙肝病毒(HCVRNA)即为快速病毒学应答(RVR)。②如果用药4周时没有发生RVR，但到12周时不能检测到HCVRNA，称为完全早期病毒学应答(cEVR)。③治疗12周时HCVRNA下降≥2个log10(对数级)则为部分EVR(pEVR)。④从4周开始到治疗结束后6个月时仍不能检测到HCVRNA，则为持续病毒学应答(SVR)。

患者获得RVR和EVR者常预示着将获得SVR。

欧美亚多项临床试验结果均提示，以早期病毒学应答情况为指导，对丙型肝炎患者进行抗病毒治疗，延长疗程至72周，可获得

更高的SVR率。

对于基因2、3型丙肝病毒，能获得4周时RVR的患者，继续使用Peg-IFNα联合RBV的标准疗程24周治疗，即可获得高于70%的SVR率。如果是cEVR的患者，宜用药48周更妥当。

如果用Peg-IFNα+RBV治疗基因1型的丙型肝炎患者，目前认为，按2004年的原方案仅治疗48周的丙肝病人，获得完全应答和持续应答最高为33%；而且临床治愈后的复发率可达57%。近期欧美的优化治疗方案要求，对丙肝基因1型(G1)采用Peg-IFNα-2a或Peg-IFNα-2b+RBV治疗者，宜治疗72周者为优。经过72周标准方案治疗的G1型丙肝患者的持续应答率也只能达到46%～48%。

59. 如何选择治疗丙型肝炎病毒应答率更高的干扰素

丙型肝炎抗病毒治疗的主要手段仍是干扰素+利巴韦林(RBV)。近20年来，采用国产干扰素(IFN)+RBV对丙肝病毒确能取得一定疗效，但总的持续应答率在25%～30%。总的感觉是疗程越长，效果越佳。笔者治疗1例输血感染10年的丙型肝炎基因1型患者，共用国产干扰素达2年10个月，同时服用RBV，总算取得了良好结局(随访2年未见复发)。另外，对于急性感染的丙肝病毒患者，如能及时用上干扰素+RBV，4周到3个月内大多能获得快速或早期病毒学应答，并预示较易获得持续病毒学应答。

近5年来，采用进口长效干扰素与国产干扰素进行比较。小样本对照的结果，进口长效干扰素+RBV治疗1b型丙肝的效果为56%，而国产干扰素+RBV的疗效为28%。进口干扰素比国产干扰素的应答率要高1倍。

2010年，45届欧洲肝脏研究学会(EASL)年会上，国外专家

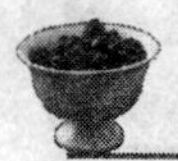

报道几项头对头临床研究均显示，与应用 Peg-IFNα-2b＋RBV 抗丙型肝炎治疗相比，Peg-IFNα-2a 联合 RBV 可使更多的丙肝患者获得持续病毒学应答率（SVR）。特摘译如下：在 IDEAL 研究中 Peg-IFNα-2a 组的 SVR 率为 41％，高于 Peg-IFNα-2b 的高剂量组 38％。在 MIST 研究中，所有接受 Peg-IFNα-2a 联合 RBV 治疗的全部丙肝患者获得的 SVR 率显著高于 Peg-IFNα-2b 联合 RBV 治疗组；结果是 66％对 54％，$P=0.02$。且对基因 1 型和基因 2 亚型组患者，应用 Peg-IFNα-2a 联合 RBV 所获得的 SVR 率均显著高于 Peg-IFNα-2b＋RBV 组。对 G1 型 Peg-IFNα-2a 组的 SVR 为 48％，Peg-IFNα-2b 组则为 32％，$P=0.04$；对 G2 型 Peg-IFNα-2a 组的 SVR 达到 96％，而 Peg-IFNα-2b 组为 82％，$P=0.01$。从统计学分析上显示明显差异。

另外，阿肖内（Ascione）等的研究结果也与 MIST 研究相近，各基因型丙型肝炎患者接受 Peg-IFNα-2a 联合 RBV 治疗所获 SVR 率均显著高于 Peg-IFNα-2b 联合 RBV，Peg-IFNα-2a 联合组治疗 G1、G4 型 93 例的 SVR 为 55％，Peg-IFNα-2b 联合组同样治疗 93 例 G1、G4 型丙肝患者的疗效为 40％。Peg-IFNα-2a 联合组治疗 G2、G3 型 67 例的疗效为 88％，而 Peg-IFNα-2b 联合组治疗 67 例 G2、G3 型丙肝患者的疗效为 75％。其 SVR 率，Peg-IFNα-2a 组比 Peg-IFNα-2b 组显著为高。阿肖内教授认为，各基因型丙型肝炎患者接受 Peg-IFNα-2a 联合 RBV 治疗，其 SVR 率明显优于 Peg-IFNα-2b 组。

还有阿瓦德（Awad）等研究者纳入 8 项随机临床试验（包括 IDEAL研究、MIST 研究和 Ascione 研究）进行荟萃分析结果显示，应用 Peg-IFNα-2a 联合 RBV 抗丙肝治疗较 Peg-IFNα-2b 联合 RBV 可使患者获得 SVR 的可能性高 11％。

60. 干扰素＋直接抗病毒药物优化治疗丙型肝炎病毒的研究近况如何

应用直接抗病毒药物将是未来抗 HCV 治疗的重要方向，许多新的药物靶向"瞄准"了 HCV 病毒的 NS3/4A 丝氨酸蛋白酶及 NS5B RNA 聚合酶等。这些蛋白酶抑制剂和聚合酶抑制剂将是一类新型抗 HCV 药物，目前许多研究将其与 Peg-IFNα-2a 联合治疗丙型肝炎，甚至是难治型丙型肝炎，可提高病毒学应答率，缩短治疗时间。有学者甚至预言，在未来，可能仅这些直接抗病毒药物之间联合应用，即可清除或长期抑制 HCV。

在 PROVE 1 研究中，在 Peg-IFNα-2a 联合 RBV 的基础上加用蛋白酶抑制剂特拉泼维(telaprevir)治疗 48 周，在 PROVE 2 研究中，在 Peg-IFNα-2a 联合 RBV 的基础上加用 telaprevir 治疗 24 周，不同治疗时间均获得显著高于安慰剂与 Peg-IFNα-2a、RBV 联合组的 SVR 率，且前两组的复发率较低。

在近期的《新英格兰医学杂志》上刊登了 PROVE 3 研究。研究纳入 G1 型丙型肝炎患者，且其均接受过 Peg-IFNα 联合 RBV 治疗后未发生 SVR。患者随机接受 telaprevir(首次剂量为 1 125 mg，然后每 8 小时 750mg)治疗 12 周＋Peg-IFNα-2a 和 RBV 治疗 24 周，或 telaprevir 治疗 24 周＋Peg-IFNα-2a 和 RBV 治疗 48 周，或 telaprevir 和 Peg-IFNα-2a 治疗 24 周，或 Peg-IFNα-2a 和 RBV 治疗 48 周。结果显示，3 个 telaprevir 组的 SVR 率分别为 51%、53%和 54%，均显著高于对照组(14%)。马赛兰(Marcellin)等进行了 C208 研究，对 telaprevir 联合 Peg-IFNα-2a＋RBV 或 Peg-IFNα-2b＋RBV 进行比较。研究者将患者随机分为 4 组，总疗程为 24 周。在前 12 周，4 组中 Peg-IFNα 的亚型及 telaprevir 的剂量有所不同，分别为 telaprevir750mg，每 8 小时 1 次或每次 1 125 mg，每 12 小时 1 次，并分别联合 Peg-IFNα-2a＋RBV 或 Peg-

IFNα-2b＋RBV。后 12 周治疗方案继续为 Peg-IFNα-2a＋RBV 或 Peg-IFNα-2b＋RBV。如果患者在第 4～20 周时 HCVRNA 不能被检测到，治疗 24 周停药，其他患者则继续接受 Peg-IFNα-2a＋RBV 或 Peg-IFNα-2b＋RBV 治疗至第 48 周。结果显示，在接受 telaprevir 每 8 小时 1 次的患者中，联合并继续接受 Peg-IFNα-2a＋RBV 者的 RVR 率为 80％，Peg-IFNα-2b＋RBV 组的为 69％，在接受 telaprevir 每 12 小时 1 次的患者中，其相应的 RVR 率分别为 83％和 67％。治疗至 24 周，联合 Peg-IFNα-2a＋RBV 者和 Peg-IFNα-2b＋RBV 组的 SVR 率分别为 74％和 62％。该研究表明，telaprevir 联合 Peg-IFNα-2a＋RBV 所获得的 RVR 率及 SVR 率均高于与 Peg-IFNα-2b 联合，且病毒学突破的发生率和复发率均较低。

RG7128 是一种核苷酸聚合酶抑制剂。研究者将 RG7128 与 Peg-IFNα-2a＋RBV 标准治疗(SOC)联合进行抗 HCV 治疗。结果显示，治疗 4 周时，SOC 组中的 HCVRNA 降至＜15IU/ml 者仅 19％，而 SOC 联合 RG7128(500mg，每日 2 次)和 SOC 联合 RG7128(1 500mg，每日 2 次)组的为 30％和 85％，且对于 G1 型丙型肝炎患者应用 SOC 联合 RG7128 所获得的 SVR 率明显高于 SOC 组。此外，有实验证据表明，RG7128 对于基因 1、2 和 3 型 HCV 均有高基因屏障，可有效减少病毒耐药的发生(摘自 2010 年 5 月 20 日中国医学论坛报消化肝病 D3 版 EASL 年会上相关文章)。

61. 丙型肝炎患者为何应绝对忌酒

(1)酒精可加快丙肝患者的肝纤维化进程并加快肝硬化和肝癌的风险：国外一些大样本的研究表明，丙肝感染年龄在 40 岁以上，男性，每天饮酒量超过 50g 者，可使正常肝脏的肝纤维化发生率增加，每年比例超过 34％。一项 HCVRNA 阳性静脉吸毒者，

每周饮酒量＞260g的患者，发展为终末期肝硬化，并发肝衰竭或出现肝癌的相对危险变化比一般丙肝患者高达3.6倍。又有一项超过15 000例的丙肝患者，凡饮酒比不饮酒者发生肝硬化，失代偿肝硬化的风险度超过2.5倍；其中大量饮酒每周＞240～560g者的不良预后发生风险均明显升高。

(2)长期饮酒的慢性丙肝预后差：一项HCVRNA阳性丙肝患者122例，对照组为无肝病史610例，同样都有饮酒史9年，结果发生肝细胞癌(HCC)的风险，丙肝组是对照组的26.3倍，在丙肝HCVRNA持续阳性的患者中，如果每天饮酒量＞80g，其HCC发生风险是对照组的126倍。另有研究证实，丙肝患者为预测HCC的独立发生因素，首先是HCV感染合并HIV感染者，其次为合并糖尿病者。在性别中，男性是独立预测因素；而大量饮酒者不仅是独立致癌因素，也是导致HCC的最活跃的相对危险因素。还有一组报告显示：饮酒＋丙肝组比不饮酒的单纯丙肝组观察五年的病死率是18％对10％。美国学者在700万死亡人口中分析发现，男性丙肝饮酒者的死亡年龄平均为50岁，而单纯丙肝男性平均年龄死于55岁；女性丙肝饮酒者的死亡年龄为49岁，女性单纯丙肝的死亡年龄平均为61岁。

(3)持续饮酒可降低干扰素对丙肝病毒的疗效：研究认为，饮酒的丙肝患者，酒精可加强HCV的复制能力，还能降低患者对治疗的依从性。酒精可通过削弱机体树突状细胞功能，直接影响宿主细胞免疫，还可通过对线粒体和内质网的作用增加氧化应激，加速丙肝病毒变异，随着变异HCV准种的增加，不仅对于干扰素，而且对其他治疗药物也失去了应答的疗效。还有报告，边饮酒边治疗的应答效果比不饮酒或戒酒者的疗效差；治疗后再次饮酒后完全应答率(SVR)降低。

通过大量的研究和实践已证明，饮酒对丙肝病人有百害而无一利。凡查出抗-HCV阳性或HCVRNA复制阳性者，一定要绝

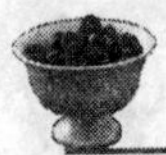

对禁酒，同时争取越早抗病毒治疗越好。

62. 丙型肝炎在防治上有何新动态

流行病学资料认为，全球有3%的人感染了丙型肝炎病毒（HCV），目前全世界至少有1.7亿丙型肝炎病毒携带者或患病者，我国普通人群感染者占全球HCV感染人数的25%，至少有4 000万，属于高发区。

HCV是一种RNA病毒，有6种不同的基因型和30种亚型。通常大多数感染HCV的人会转变成慢性丙肝，除非到了终末期，慢性丙肝通常是没有任何明显症状的，但肝脏组织已有异常病变；若干年后，丙肝患者会自发成为肝硬化患者，甚至发生肝癌后才发现由丙肝病毒引起。

目前，世界上还没有可预防HCV感染的疫苗。由于发现丙型肝炎时，离感染时间较长，很多中老年患者常在感染10～20年后才查出携带丙肝病毒，目前的标准治疗手段，长效干扰素＋利巴韦林不良反应较大，不少人无法坚持疗程，新的治疗手段又有限，因此HCV感染对我国的公众健康已构成了严重的威胁。

有报告称，目前有40种药物正在进行治疗丙肝病毒的临床验证，其中蛋白酶抑制剂包括口服Telaprevir（特拉泼维）在内的多种药物已获批准。Telaprevir加Peg-1FNα-2α＋利巴韦林的标准治疗可使基因2、3型丙肝的相对疗程缩短在24～36周。对难治性丙肝1型延长疗程，颇有好处。

利用反式表达的同源病毒或者水疱性口炎病毒的包膜蛋白，来包装缺失包膜蛋白序列的HCV基因组RNA的新型丙肝病毒细胞感染模型已经建立，可以模拟真的病毒入侵和复制的过程，为新型HCV疫苗开发提供了新思路。

治疗性丙肝疫苗GI-5005，治疗1L-28B难治性等位基因型（T/T）患者，开启了患者可以不使用干扰素或是小分子制剂，从而

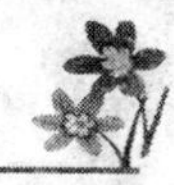

避免相应不良反应的一种新疗法。

还有研究发现，核心蛋白二聚化的小分子抑制剂如果制造成药物，有可能阻止感染性丙肝病毒颗粒的产生。

63. 特拉泼维可提高难治性丙型肝炎的疗效吗

2010～2011年，美国学者的一项Ⅱ～Ⅲ期临床研究显示，利巴韦林加特拉泼维（TEL）再联合聚乙二醇干扰素（Peg-ⅠFN）的三联方案对经治疗的丙肝病毒（HCV）基因1型患者均可获得较高的持续病毒学应答（SVR）率。

研究纳入经治疗HCV基因1型患者453例，随机分为4组，T24Pr 48组为TEL给药24周，Peg-IFN加利巴韦林给药48周；T12Pr24组为TEL给药12周，Peg-IFN加利巴韦林给药24周；T24Pr24组为TEL加Peg-IFN共给药24周；对照组为Peg-ⅠFN加利巴韦林给药48周（即标准未变）。结果显示，TEL各组停药24周时SVR率均显著高于对照组，分别为T24PR48组53%，T12Pr24组51%，T24Pr24组24%，对照组14%。2011年该三联疗法的持续病毒学应答率分别为59%和54%，均高于对照组15%。

该研究提示，只要加入特拉泼维的各组，对难治型1型HCV感染者的疗效均优于原先的标准治疗方案，加入TEL能提高患者的SVR率。

根据当前临床研究结果，尚不知特拉泼维与标准治疗方案一起使用时如果延长治疗，可否再提高疗效，TEL单独使用时对丙肝有耐药情况。合并使用后的耐药率有多少，联合组该在何时停药，要确定停药后有无复发率，这些情况有待进一步治疗研究后才能有更相关的证据。

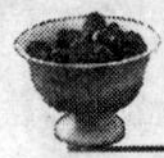

64. 在慢性丙型肝炎抗病毒与综合治疗中有哪些新经验

2011 年 8 月，笔者广览国内外丙肝相关文献，整理出一些新经验。

(1)首先认为，慢性丙型肝炎治疗时间越早，相对疗效越好。感染丙型肝炎病毒者在刚感染确诊为急性丙肝时，用上干扰素+利巴韦林后，其 HCVRNA 常可达到 95%被清除。感染后仅 6 个月至 2 年就开始治疗者疗效也相对满意。在亚洲基因 2 型或 3 型丙肝病毒的效果总要比 1 型丙肝病毒的疗效更好。

(2)长效干扰素 Peg-IFN 联合利巴韦林治疗仍是目前慢性丙肝患者的标准治疗方案。对亚洲基因 1 型(1b)丙肝病毒的疗程以 72 周为佳，对基因 2 型、3 型丙肝病毒以 42～52 周为佳。在临床治疗确诊丙型肝炎患者时观察干扰素是否能达到持续病毒学应答是核心指标，对方案中规定 24～48 周抗病毒治疗尚未获得 6 个月以上持续病毒学应答者，再延长治疗时间，甚至达 96 周以上的患者，常可能达到 HCVRNA 的清除，而且不复燃。

(3)对丙型病毒性肝炎的治疗。采用长效 Peg-IFN+利巴韦林，与短效干扰素+利巴韦林，经相同时间的治疗后，其获得持续病毒学应答率(SVR)可提高 15%～20%；如果先采用短效干扰素治疗，使丙肝病毒产生了变异、复燃、复活后再用长效 Peg-IFN+利巴韦林治疗往往效果亦会不佳。因此，对丙肝患者，初始抗病毒方案就应该稳、准、狠，不要因为省钱，而促发丙肝病毒变异。

(4)我国台湾学者在 2011 年 Hepatology 第一期第七页上发表论文认为，基因 2 型丙肝病毒感染的患者，IL-28B 多态性其中 rs8099917TT 基因型的患者，采用长效干扰素+利巴韦林的标准治疗后，能够获得快速应答的可能性明显提高，(在第四周血清 HCVRNA 即能转阴)，但 6 个月后 86%以上的持续应答率，并无

明显提高。

(5)在慢性丙肝治疗中同时服用复方鳖甲软肝片，常可有利于肝纤维化的改善。国外认为，通过抑制性杀伤细胞免疫球蛋白样受体(iKIR)基因沉默，可增强自然杀伤(NK)细胞的抗纤维化活性。

(6)有丙型肝炎同时合并2型糖尿病的患者，采用他汀类口服加标准治疗后常可获得较高早期病毒学应答率。

(7)丙肝肝硬化已发生早期肝癌的患者，采用重复射频消融治疗肝细胞癌有效。对这类患者29个月随访显示，复发者再次接受射频消融治疗，有96.5%仍可获得完全缓解。

(8)在丙肝治疗采用干扰素加利巴韦林的过程中，不良反应较多，常影响患者的持续依从性。有组织地宣传丙肝早诊、早治；专科医院及时提供丙肝用药依从性方面的咨询服务，有望使丙肝患者战胜常见的不良反应，获得更多更好的持续应答疗效，还可能减少丙肝病毒的变异和难治率。

65. 丙型肝炎治疗失败的原因何在

在干扰素加上利巴韦林治疗丙型病毒肝炎后，首先发现基因型别的不同，疗效也不同；其次发现采用长效干扰素的疗效明显优于普通干扰素，除治疗失败原因与干扰素能否在病人血液中维持一定浓度有关。近6年来，欧美治疗丙肝采用长效干扰素(Peg-1FNα-2a或Peg-1FNα-2b)＋利巴韦林作为标准方案。临床研究数据显示，在治疗HCV基因1型的患者中，有效率(达到持续病毒应答率)约为50%；而在HCV基因2型、3型的感染者的有效率能够达到75%～80%的疗程至少要半年到1年。

HCV基因1型已公认是我国最主要的丙肝流行的基因型，以1b型为代表既往曾称Ⅱ型的1b型，已被列入典型的“难治性丙型肝炎”范畴。对其抗病毒治疗失败一般分为以下3种类别：①完全

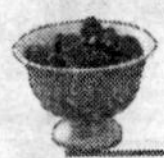

无应答。②治疗中反弹。③停药后复发。上海通过对 2 例完全无应答和治疗中反弹的治疗失败的慢性丙肝 1b 型患者进行了 5 年长期随访，深入研究了各随访时间点 HCV 全长基因序列的变异和进化情况。结果发现，治疗中反弹患者的 HCV 变异率明显高于完全应答患者，而且这些变异主要发生在干扰素治疗期间，大多数变异在停药后都保留下来了，提示这些变异可能对 HCV 的病毒适应性影响不大，但都能够帮助 HCV 在干扰素治疗压力下生存。因此，基因变异可能是治疗失败的关键因素。该研究说明，丙肝治疗失败的原因与病毒学基因型和变异因素直接有关，也是当今难治性丙肝治疗中不可忽视的核心问题，也为将来新型抗病毒药治疗靶点的选择提供了新的方向。

66. 如何对丙型肝炎肝硬化患者进行并发症监测和抗病毒治疗

对丙型肝炎的早期抗病毒治疗，其效果远远优于乙型肝炎。大部分丙型肝炎甚至肝硬化的患者，通过干扰素加利巴韦林的抗病毒治疗常可获得治愈，其中采用长效干扰素（派罗欣或佩乐能注射加上足量利巴韦林口服），对 2a 型和 3 型丙肝只需 6 个月至 1 年就可获得治愈，而且治疗越早，其持续病毒学应答（SVR）率越高。但当前，我国对慢性丙肝病毒感染者的漏诊率很高。2006 年一线研究显示，丙型肝炎是我国漏报率最高的法定传染病，因此很多丙肝患者丧失了早期治疗时机，常常到年龄超过 55 岁，同时已发生失代偿性肝硬化后方去医院就诊。造成这种情况的重要原因之一是非肝科医师对丙肝的认知度不高，很多内、外、妇、儿科医生对用过血制品的患者不查丙肝病毒，查出抗-HCV 阳性的患者未能及时转诊至感染科或肝病科。今后，遇到所有肝功能异常和肝硬化征象的患者，应常规监测抗-HCV/HCVRNA 定量，以使临床工作中能及时发现慢性丙肝患者，并将其转诊至专科，进行及时的

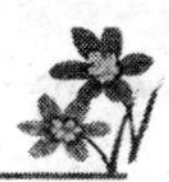

抗病毒治疗。

当发现已经是丙肝肝硬化的患者，一定要定期进行相关并发症的监测。由于25%～40%的肝硬化患者可出现食管静脉曲张，因此一定要对患者进行胃镜监测。定时检查食管静脉曲张情况，预测上消化道出血风险。监测不仅要注意食管内径大小、形态，还必须注意食管静脉的位置，狭窄区情况，局部压力，结合患者的临床表现和肝功能情况，脾亢进情况；综合分析以上这些预测因素，对患者的出血风险进行个体化评估。如患者门静脉内径为1.4cm，兼有食管胃底静脉曲张和胃黏膜散在出血点，就需要对其食管胃底静脉曲张进行套扎术，或采用血管硬化剂做硬化治疗，同时应用普萘洛尔和抑酸药或质子泵抑制药预防出血。

另外，如患者临床上检测出腹水征阳性，就必须对其进行限盐(每天88mEq即2 000mg)，利尿(起始剂量为螺内酯100mg＋呋塞米40mg，每日1次。如为少量腹水，可用螺内酯50mg加呋塞米20mg，每日1次。螺内酯最大剂量可至400mg，呋塞米可至160mg，每日1次)，同时补充白蛋白输注，饮食中补充可消化的蛋白治疗。一般不需要过分限水。仅对血钠浓度＜120mEq/L的患者进行限水治疗。但须注意避免用导致钠潴留的某些非糖皮质激素类和抗炎药。

对失代偿肝硬化不易纠正的患者则须考虑肝移植治疗。而对极早期失代偿不佳的肝硬化患者，亦可考虑在密切监测下进行抗病毒治疗，干扰素可从小剂量开始，可同时使用促红细胞生成素、粒细胞集落刺激因子及粒细胞巨噬细胞集落刺激因子等支持治疗，以降低治疗剂量的可能性。在抗病毒治疗期间，需关注腹水的消长，肝性脑病的出现和黄疸是否加深，白蛋白是否下降及凝血酶原时间是否延长等情况；密切监测病情变化和各项指标，有严重不良反应者应中止当前标准化的抗病毒治疗。

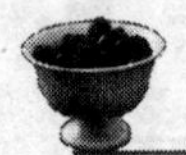

67. 为什么采用抗病毒药治疗丙型肝炎时一定要关注研究方案的质量

(1)当前一些研究报告的质量不高，因此结论的可靠性差。①首先缺乏事前设计，不是1对1的随机对照试验，而是事后对某阶段用药的归纳，拼在一起的所谓总结。②科研观察中的两个治疗方案并没有得到在同一总体内做“恰当”比较。

(2)治疗方案相同，就不允许把不同治疗的用药和剂量的组合混在一起下结论。例如，干扰素加利巴韦林是总方案。干扰素又分普通干扰素、长效干扰素。普通干扰素分α-1b、α-2a、α-2b，长效干扰素亦分Peg-IFNα-2a、Peg-IFNα-2b，而不同个体使用Peg-IFNα-2a时有的用180μg/周，有的用135μg/周，而Peg-IFNα-2b则用体重计算用量，有的采用1μg/kg/周，有的是1.5μg/kg/周。另外，利巴韦林(RBV)用药剂量和每人使用中的减量步骤也有很大差异。Peg-IFN＋RBV或普通干扰素＋RBV的剂量不同，所产生的病毒学应答也有很多不同。试图把多种形式的治疗手段混在一起谈是很容易出偏差的。

(3)治疗期间，HCVRNA抑制强度与早期应答(EVR)和持续应答(SVR)的概率密切相关。2009年发表的Peg-IFNα-2a治疗丙肝的研究中，10％的患者在治疗4周时检测不到HCVRNA，其中86％有SVR；24％的患者治疗4周时HCVRNA水平降幅极小(较基线下降＜1log10IU)，这些患者出现SVR的概率＜5％。这一结果充分说明了快速病毒学应答在预测SVR中有作用。在丙肝治疗中，治疗4周时是否能获得SVR应答是一个重要预测因素，我们应关注这个时间点HCVRNA受抑制水平，并可否作为今后一种常规评估内容。

(4)HCVRNA何时转阴与其复发相关。2009年采用长效干扰素派罗欣的研究中发现，在治疗24周时第一次有HCVRNA转

阴的患者，约50%要复发；而治疗4周时有HCVRNA抑制转阴者，出现病毒复发者仅<10%。在早期应答上佩乐能稍差，但随着用药时间延长，到随访结束时，它们之间的SVR又明显接近了。因此，对丙型肝炎的治疗，特别对1b型的治疗，延长疗程至72周可能是很有必要的。

(5)在丙型肝炎的治疗中剂量应该个体化。早期应答率是一个评估指标，但24周治疗的方案有可能使部分患者丧失了获得SVR的机会；对慢性丙肝病毒1b型的剂量，用药时间的方案还值得做更深入一步的比较研究。慢性丙型肝炎抗病毒治疗中维持最基本IFN血药浓度的剂量是多少还有待探讨。在实践中，如何进一步优化抗丙肝病毒治疗方案，提高SVR率的深入研究工作还需要我们做更多事情。

68. 丙型肝炎抗病毒个体化治疗中的新经验是什么

(1)根据基线病毒水平进行个体化治疗。德国一项对398例基因1型的丙肝患者进行Peg-IFNα-2b加RBV治24周～72周与固定48周治疗进行对照。发现，HCVRNA病毒载量<8×10^5IU/ml在治疗4周内就能获得病毒学应答的1型丙肝患者仅给与24周的疗程，其疗效与48周疗程的SVR并无统计学意义，而初始时病毒载量>8×10^5IU/ml，24周内未能得到完全应答者(1型丙肝)，则延长治疗至72周治疗后，持久应答率可达50%。

(2)足量长效干扰素加利巴韦林，再加维生素D_3联合治疗，能明显提高标准治疗的应答率。以色列报道：其治疗方案为Peg-IFNα-2b 1.5μg/kg/周，联合RBV1 000～1 200mg/日，合用维生素D_3使血清维生素D_3水平>32mg/ml。对照组则不用维生素D_3。结果发现治疗组的早期病毒学应答率可达96%，而对照组仅为48%。在共同治疗48周后，随访24周的患者中，治疗组与对照组

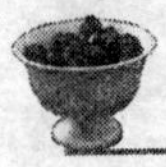

的 SVR(完全应答率)分别为 86%(13/15 例)和 41%(5/12 例)。

(3)有胰岛素抵抗的丙肝感染者,直接影响基因 1 型的抗病毒疗效。国外研究者对 2 255 例丙型肝炎(基因 1 型)和基因 2、3 型患者评价其年龄、性别、种族、体重指数、病毒载量、丙氨酸氨基转移酶(ALT)、γ-谷氨酰转肽酶(GGT)、总胆固醇、三酰甘油、基线肝组织学的脂肪变性严重程度和纤维化分级;设定评分后的稳态模型胰岛素抵抗指数(HOMA-IR)>3 为胰岛素抵抗。采用同样的长效干扰素加利巴韦林治疗,结果发现:基因 1 型的基线 HOMA-IR 均值高于基因 2、3 型患者($P=0.006$)。随着 HOMA-IR 的降低,持续病毒学应答率(SVR)增高,这种增高与单独的体重指数、ALT、GGT 和血脂水平无直接相关性,而基因 2、3 型的丙肝患者中,不存在该现象。

(4)临床试验已证实,小分子化合物特拉泼维和博赛泼维分别与长效干扰素+利巴韦林的标准治疗合用,可以明显提高对慢性丙肝患者的持续病毒学应答率(SVR)。

(5)白介素 28B 基因(IL28B 基因)单个核苷酸多态性与感染转归及与干扰素治疗研究中发现,IL28B 基因的 CC 等位基因人群,如接受抗 HCV 治疗者,可以获得较高的持续病毒学应答率;而 TT 等位基因人群,只能获得较低的病毒学应答率。

69. 小分子抗丙型肝炎病毒药物距临床应用有多远

2010 年美国波士顿肝病年会上,公布了两种小分子的丙肝病毒(HCV)蛋白酶抑制药的 3 期临床试验结果。其中 Telaprevir (该会上简称为 TVR)和 Bocaprevir 的两种药物进展,距临床应用已更近一步。

ILLVMINATE 3 期开放标签研究结果显示,采用 TVR 为基础联合标准治疗方案的 24 周治疗措施并不劣于 48 周疗程者,快

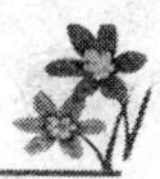

速病毒学应答(RVR,治疗4周HCVRNA检测不到)患者中24周、48周的持续病毒学应答(SVR)分别为92%和87.5%。总SVR率为71.9%,提示对丙肝患者初始治疗者就可用TVR加标准治疗先治8~12周,其结果明显优于单纯标准治疗方案。

采用Boceprevir治疗基因1型初治患者,Ⅲ期临床试验的最终结果和对既往复发和无应答患者的抗HCV治疗效果,都显示了良好的疗效,即使在既往复发和无应答患者中,SVR也可达到67%。

在特拉泼维和博赛泼维两种小分子化合物治疗研究中,因不良事件中止治疗的患者为4%~17%。总的来说,患者对TVR或博赛泼维的耐受性良好,因贫血和白细胞或血小板下降停止治疗者少见。提示今后几年中,这些药物将可在丙肝治疗免疫缺陷病毒(HIV)、HCV合并感染,肝硬化等难治性人群的研究中产生新的答案,更全面了解其治疗安全性。遗憾的是丙肝病毒较易发生变异,这些新药在较长期治疗中可否发生耐药的新情况还缺乏深入的研究和报道。

70. 抗丙型肝炎病毒治疗获得持续病毒学应答者的预后如何

2010年在美国波士顿AASLD年会上,报告了21 836例丙型肝炎感染者,其中接受标准治疗后能获得持续病毒学应答(SVR)者为34%;而随访中继续采用低剂量聚乙二醇干扰素α-2a(90μg/周)治疗后的SVR可达44%。

凡能获得SVR的丙肝患者,经随访3~7年后发现其死亡率明显降低,随访8年内的肝癌发生率亦明显减少。

对SVR患者随访3~7年过程中,发现病死率与丙肝病毒的基因型有关。基因1型患者3~7年时的死亡危险度是0.67;基因2型是0.63;基因3型为0.45。随访8年内累计HCC发生率

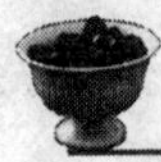

在SVR组为11%，而未获得SVR的丙肝患者8年内累计HCC癌症死亡率达24.2%。

该研究还显示，当对丙肝病毒采用标准治疗未能获得SVR的患者采用小剂量聚乙二醇干扰素α-2a 90μg/周维持治疗，可提高SVR。为早期标准治疗未能获得SVR的患者提供了一个可选择的方法。

总之，抗丙肝病毒治疗能获得SVR的患者，预后良好，特别是远期病死率和癌发率明显减少。

71. 长效干扰素和利巴韦林治疗老年丙型肝炎病毒感染者效果如何

长效干扰素(Peg-IFN)+利巴韦林治疗丙型肝炎的方法已成为标准的治疗方案，大约50%的丙型肝炎患者可以获得持久的病毒学应答(SVR)。SVR被定义为终止治疗6个月后血清HCVRNA检测不到，目前这个指标已被视为HCV治愈的标准。因为随访研究发现，有97%～100%的患者可以维持HCVRNA阴性。新的研究还证实，获得SVR的患者做肝脏活检和周围血单核细胞检测都已找不到HCVRNA，进一步证实了丙肝病毒可获得完全清除。近期还报道，治疗前正在进展为肝纤维化或肝硬化的患者中，获得SVR后，预后明显改善，即并发症风险降低，HCC发病率下降及生存率明显提高。

实践也已证明，Peg-IFN+利巴韦林对丙肝基因2或3型的疗程在24周时，明显优于基因1型；在基因4型患者中，治疗36周或48周时普遍能获得相对较高的SVR率。而基因1型难治，需要更长时间的疗程，目前认为至少72周为宜。尤其是HCV基因1型的老年患者，对治疗的应答率低，不良反应多，依从性差。

J Infect Dis 2010年3月报道中国台湾学者的一项前瞻性研究。该研究中65岁以上及以下患者分别接受聚乙二醇干扰素

(Peg-IFN)联合利巴韦林治疗48周。结果显示:65岁以上老年组21%在治疗中停药,比65岁以下组的6%中断率显著为高,且3级或4级不良事件,特别是发热,白细胞兼血小板下降,原有高血压病、糖尿病的干扰情况会更多。两组比较为34%对21%。不过,如果患者能完成80%的推荐疗程,则两组患者的持续病毒学应答率基本相似(80.4%对82.6%),看来医生治疗丙肝老年患者时,应想方设法增加患者的依从性,只要医患配合好,70%左右的老年丙肝患者有可能获得良好结果。

72. 老年丙型肝炎患者对标准治疗方案的依从性如何

当前对丙型病毒性肝炎的治疗,虽已有标准治疗方案(聚乙二醇干扰素联合利巴韦林治疗48周)。但是,由于干扰素可发生流感样症候群,几乎一半患者有外周白细胞和血小板减少;还可发生抑郁焦虑,甚至妄想等精神症状;还能诱发自身免疫性疾病,甚至发生间质性肾炎、肾病综合征、肺间质性炎症、缺血性心脏病、心肌病、视网膜病变、听力下降等不良反应。在临床上特别对60岁以上的老年丙肝患者,该治疗常无法完成规定的疗程。再加上利巴韦林对血红蛋白和血液细胞的抑制,对伴有心肺疾患的丙肝患者更可引起呼吸困难、哮喘、胸痛和心脏损害,使不少老年丙肝患者,特别是1a和1b型感染者依从性差。

我国的中老年丙型肝炎感染者,多在20世纪80～90年代有输血或采用血制品史;多数是在查体中发现;亦合并有糖尿病、高血压或兼有心肺或内分泌疾病。特别是1a、1b型的65岁以上的老年患者,采用标准治疗后的应答率低,不良反应多,依从性差。我国台湾学者在2010年3月的(J Infect Dis)杂志上也报道了类似情况。他们认为,21%的65岁老年丙型肝炎感染者无法坚持48周的疗程,60岁以上老年组发生了3级以上不良反应者占

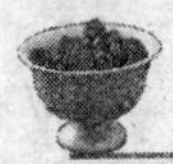

34%，发生4级以上不良反应的患者至少占20%。但是，所有60岁以上老年人HCV1型患者，只要能完成48周疗程，丙肝病毒持续应答率常可达到82.6%和80.4%。

当前，丙型病毒性肝炎在我国发病率逐年攀升，但普通民众和基层医疗保健机构的医师对丙型病毒性肝炎还非常陌生，不少市县的三级甲等医院，有的只能查丙肝病毒抗体，有的虽可以查出丙肝病毒，但对HCVRNA的复制情况正确性还缺乏把握，而更多的医院做不了丙肝病毒的基因分型，导致许多患者在疾病早期无法获得有效治疗。因此，不管是对慢性肝炎的筛查，还是抗病毒治疗，现实均面临巨大挑战。对老年丙肝患者的治疗，国内非传染病专科或肝病专科以外的医生都还需要进一步学习。

73. 合理补充维生素A可增加抗病毒疗效吗

2010年4月，日本研究者发现，维生素A可以增加丙型肝炎采用金标准治疗药物的抗病毒效果。

日本按丙肝防治方案给慢性丙型肝炎患者采用聚乙二醇干扰素(Peg-IFNα-2b)+利巴韦林(RBV)+维生素A(视黄醇)作为治疗组，并与不加维生素A一组(对照组)，一起进行48周治疗后，对两组进行早期病毒学应答与转阴(持续病毒学应答率等)的研究和评估。

Peg-IFNα-2b每人每周按每千克体重1.5mg一次皮下注射或肌内注射/周，外加每日600毫克或800毫克的利巴韦林口服，共48周。

在维生素A组除上述治疗外，患者还接受每日口服视黄醇3万单位，共纳入42例慢性丙型肝炎随机分成对照组和治疗组各21例。

结果：在三药联合治疗的维生素A治疗组，2个月后即可使丙型肝炎病毒的阴转率达61.7%，而对照组只有23.8%的病毒转阴

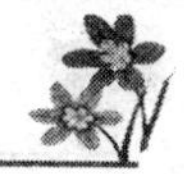

率。在经48周治疗后，维生素A治疗组的丙肝病毒持续应答率为66.7%，而对照组仅为42.9%。

研究者认为，维生素A可以提高Peg-IFNα-2b+利巴韦林对丙型肝炎患者的抗病毒效果，维生素A几乎无不良反应。该研究结果将可使更多患者受益。

74. 如何选择治疗丙型肝炎的疗程

临床实践已证明了7种选择可能：①感染丙肝病毒的时间越长，可能治疗的难度越大，抗病毒的疗程可能要相对较长。②有效的疗程常决定于丙肝病毒的基因型。一般认为，2型、3型采用干扰素+利巴韦林较短疗程即可，而1α、1b型的疗程宜长。③丙肝病毒HCVRNA转阴越晚，持续病毒学应答率越低。④意大利安东尼奥·克拉克西教授认为：采用聚乙二醇(Peg)干扰素(IFN)α-2a 180μg/周+利巴韦林(RBV)800～1 200mg/日，如治疗4周后出现快速病毒学应答(RVR)，12周时出现早期病毒学应答(EVR)，16周时停止治疗后常可出现持续病毒学应答(SVR)。因此2011年欧洲方案提出的标准治疗2、3型24周疗程是行之有效的。⑤文献报道，20%～65%的基因1型患者也会出现RVR，初始治疗时基线病毒载量低者更易发生RVR；而76%出现RVR的患者可能会发生SVR，获得SVR者的复发率约10%。但至今关于基线HCVRNA低的界限尚有不同意见($4\sim8\times10^5$ IU/ml还有待研究证实)。⑥肝纤维化存在和代谢综合征的并发可能是影响丙肝治疗疗程的因素。⑦初始治疗为IFN+RBV效果佳者，再治疗时应改用Peg-IFN+RBV。如治疗12周末病毒载量降低>2log，但仍能检测到的患者应作为“慢应答者”对待，必须延长疗程至72周。

75. 2009 年以来,丙型肝炎有哪些新的有效治疗方案

(1)新老方案结合治疗难治性丙肝基因 1α 或 1b 型。先用 HCV 聚合酶抑制剂(R7128)+蛋白酶抑制剂(R72271ITMN-191)联合治疗 7～14 天,然后各组患者自 8～15 天时再接受聚乙二醇(Peg)-IFNα+利巴韦林的标准治疗。对基因 1α 型 42 例患者的 HCVRNA 平均能下降 4.8 log 10IU/ml;而对基因 1b 型 12 例患者的 HCVRNA 平均下降 4.9 log 10IU/ml。发现各组在无干扰素治疗期间,HCVRNA 的下降情况与既往基于干扰素治疗的下降相似,在 6 个月至 1 年的治疗过程中无不良事件。这些 HCV 专属性靶向抗病毒治疗(STAT-C)的最新事例,给丙肝今后治疗带来了曙光。

(2)蛋白酶抑制剂治疗的最新结果。用聚乙二醇干扰素(Peg-IFNα-2a)+利巴韦林(RBV)为基础加用蛋白酶抑制剂(Telaprevir 或 Boceprevir)的Ⅱ～Ⅲ期临床结果是:以首次治疗采用蛋白酶抑制剂+长效干扰素+利巴韦林治疗 12 周后停用蛋白酶抑制剂,继用长效干扰素+利巴韦林至 24 周,在美国获得了基因 1 型 61%的完全应答率 SVR;在欧洲则获得 69%的 SVR。明显高于初始治疗即采用长效干扰素+利巴韦林的标准治疗 48 周时的美、欧疗效:即 41%和 46%。

美国 2009 年肝病学术年会公布:基因 1 型 HCV 感染的初始患者在 Peg-IFNα+RBV(800～1 400mg/日)+Boceprevir 治疗 28 周时可获得 55%的 SVR 率,而对照组(未加用 Boceprevir)48 周疗程的 SVR 率仅为 33%。且认为:两种 Peg-IFNα+RBV 联合 Telaprevir 所获得的 SVR 率显示相似,且病毒学突破和复发率均较少。

(3)2009 年底《新英格兰医学杂志》上公布了 IDEAL 研究的

最终结果。丙肝治疗方案的①标准剂量组，Peg-IFNα-2b：佩乐能1.5μg/kg/周＋RBV800～1 400mg/日。②小剂量组，Peg-IFNα-2b 佩乐能 1.0μg/kg/周＋RBV800～1 400mg/日。③派罗欣(Peg-IFNα-2a)180μg/周＋RBV1 000～1 200mg/日，三组的 SVR 分别为 39.8%，38.0%，40.9%，提示三组的 SVR 率相似，无统计学差异。但 12 周时(早期应答率)佩乐能低于派罗欣方案组。且佩乐能 IFN 剂量 1.5μg/kg 和 1μg/kg 两个方案组的最终 SVR 差异也无显著性。

(4)2010 年 4 月中旬的 EASL 会议上，西班牙学者报告：对于基因 1 型丙肝，接受 HCV 丝氨酸蛋白酶抑制剂(特拉泼维)＋聚乙二醇干扰素＋利巴韦林 12 周后获得早期病毒学应答率者，继用标准组治疗 12 周即符合 24 周疗程的患者，就有 68%的患者能获得 93%～100%的完全应答率(SVR)。其经验是只要三药同时治疗，在第四周时 HCVRNA 就检测不到，并能持续至 20 周者，90%以上在 6 个月内肯定能达到 SVR，而且在前 12 周内特拉泼维每日用 2 次与每日用 3 次的效果相同。基本条件是：患者对医生要求用药的依从性一定要好。

76. 丙型肝炎诊治中有哪些新亮点

2010 年 5 月 1～5 日，美国消化疾病周(DDW)在新奥尔良举行，关于丙型病毒性肝炎诊治方面有一些新信息。

(1)快速诊断丙肝的试剂盒适用于早期筛查 HCV：美国介绍了一种可在 1 分钟内就能完成 HCV 抗体的快速诊断试剂盒，其敏感性可达 94%。在接受检测的 1 370 例丙肝患者中，有 70%存在转氨酶或病毒载量升高，但肝活检病理变化并不明显。认为该诊断试剂盒特别适用于美国儿童 HCV 感染的筛查，对早期 HCV 感染者，可作为快速初筛的手段。

(2)长效干扰素＋利巴韦林可治疗 HCV 感染的儿童丙肝患

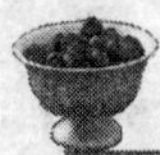

者:加用 Telaprevir 后可使难治性丙肝获得突破。美国费城儿童医院采用长效干扰素加利巴韦林或单用长效干扰素用于有适应证的儿童后,均能显示出很好的疗效及安全性,长效干扰素(佩乐能)剂量为 1～1.5μg/kg/周;一般疗程 24 周即可。

美国杜克大学则在联合用长效干扰素(Peg-IFNα-2a 或 α-2b)和利巴韦林初治无效的慢性丙肝患者中,在 12～24 周仍无明显应答者中,在原有治疗基础上加用蛋白酶抑制剂 Telaprevir 即可取得成功。

目前,许多其他蛋白酶抑制剂和非核苷酸类聚合酶抑制剂正在对丙肝进行临床和临床前研制中。

(3)获得干扰素＋利巴韦林治疗完全应答的丙肝肝硬化患者可预防疾病恶化:218 例代偿期肝硬化丙肝患者,在意大利进行的 11 年随访研究中显示,凡接受过干扰素＋利巴韦林抗丙肝病毒治疗并能获得持续病毒应答率(SVR)的患者,观察随访中没有一例发生合并食管静脉曲张和疾病恶化。但未获 SVR 的患者在 11 年里相继发生食管静脉曲张病例为 39.1%;从未接受抗病毒治疗的丙肝患者在 11 年里,出现食管静脉曲张恶化率可达 31.8%。

77. 如何看待丙型肝炎病毒的耐药问题

耐药是传染性疾病越来越难治的原因。例如,呼吸道传染的细菌,艾滋病(HIV/AIDS)、结核病及疟疾的耐药病原,都给现今主要治疗药物带来阻碍。一些新的电脑模型揭示了某些病毒是如何变得有耐药性的,其中也包括丙型肝炎病毒。

Li bin Rong 及其同事新开发的电脑模型显示,丙肝病毒主要有 4 种亚型毒株,人们需要采用多种药物的组合才能去治愈丙型肝炎。目前采用的有效治疗药主要是长效聚乙二醇干扰素 α＋利巴韦林,但至今还只能治愈一半的丙肝病人,大多数采用这两种标准药物后,不少人要发生严重不良反应,目前虽然研发出一些直接

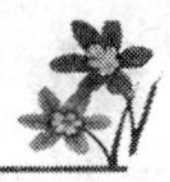

干涉丙肝病毒生命周期的新药，但使用新药过程中，并不能防止耐药病毒株的产生。采用电脑模拟的实验表明：丙肝病毒在联合治疗开始的第一天就会出现一种新的突变株，因为目前的新、老药物都无法完全阻断病毒的复制。在用药治疗的过程中，那些对药物敏感的病毒株会逐渐地消亡，但携带耐药突变基因的病毒株可在治疗过程中“适者生存”下来，并乘机生长，在实际生活中，患者的原发病，合并肥胖、糖尿病等多种因素都会影响丙肝病毒的治疗效果。现今难治的1a和1b型丙肝病毒，希望一个月内就确实达到病毒复制转阴，这些能快速使病毒转阴的组合药物，就有条件在48周后让丙肝真正治愈。（摘译自 Rapid emergence of protease inhibitor resistence in hepatitis C virus Sci Transl Med, 2010 May 5）

78. 乙型肝炎和丙型肝炎病毒并发感染者有何临床特点

由于乙型肝炎病毒(HBV)和丙型肝炎病毒(HCV)具有共同的传播途径，HBV/HCV合并或重叠感染者在病毒性肝炎高发区和存在肠道外感染高风险的人群中较为常见。合并感染可使肝脏炎症坏死更严重，不及时治疗常可发展成重型肝炎、肝坏死，出现肝硬化和肝癌的发生率也会更高。

临床上发现，慢性乙型肝炎患者同时感染HCV后，可使HBVDNA聚合酶的活力降低，HBV复制水平下降，部分慢性乙肝重叠HCV感染者，还可进一步导致HBeAg和HBsAg的血清学转换。HBV和HCV在竞争性复制过程中可能产生干扰，在HBV重叠HCV感染者的肝组织和血清中病毒数量的消长变化，常可见其中一种病毒复制占优势时，另一种病毒在肝组织和血清中复制减少。2009年Sagnelli等报道，HCV慢性携带者重叠急性HBV感染后，临床上出现重症患者更多、更高，但常可使部分患者的 HCV 获得根治。国外丙型肝炎多见，Pontiss 等曾报道丙肝携带状态发生继发和 HBV/HCV 重叠感染时，71%患者可发生自发性 HCVRNA 清除，而单纯性 HCV 感染者的自发清除率仅为 14%。两者同时感染或重叠感染，比单一病毒感染更易发生暴发性肝炎、肝硬化和 HCC。但采用积极诊断和积极抗病毒治疗措施后，可以观察到 HBVDNA，HCVRNA 常可获得快速应答，HBeAg/抗-HBe 转化速度加快，HBsAg 转阴率增高等现象可能与病毒间的互相干扰有关。

至于对 HBV/HCV 临床抗病毒治疗的特点，2011 年内肝病专家认为，只要发现 HBV 合并 HCV 感染的存在，治疗前就应评估病毒的活性情况和对占优势病毒的确认，从而决定最合适的抗病毒治疗方案。对于低 HBV 病毒载量而 HCVRNA 高复制的慢性丙型肝炎患者，采用标准治疗方案：Peg-IFN 联合利巴韦林，按剂量和 HCV 基因型决定疗程及时治疗常可获得较好的持续病毒学应答率。然而，对于两种病毒都处在活动期的合并感染者，需要更多的研究来决定最合适及最佳治疗方案。特别是在加用拉米夫定和/或加阿德福韦酯，或恩替卡韦的同时还需把干扰素加利巴韦林合并使用，基本疗程宜 48 周，根据定期监测，然后作出疗效评估。

79. 乙型肝炎并发丙型肝炎病毒感染者如何抗病毒治疗

目前，全球乙肝病毒（HBV）和丙肝病毒（HCV）感染者分别超过 3.5 亿和 1.7 亿。由于两种肝炎病毒具有共同的血源传播途径，门诊和临床上发现合并感染现象相当普遍，尤其在两种病毒都流行的国家和地区经常可以碰到 HBV 与 HCV 先后感染或合并重叠感染的情况。

在初始治疗前，通过血清学和病毒学检测来确定“优势病毒”

很重要。按照慢性乙型肝炎防治方案(2010年12月版),我国批准用于慢性乙肝治疗的药物有普通干扰素(IFN)、长效干扰素(Peg-IFN)、拉米夫定、阿德福韦酯、恩替卡韦和替比夫定。欧、美、日还批准采用替诺福韦酯治疗。对于丙型肝炎的治疗方案,我国可采用普通干扰素(IFN)或聚乙二醇干扰素(Peg-IFN)联合利巴韦林。

IFN是通过抗病毒和免疫调节成为治疗HBV和HCV感染的公认药物。对单纯大三阳(HBeAg阳性)慢性乙肝患者采用单一IFN治疗后能达到病毒学(HBVDNA)持续应答(SVR)率为35%;采用IFN单一治疗HBV/HCV合并感染的患者,虽可见1/6～1/5病例出现HBeAg消失和HCVRNA清除,大部分病例即使加上利巴韦林和/或拉米夫定一起治疗,临床上较少能达到HBVDNA完全清除,且更有可能出现HBV复活或复燃,HCVRNA亦经常反弹,HCV复发。

在进行详细生化学和病毒学检测,明确优势病毒后,对于HBeAg阴性,低载量HBV的合并感染者(<10^4IU/ml,大约相当于0.5×10^5拷贝/ml),即HCV为优势病毒时,应采用长效干扰素(Peg-IFNα-2a或α-2b)联合利巴韦林治疗。但在治疗过程中或治疗结束后,由于2种病毒间的相互作用现象会经常发生,当导致肝脏疾病反复或恶化时,应及时使用抗乙肝病毒的核苷类药物加上Peg-IFN加利巴韦林再治疗。

对于2种病毒都处在活动期的HBV/HCV合并感染者(HCVRNA阳性,HBeAg阳性或HBVDNA>10^5拷贝/ml)时,我们采用恩替卡韦每日0.5mg加上Peg-IFNα-2a 180μg,每周1次再加利巴韦林每日0.8～1.2g,治疗HBV/HCV重叠感染者。临床疗程1年时发现,20例患者中有6例(30%)出现了HBeAg阴性,HBeAg治后达到转化者17例,HBV和HCV病毒持续转阴率为85.0%。在5年(2007～2011年)的随访中,4例患者

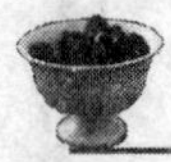

HBVDNA 复燃，再用上恩替卡韦仍有效，2 例 1 型丙肝和 1 例 2 型丙肝，复发后又用上聚乙二醇干扰素 α-2a＋利巴韦林后，2 例丙肝病毒已获得完全应答。本组病例中约半数是在慢性乙肝的基础上感染或并发急性 HCV 肝炎，经及时诊断和及时治疗，且全部患者初治时年龄都在 40 岁以下。对干扰素和利巴韦林的不良反应都具有较好的应对和抵抗力。经验已证实，对中青年 HBV/HCV 重叠感染的患者，及时采用恩替卡韦联合聚乙二醇干扰素 α-2a 和利巴韦林治疗的方案是可取的。

80. 丙型肝炎病毒与艾滋病病毒重叠感染时如何处理

在当今静脉注射毒品、同性恋、血友病、多次输血、长期血透的特殊人群中，丙肝病毒与艾滋病病毒合并双重感染者非常多见。尤其在采用污染的血液或静脉注射毒品的药瘾者中，HCV/HIV 双重感染率可高达 88%和 99%。凡 HCV/HIV 双重感染者，即可加速 HCV 疾病进展。由于高效抗逆转录病毒联合（HAART）治疗可延长 HIV 感染者生存时间，降低 HIV 直接致死率，因而当合并 HCV 感染者，目前国际公认要采用抗 HCV 的标准治疗方案（聚乙二醇干扰素 α＋利巴韦林）。当患者 $CD4^+$＋T 细胞计数＞500 个细胞/ml 时，可首先采用抗 HCV 的标准治疗方案，HAART 治疗可以暂缓。当 $CD4^+$＋T 细胞计数≤500 个细胞/ml 时，拟将聚乙二醇干扰素 α＋利巴韦林＋HAART 进行联合治疗。

在 HIV/HCV 重叠感染的患者采用单纯标准治疗方案时，只要 $CD4^+$＋T 细胞滴度很高，HCVRNA＜800 000IU/ml 的患者，对于基因 2 型和 3 型的 HCV 感染者，抗病毒治疗常可获得 60%的完全病毒学应答（SVR），而对基因 1 型和高载量丙肝/HIV 患者，其 SVR 只能达到 18%。在用此法抗病毒治疗中，饮酒和滥用

药物可明显影响治疗效果。严重慢性丙肝者和已发生失代偿肝硬化者，该治疗属于禁忌。

HIV/HCV在抗丙肝病毒基础上加用HAART治疗，目前国内常用去羟肌苷(ddI)+司坦夫定(d4T)+奈韦拉平(NVP)治疗。对治疗失败者可改用依曲韦林(EFV)+替诺福韦(TDF)+恩曲他滨(FTC)治疗；有条件者可用雷特格韦(RAL)+TDF+FTC。另外，洛匹那韦(LPV)/利托那韦(RTV)+TDF+FTC的治疗方案也可备选使用。上述抗-HIV药物常见有消化道反应，较严重的有外周神经炎、肝功能损害等情况。当ALT升高小于正常值上限3.5倍，胆红质(素)处于基本正常范围时，可继续使用抗病毒治疗方案，但需临床密切观察。若ALT升高大于正常值上限3.5倍，或有胆红素明显升高等严重肝损害表现时，应暂停抗病毒治疗。

另外，在HCV或HCV/HIV双重感染的抗病毒治疗过程中，由于地达诺新具有明显的线粒体毒性，在抗HCV治疗期间不建议联用。

在抗病毒用药期间，应关注$CD4^+$+T细胞计数界限的检测，对怀疑有肝硬化的患者应做血清AFP或$AFPL_3$+GP_{73}(肝癌相关甲醇蛋白异质体因子)水平和食管静脉曲张趋势和瞬时弹性的监测，肝脏影像学B超、CT、MRI(磁共振)等亦应在3～6个月检查1次。在治疗前后肝活检者，可明确肝病好转或恶化的程度。

81. 丙型肝炎并发其他病毒感染者如何处理

GBV-C和HGV两种病毒，在20世纪90年代发现其同源性分别为86%和96%，因此被认同为同一种病毒的不同分离株，国内曾称其为庚型肝炎病毒。

GBV-C和HGV感染呈世界性分布，用检测抗E蛋白抗体的方法在健康献血者中的阳性率高达16%，而在静脉吸毒和输血或

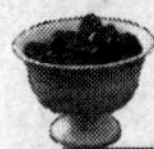

血制品人群中的阳性率可达52%～73%。其传播途径以血源性为主，因与HCV有共同的传播途径，所以在HCV感染的人群中，可能也会有很高的HGV阳性率。我国统计HCV普通感染人群中约有11.2%伴随HGV感染，但目前的研究表明，HGV不影响HCV病毒复制，也不会加重肝脏的损害，且尚未发现HGV致病的组织学证据，尚无证据显示HGV可引起暴发性或慢性肝炎。由于当今国内外研究认为，HGV与HCV合并感染并未有加重病情的现象，故不需对HGV做特殊处理或常规检测。

另外，1999年意大利学者在1例HIV感染血清中分离到一种DNA病毒，初期命名为TTV病毒，后期统一命名为SEN病毒。SEN病毒的传播主要经血液、血液制品途径，此外也可通过粪-口传播，也可肝移植和母婴垂直传播。就目前研究现状分析，SEN病毒的单独感染不会引起严重的肝功能损害。与HCV联合感染时，SEN病毒检出率高于一般人群。初步认为SEN病毒与乙肝或丙肝病毒联合感染时，并不加重病情。所以，目前不考虑对SEN病毒做任何特殊处理。在这方面还需经过更长时间的研究，才能把SEN病毒的谜底揭开。

丙肝合并乙肝的临床特点和处理，分别在上述问题中做过分析。

82. 应如何认识慢性丙型肝炎并发脂肪肝

大量研究证实，慢性丙肝与脂肪肝、糖尿病相关。胰岛素抵抗(IR)可以很好地解释这种关联。IR既是慢性丙肝的一个常见特征，也是影响糖尿病、脂肪肝发病的重要因素，但慢性丙肝的肝脂肪变性的确切机制仍不清楚。

现已知，基因3型丙肝引起的肝脂肪变与病毒有关，故称之“病毒性脂肪肝”；非基因3型丙肝患者的脂肪肝则与伴随的代谢因素相关，称为“代谢性脂肪肝”。

肝横断面研究证实，慢性丙肝患者中肝脂肪变程度与纤维化呈正相关。因此，目前普遍认为慢性丙肝病毒和肝脂肪变合并存在会相互作用，加重肝损伤，并加速疾病进展，但尚缺乏长期、前瞻性、对照研究，来证实两者并存对疾病进展的影响。

研究提示，肝脂肪变参与了慢性丙肝肝细胞癌的发生。有学者认为，肝脂肪变是慢性丙肝抗病毒治疗失败的独立危险因素，因此有人建议对慢性丙肝患者在抗病毒治疗之前先控制肝脂肪变，以提高抗病毒治疗应答率。但也有研究提示，对于此类患者，影响抗病毒治疗应答的还有其他因素，包括肥胖和基因型。另一方面研究表明，对于 HCV 基因 3 型患者，抗病毒治疗后产生持续病毒学应答(SVR)者肝脂肪变的改善较无应答者更显著。

总之，慢性丙肝与脂肪肝密切相关，两者并存对疾病进展的影响尚需更多的证据。先控制肝脂肪变可能会改善抗病毒治疗的应答。对于基因 3 型患者，如抗病毒治疗产生 SVR，可能会使其肝脂肪变改善更显著。

83. 慢性丙型肝炎病毒感染与糖尿病有什么关系

近年的研究表明，3 型丙肝病毒可引起肝细胞脂肪变性，是引发脂肪肝的病毒病因。当把丙肝病毒清除后，脂肪肝也就消失了。目前的流行病学与临床的调研还发现，丙肝病毒(HCV)感染可增加 2 型糖尿病发生的风险，而引发糖尿病的胰岛素抵抗则又可促进慢性丙肝的进展。下面就从两个方面对慢性 HCV 感染与 2 型糖尿病互为因果关系的情况进行简述。

(1)HCV 感染促发糖尿病风险增加：流行病学资料显示，HCV 感染可增加 2 型糖尿病发生风险，有 HCV 感染者的糖尿病风险较无 HCV 感染者增加 2.8～12 倍。

临床研究发现，HCV 感染可能是独立于慢性肝病之外的糖

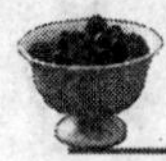

尿病发展的附加危险因素。人群疾病对照研究表明：与健康对照者及慢性乙肝患者相比，慢性 HCV 感染患者在未发展成肝硬化以前就存在明显的高胰岛素血症和胰岛素抵抗（IR）。目前认为，HCV 感染导致 IR 的原因主要包括：①HCV 核心蛋白诱导生成细胞因子信号 3 抑制子（SOCS3），然后通过其蛋白化作用促进胰岛素受体底物（IRS）-1、2 蛋白体的降解，使 IRS-1、2 表达下调，抑制胰岛素信号转导而导致 IR。②HCV 感染患者血清中的肿瘤坏死因子（TNF）α 水平较高，TNFα 可干扰 IRS 底物的酪氨酸磷酸化，这可能是引起 IR 的原因之一。③HCV 的肝外复制及铁沉积，可能会破坏胰岛细胞功能，造成 IR。

（2）胰岛素抵抗（IR）可促进慢性丙肝病情进展：IR 也会对慢性丙型肝炎产生影响。IR 可加速肝纤维化的进展。IR 可通过促进细胞因子的表达和血清蛋白的糖基化，激活肝星状细胞启动肝纤维化的发生，同时还促进肝细胞脂肪变性，加快纤维化进程。

IR 同样还可以影响干扰素＋利巴韦林治疗 HCV 的疗效。近期一些研究显示，在接受抗病毒治疗的慢性丙型肝炎患者中，凡是胰岛素抵抗越明显的患者，其获得抗病毒持续应答率则越低。是否存在 IR 是患者能否获得良好疗效的独立预测因素。

84. 为什么说丙型肝炎与糖尿病有“亲缘”关系

肝脏是血糖代谢的参与器官，所有慢性肝病均可影响正常糖代谢，常见慢性肝病患者出现糖耐量异常或糖尿病。近年流行病调查发现：①80％的慢性肝病患者存在糖耐量异常。②慢性丙肝及丙肝肝硬化患者较慢性乙肝、肝硬化患者更易合并 2 型糖尿病。③美国研究报告显示，丙型肝炎患者发生糖尿病的危险较无丙肝者增加 3.8 倍。④巴基斯坦流行病调查显示，在 2 型糖尿病患者中抗 HCV 阳性率为 13.9％，而普通人群中为 4.9％。⑤糖尿病患

者免疫功能偏低，如与污染病毒的血液暴露接触，有可能使 HCV 感染的危险度增加。⑥糖尿病是慢性丙肝、肝纤维化和脂肪肝变性的促发条件，肝细胞脂肪变性（肝脂变）和胰岛素抵抗又会增加丙肝癌变的危险。2 型糖尿病与丙肝在患者预后不良的过程中互为因果。

HCV（丙肝病毒）感染者易发生糖尿病可能与以下 3 种机制有关：

(1)胰岛素抵抗：①慢性丙肝患者常存在胰岛素信号转导缺陷，随后可使肝纤维化加重，造成胰岛素抵抗越来越明显。②丙肝患者体内肿瘤坏死因子 α（TNFα）水平显著增高，并与肝细胞损害严重程度相关；TNFα 还直接与胰岛素抵抗和促发糖尿病相关。③HCV 的存在使肝脂变和铁含量增加，促进胰岛素抵抗发生。④HCV 核心蛋白能使胰岛素受体底物 1 的表达减少，抑制胰岛素信号转导，从而引发 2 型糖尿病。

(2)自身免疫机制：由于 HCV 包膜蛋白与谷氨酸脱羧酶（一种胰岛细胞抗原）有同源性，可能引起交叉免疫反应，造成胰岛细胞破坏，B 细胞功能受损，最终导致糖尿病发生。

(3)HCV 易在肝外复制：HCV 在胰腺组织复制，可导致 B 细胞功能衰竭，引起糖尿病的发生和进行性加重。

当今，我国慢性丙肝病毒（HCV）感染者的漏诊率高，治疗率低，基层医生中知晓率低。希望已有丙肝的患者要注意做糖尿病的相关检查，已有糖尿病的患者，在定期体检时应关注丙肝指标的检测。这将会对慢性丙型肝炎与糖尿病的正确治疗带来益处。

本文强调了慢性丙肝患者易合并糖尿病，而合并糖尿病后又会加重肝病的进展。因此，对于合并糖尿病与慢性丙肝的患者，应积极控制好血糖，并给予积极、规范的抗病毒治疗，使患者的丙肝更早、更好地获得持续应答（SVR），从而达到改善或阻止肝病进展的目的，让糖尿病也同时获得良好控制。

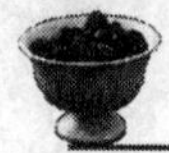

85. 丙型肝炎糖尿病患者应如何治疗

(1)首先控制好血糖,给予皮下注射胰岛素将血糖控制在较好水平,同时对糖尿病眼底视网膜、肾脏微血管等并发症进行评估。

(2)采用聚乙二醇干扰素α+利巴韦林联合抗丙肝病毒。治疗目标是清除HCV,治疗终点是持续病毒学应答(SVR),只有获得SVR者99%以上几乎等于治愈。

(3)抗病毒具体方案应与无糖尿病患者相同,即聚乙二醇干扰素α+利巴韦林(派罗欣为每周180μg或佩乐能为每周1.5μg/kg)联合利巴韦林剂量为15mg/kg/日。对丙肝基因2型和3型利巴韦林的剂量可用每日800mg。患者治疗后第四周时如果HCVRNA仍阳性,第12周时HCVRNA下降幅度明显并转阴者,宜治疗48周。对基因1型治疗24周时才检测不到HCV,则应治疗72周。

(4)对合并糖尿病的丙肝处于代偿期肝硬化者,如无禁忌证亦可采用上述治疗措施,但应密切注意并发症的发生。及时处理与门脉高压症和脾功能亢进相关的不良反应。

(5)已出现失代偿肝硬化者只宜对症处理,临床上可用苦参碱注射液抗病毒治疗和加强对症处理及支持治疗。

(6)干扰素治疗有可能引发新的糖尿病或加重原有糖尿病。但干扰素所致胰腺损伤主要是自身免疫反应导致胰岛细胞破坏,诱发1型糖尿病与HCV感染导致的2型糖尿病不同。停用干扰素做对症处理后1型糖尿病常可恢复。

(7)糖尿病合并丙肝采用干扰素加利巴韦林治疗的结果显示,凡空腹血糖受损者和2型糖尿病患者能获得完全应答的可能性低于血糖正常者,疗效是44%对58.8%。血糖升高者的疗效差,治疗的应答率低。即使治疗时血糖正常的丙肝患者在获得持续应答后,还会有11.4%又发生血糖升高。血糖升高影响干扰素疗效的

机制与胰岛素抵抗，T细胞介导和免疫反应，以及糖尿病患者的树突状细胞产生清除病毒的能力下降等多因素有关。

86. 对慢性HCV感染并发糖尿病的治疗经验如何

对慢性HCV感染HCVRNA阳性的患者，无论ALT、AST有无升高都应该接受抗病毒治疗。只有清除并持续抑制体内的HCV，才能改善或减轻肝损害，阻止向肝硬化进展，防止肝衰竭，保证患者生活质量提高。

(1)对HCV抗病毒治疗应实施的方案与不良反应：目前，不管有无合并糖尿病，对HCV有效的抗病毒治疗应首选干扰素(IFN)与利巴韦林(RBV)联合治疗。IFN包括普通干扰素和聚乙二醇干扰素(Peg-IFN)两种，Peg-IFN联合RBV是当前国际公认抗HCV治疗的标准方案，约65％患者经过全程抗病毒方案治疗，均能获得持续病毒学转阴(应答)效果。

我国在各型丙肝治疗中的经验是：如果采用Peg-IFN＋RBV治疗4周时，达到HCVRNA在血清中持续检测不到的水平时，则治疗48周，即可根据个体特点停药。而如果在12周或24周时才达到上述应答水平者，则需治疗72周，或根据个体化特点停药。如果12周时HCVRNA下降＜2 log 10 IU/ml，或24周时血清HCVRNA仍处于可检测到的水平则宜停止当前治疗，争取采用更新的联合治疗方案。在治疗期间，医生还可根据自己的经验和患者病毒学应答情况和其他情况及时调整或延长治疗方案。

上述抗HCV治疗的常见不良反应，主要是注射4小时左右可见发热、流感样症候群，2周左右的一过性骨髓抑制使白细胞和血小板计数下降，血红蛋白降低、体重减轻，3个月左右明显脱发，并可见自身抗体生成和抑郁等精神异常发生等，少数病人还可引起甲状腺功能减退，皮肤白斑和银屑病发作等。在对任何患者采

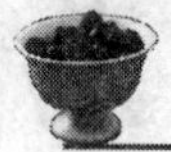

用抗丙肝病毒感染时，一定要密切关注不良反应的发生，一旦发生任何反应，医生一定要及时，正确做好相应处理。

(2)密切关注抗病毒治疗对糖尿病的影响：慢性 HCV 感染是 2 型糖尿病发病的原因之一。对于慢性 HCV 感染并发糖尿病的患者，只要查出 HCVRNA 阳性，就必须进行抗病毒治疗。治疗方案与对普通丙肝患者的方案相同。但值得注意的是我国丙肝患者慢性肝炎的时间较长，相当比例的患者存在肝硬化，且 IFN 治疗会影响血糖代谢。因此，对此类患者的抗病毒治疗必须慎重。

有研究显示，干扰素(IFN)可诱发部分有糖尿病倾向或隐性糖尿病的患者进展为临床糖尿病，或可使糖尿病加重，甚至诱发糖尿病酮症酸中毒。另外，部分患者血清中可测出抗谷氨酸脱羧酶抗体和胰岛细胞自身抗体等。因此，在进行 IFN 治疗之前应监测患者血糖及糖化血红蛋白水平，对血糖控制不满意的患者，建议先将血糖控制在较满意的水平，然后再考虑进行抗病毒治疗。控制血糖最常用二甲双胍和胰岛素。

(3)肝病严重程度不同的糖尿病其抗病毒治疗应有原则：如果肝病已是失代偿期肝硬化，又合并糖尿病者，原则上应禁用干扰素治疗。肝病处在代偿期肝硬化合并糖尿病者，则应慎用干扰素治丙肝。医生应根据肝病和糖尿病的严重程度酌情考虑初始干扰素的剂量。建议从小剂量开始，在密切观察患者耐受力和反应指标的情况下逐渐增加剂量，既达到患者能耐受的干扰素和利巴韦林用量，又尽可能完成方案所要求的疗程。

如果患者只能接受小剂量干扰素治疗，则适当延长疗程，以获得巩固和较满意的疗效。对治疗中使用二甲双胍和胰岛素后肝功能损害较轻，糖化血红蛋白和血糖控制满意的患者，则可使用常规剂量的长效干扰素＋利巴韦林治疗，但每 2～4 周就须监测肝功能至少 1 次，血糖的变化和每周注意不良反应，随时减小剂量或暂停利巴韦林或干扰素，治疗方案宜在整个治疗中及时调整。

87. 遇到丙型肝炎病人应如何处理

丙型肝炎(丙肝)是由丙肝病毒从血液或破损皮肤、黏膜传播的疾病。凡有输血史、拔牙史、经过介入诊治,甚至做过肾透析的患者中,查出丙肝病毒(HCV)阳性的患者特别多。HCV 慢性感染者,绝大多数的症状、体征很不明显,但可导致肝脏慢性炎症坏死和纤维化,部分患者则可发展为肝硬化,甚至肝细胞癌,对患者健康损害和生命的潜在威胁极大。内、外、妇、儿科和门诊、急诊经常遇到抗 HCV 阳性的患者。

在门诊、急诊查出抗-HCV 阳性的患者,务必要进一步检查 HCVRNA 载量,如果 HCVRNA 阳性者,目前认为还希望能做丙肝病毒的基因分型检查。因为只要检测到 HCVRNA 阳性者,不管肝功能是否异常,ALT、AST 即使正常,都有必要进行抗病毒治疗;而不同基因亚型的丙肝患者,采用干扰素+利巴韦林的疗程常常不相同。另外,目前抗丙肝病毒的药物均需在治疗前对原发性疾病或兼患的内、外、妇、儿科疾病进行评估;同时必须在治疗中严密监测血白细胞、血小板、甲状腺功能,自身免疫相关抗体等,必要时要转至感染专科或肝病科进行治疗。为此,在当今分科太细,丙肝病毒漏诊率较高的情况下,更要求内、外、妇、儿各科的医生都应对丙肝有一定认识,使潜在丙肝既能及时发现,又可获得及时治疗,而且使治疗风险降至最低程度。

88. 肾移植受者为何一定要进行丙型肝炎病毒检测

(1)肾移植受者常需在等待肾移植过程中接受维持性血液透析治疗,而所有血透患者的丙肝病毒(HCV)感染率为 10%~20%,感染 HCV 后的肾移植患者,其病死率也明显高于未感染丙肝患者。

(2)对于合并 HCV 感染的肾移植受者,如能进行术前抗病毒治疗,可显著增加其生存时间。经抗病毒治疗并取得完全应答,HCVRNA 获得阴转的患者,做肾移植后常可获得更高的生活质量。

(3)如果肾移植后再发现有 HCV 感染,则采用干扰素+利巴韦林等治疗,常会明显增加排异风险。

因此,为了选择合适的肾移植受者,强制性检测 HCV 应作为移植前评估的一部分,而且移植后也必须强制性地做好 HCV 的常规检测工作。

2008 年,全球改善肾脏病预后组织(KDIGO)发布了对慢性肾脏病(CKD)患者进行丙型肝炎的预防、诊断、评估和治疗指南。该指南要求,所有等待肾移植的患者都应接受 HCV 感染的评估。在低流行区的血透中心,应先用酶联免疫(EIA)方法检测 HCV 感染,如 EIA 检测呈阳性,则需再检测病毒核酸。在 HCV 高流行区的血透中心,应先用核酸检测方法检查 HCV 感染。强调了肾移植受者,一定要常规做定期 HCV 指标的监测。使更多的 HCV 感染患者在等待肾移植前就能获得必要的特别处理。

89. 丙型肝炎患者还能接受肾移植吗,长期生存会受到影响吗

国外学者在 2008 年就推荐,如果等待肾移植的丙型肝炎(HCV)感染者肝活检证实有肝硬化,而临床表现为代偿期肝病,建议在水平较高的研究中心考虑其进行肾移植;如存在慢性肝炎,则可在进行抗病毒治疗后再评估其能否接受肾移植。

慢性丙型肝炎患者在接受肾移植前,一般都考虑采用普通干扰素(IFN)或减量的聚乙二醇干扰素 α(Peg-IFNα)治疗,并宜联合小剂量的利巴韦林(RBV),在抗病毒治疗期间须密切监测,必要时应调整剂量,甚至停止治疗。目前,肾移植已是全世界合并丙

型肝炎病毒感染的慢性肾脏病5期(CKD5)患者的标准治疗方案。

至于HCV感染对肾移植受者的长期预后影响报道不一,患者肾移植后转氨酶(ALT)升高较为常见,但多数研究认为,HCV感染对移植肾存活率及患者生存率影响不大。随着免疫抑制药应用的进步,使HCV阳性肾移植受者免疫抑制治疗有了更多更标准的选择。合并HCV感染的终末期肾脏病(ESRD)患者接受肾移植的总体预后明显优于继续血液透析的患者。

对于HCV感染者采用减量Peg-IFNα联合小剂量RBV治疗后获得持续应答(SVR)后,就需要:①根据患者个体情况尽可能使用最少维持免疫抑制药物达到有效抗排异效果。②定期监测评估肝功能,鉴别药物性肝损伤还是HCV感染的肝损害,随后给予恰当的护肝治疗。③阻断移植后可能的HCV感染途径。④对肾移植后的抗丙肝病毒治疗一定要慎重,权衡利弊,旨在更好延长患者的生存期和提高生活质量。

90. 对不同类型的重型丙型肝炎应采用什么治疗原则

(1)对代偿期肝硬化患者的治疗:只要无禁忌证,应进行治疗以防止其病情进展;积极监测不良反应,尤其应注意与门静脉高压症和脾功能亢进症相关的表现,生长因子类药物有助于此类患者的治疗;对肝硬化患者应规律监测HCC(肝癌)相关指标,不必太在意病毒是否获得持续应答(SVR)。

(2)对等待肝移植患者治疗的原则:①对等待肝移植的丙型肝炎患者,如果可行,应进行抗病毒治疗,如能获得SVR,可防止移植肝的再感染。②一旦列入肝移植名单,即应开始抗病毒治疗,以期在肝移植前获得SVR或清除HCVRNA。③因HCC而行肝移植的患者,Child Pugh A级者应进行抗病毒治疗。④对Child

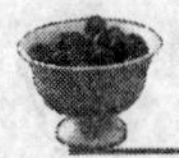

Pugh B级肝硬化患者，其抗病毒治疗应根据患者情况和治疗中心的经验进行个体化选择，优先选择对治疗应答好的患者；如出现腹水，应给以氟哌酸类药物预防感染。⑤对 Child Pugh C 级患者，鉴于出现致命并发症的危险性高，不推荐进行现有方案的抗病毒治疗。⑥可选择 Peg-IFN 和利巴韦林从小剂量开始、缓慢加量的方案或二者全剂量的方案，后一方案 50%以上的患者可能都需要药物减量或中断治疗。

(3)对肝移植后复发患者再治疗的意见：①对肝移植后 HCV 感染复发的患者，一旦慢性肝炎形成或经组织学证实即应开始治疗，移植后 1 年出现明显肝纤维化或出现门静脉高压症，提示疾病快速进展及移植物受损，应紧急抗病毒治疗。②尚无证据显示对达不到 SVR 的患者进行小剂量 Peg-IFN 治疗有好处。③无移植肝排斥反应的患者在启用 Peg-IFNα 抗病毒治疗后可能会出现排斥反应，在抗病毒治疗过程中，无论何时出现肝功能减退的检测结果，均应进行肝活体组织检查以指导治疗。

91. 2011 年欧洲肝病会议对 HCV 感染的特殊人群抗病毒治疗的意见是什么

(1)对并发 HIV 感染者治疗的推荐意见：①对 HCV 的抗病毒治疗与 HCV 单纯感染者治疗措施相同。②对 HIV/HCV 合并感染者应用的 Peg-IFNα 的剂量与 HCV 单纯感染者相同，但利巴韦林应按合并感染者体质指数(BMI)选择。③对合并感染者的疗程应更长，基因 1 型 HCV 感染者疗程可能需要 72 周，基因 2 型、3 型 HCV 感染者疗程可能需要 48 周。

(2)对并发 HBV 感染者治疗的推荐意见：①治疗方案与单纯 HCV 感染者相同，应用 Peg-IFNα 联合利巴韦林治疗。②对于治疗过程中 HBV 复制水平变化不大者，在 HCV 清除过程中或以后，可应用核苷(酸)类似物针对 HBV 抗病毒治疗。

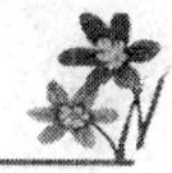

(3)针对并存疾病治疗的推荐意见:①对透析患者,应用Peg-IFN单药治疗是安全的,但联合应用个体化剂量的利巴韦林治疗则要对患者进行筛选。②终末期肾病进入肾移植名单的患者合并HCV感染,因其可能加重移植肾排斥反应,应进行抗病毒治疗。③对经常饮酒的患者,应强烈要求其戒酒。④对正在吸毒者应与戒毒专家共同制订个体化治疗方案。⑤对正在吸毒的HCV感染者与戒毒专家共同制订方案,应用小剂量的Peg-IFNα维持治疗是安全的,与普通的HCV感染者相比,其SVR略有降低。⑥对具有血红蛋白病的HCV感染患者,可采用联合治疗方案,但应密切监测其血红蛋白。

92. 如何防治肝移植后丙型肝炎复发

大多数丙型病毒性肝炎患者,虽有HCVRNA复制的病毒血症,但病情仍进展缓慢。但部分肝移植术后的HCV感染复发患者,其进展为肝硬化的速度会明显加快,其中最严重的是HCV感染复发所致的淤胆性肝炎,它是导致移植肝失去功能的主要原因(1%～10%),且多数患者会在发病后的1年内死亡。例如,肝移植患者因丙肝病毒复制进展为肝硬化,则其中40%的患者将在1年内继发肝功能失代偿,其半数将在1年内死亡。

减少慢性丙肝终末期肝病肝移植后的HCV感染复发,关键在于肝移植前应尽可能通过抗病毒治疗清除体内的HCVRNA。欧美的经验是:对于Child-PughA级(代偿期)肝硬化的丙肝患者推荐应用聚乙二醇干扰素α联合利巴韦林的标准抗病毒治疗方案,并且密切监测用药治疗的不良反应;对于Child-PughB或C级(失代偿期)肝硬化拟接受肝移植的患者,术前可选用小剂量普通IFN进行治疗,并根据患者耐受情况逐渐增加IFN用量,这种抗病毒治疗需在有经验的肝病专科医师密切监控下,并与肝脏移植中心密切协调下进行。与代偿期肝硬化相比,失代偿期肝硬化患

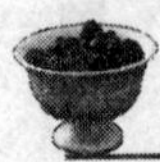

者通常能获得病毒学的持续病毒学应答率低，且药物相关不良事件多。肝衰竭及严重感染常是导致并发症和致死原因，但鉴于在肝移植前清除 HCVRNA 减少肝移植后的复发，在肝移植前谨慎给予多种抗病毒治疗方案是值得的。

肝移植前查出仍有丙肝病毒复制者，在移植后应尽早开始抗病毒治疗。目前，更多的临床医生选择有丙型肝炎复发的组织学证据时再进行抗病毒治疗。治疗方法，目前仍以干扰素为基础单独应用或与利巴韦林合用，今后蛋白酶抑制剂等抗病毒新药亦可采用。

由于复发丙型肝炎有持续进展的特征，所以在移植后 10 年中，将会有越来越多的丙型肝炎患者需要做再次移植。三〇二医院的经验是：当慢性丙型肝炎导致的终末期患者，在接受肝移植后，HCV 再感染发生率几乎为 100%；在术后抗病毒治疗中常见粒细胞减少，甚至缺乏，常导致患者严重感染；而贫血会影响生活质量和影响心功能，血小板减少则使出血风险增高。对可能发生的并发症的预测困难，在换肝后单用干扰素的急性排异反应虽不高，但也可能达 0%～5%。这些情况提示医生，在选择肝移植术后预防 HCV 复发而采用的抗病毒治疗，一定要在患者及其家属充分知情同意下进行。决策的关键依据是：评估抗病毒治疗的获益是否大于已知的风险。

93. 正在研究开发的抗丙型肝炎病毒新药主要有哪些

目前，对丙型肝炎抗病毒虽然已有了干扰素（长效）＋利巴韦林的联合标准治疗方案，但还很难满足临床需求，治疗路子还比较窄。全球尤其是发达国家中，正在研发抗丙肝病毒（HCV）的新药主要有下面几类。

（1）新型干扰素类：包括白蛋白干扰素 α-2b、控释干扰素 α-

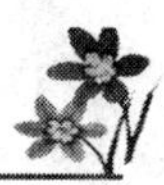

2b、干扰素α-2bL和Peg-IFNλ(Peg-γIL-29)。

(2)利巴韦林(RBV)前体药物:Taribarivin。

(3)HCV入胞抑制剂:PRO206。

(4)蛋白酶抑制剂:包括特拉泼维,博赛泼维,TMC435,R7227,MK-7009,BI201335,SCH900518等。

(5)RNA聚合酶抑制剂:包括GS9190,ANA598,BI207127,VCH-916,Filibuvir等。

(6)非结构基因5A(NS5A)抑制剂:如BMS 790052(Daclatasvir)。该药在2012年6月1812《Lancet Infect Dis》杂志上刚发表了Ⅱ期结果。

(7)亲环素(Cyclophilin)抑制剂:如DEBIO-025,SCY-635和NIM811等。

(8)HCV组装和释放抑制剂:如西戈斯韦(Celgosivir)。

(9)其他药物:硝唑尼特(Nitazoxanide),水飞蓟宾(Silibinin),还有槲皮素提取物等。

其中,新型干扰素中的白蛋白干扰素α-2b和特拉泼维、博赛泼维已完成Ⅱ～Ⅲ期临床疗效和安全性研究。蛋白酶抑制剂、RNA聚合酶抑制剂、非结构基因5A抑制剂,以及HCV组装和释放抑制剂因能特异性作用于HCV的靶基因,称谓特异性靶向抗HCV治疗(STAT-C),如能成功,就有可能彻底改变现有的抗HCV治疗的策略。但这几类药物多在临床前或Ⅰ～Ⅱ期研究中,仅少数进入Ⅱa期临床研究。因此,还需要至少5～10年的时间,才有可能改变以干扰素α为主的抗HCV治疗的局面。也就是说,没有5年以上的时间,是很难审视、明确多个特异性抗HCV药物或联合治疗的效果。

94. 对丙型肝炎采用小分子化合物和基因研究的近况如何

(1)采用特拉泼维联合标准治疗效果更佳：既往对 Peg-IFNα-2a 联合 RBV 治疗失败者接受 Telaprevir 治疗。这些无效或失败者包括：①治疗 4 周时 HCVRNA 下降＜1 log10 IU/ml。②治疗 12 周时下降＜2 log10 IU/ml。③12 周时 HCVRNA≥2 log10 IU/ml，且 24 周时仍可检测到 HCVRNA 的不正常载量。④出现病毒学突破或复发者。

对上述 4 种情况的患者接受特拉泼维 750mg，每 8 小时 1 次口服，并联合 Peg-IFNα-2a＋RBV 标准治疗 12 周(3 个月)；随后根据不同个体再延长标准治疗 12～48 周(最长者共用药 72 周)。经过三药联合治疗者，原复发后采用 24 周特拉泼维治疗后 92%获得应答；病毒学突破者 86%获得应答；既往只获得部分应答者可有 60%获得应答。既往对基因 1a 型无效者，在治疗 24 周后有 13%应答，而治疗 48 周以上者则有 57%获得持续应答。

(2)采用博赛泼维联合标准治疗的抗病毒疗效：462 例接受 Peg-IFNα-2a＋RBV＋博赛泼维三联治疗后，290 例(62.8%)获得持续应答，随访中未见复发，但有 25 例发生了严重不良事件。172 例(37.2%)未获得 SVR。在后 2 年的随访中发现了 18 例博赛泼维突变，其中 R155K 基因突变占 64%，T54S 基因突变占 54%，V36M 突变为 54%，T54A 突变为 22%；其他突变每个均低于 9%。突变 V36M 回复至野生株的患者多于 T54S 或 R155K 突变者。

(3)新型药物：①针对 HCV 非结构基因 5A(Daclatasvir)。②聚合酶的新药。③新型蛋白酶干扰素。④多个小分子化合物联用。⑤利用针对 HCV 不同靶点的新型药物。联合或不联合标准治疗均具有临床应用前景，但均需做大量临床试验加以证实。

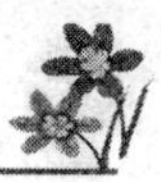

2012年6月18日报道，Daclatasvir与蛋白酶抑制剂或核苷(酸)类似物联合标准治疗(Peg-IFNα-2a和RBV)的四联疗法可极大提高难治性丙肝的治疗应答率。Daclatasvir和GS7977加利巴韦林三联疗法，可不用干扰素制剂，对基因1、2、3型丙肝都可取得较好疗效。

(4)其他：关于白介素28B(IL28B)基因单个核苷酸多态性和肝内干扰素激活基因(ISG)的研究提示，CC等位基因与肝内干扰素刺激基因(ISG)的低表达有关。认为IL28B调节了肝内针对HCV的天然免疫。

但也有研究者对93例患者肝组织中ISG和IL28B的分析显示，两者均可独立地预测慢性丙型肝炎的抗病毒治疗应答。IL28B变异与肝组织内ISG激活没有直接的关系，而且肝组织内ISG比IL28B的表型能更好地预测患者对抗病毒治疗的应答效果。

95. 蛋白酶抑制剂抗HCV治疗的研究进展如何

2010年美国肝病研究学会(AASLD)年会上，关于抗HCV治疗主要围绕新药及其联合标准抗丙肝病毒治疗[聚乙二醇干扰素α＋利巴韦林(Peg-IFNα-2a＋RBV)]的临床研究进展进行探讨。并预示采用蛋白酶抑制剂参与抗丙肝病毒是治疗新纪元的开始。

专家们揭示了丙肝病毒感染不仅侵犯肝细胞，更重要的是能影响人体的先天免疫机制，并能干扰体内干扰素信号肽及抗病毒的效应器官，导致Peg-IFNα-2a＋RBV的标准治疗失效。

HCV感染人体后，能释放蛋白酶“NS3/4A”，阻断人体内能识别病原体的Toll样受体3(TLR3)和拦截体内起下行传导作用的视黄醇诱导基因1(RIG-1)；丙肝病毒的另一种蛋白酶NS5A则

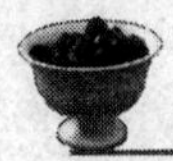

能通过“JAK-STAT”通路阻断干扰素受体发挥抗病毒作用的信号通路；丙肝病毒蛋白酶 E2 则和 NS5A 一起抑制人体内的 PKR(一种可以抑制感染细胞蛋白合成的抗病毒效应器)。针对 HCV 三方面蛋白酶干扰机体免疫功能研究制造的蛋白酶抑制剂，使近年来抗 HCV 治疗出现了很多新药制剂。例如，GS-9256 是 NS3 蛋白酶抑制剂；Tegobuvir(GS-9190)是一种 HCV NS5B 多聚酶的非核苷类抑制剂；Telaprevir(特拉泼维，也有翻译成替拉瑞韦)，是一种 HCV NS3/4A 蛋白酶抑制剂；Boceprevir 是一种 HCV NS3 蛋白酶抑制剂；BMS-790052 是一种对各种 HCV 基因型均有活性的 HCV NS5A 蛋白酶抑制剂；BMS-650032 是一种对 HCV 基因 1a、1b 具有高度活性的 HCVNS3 蛋白酶抑制剂；Danoprevir 是一种高选择性 HCV NS3/4A 蛋白酶抑制剂；MK-5172 是一种竞争性 HCV NS3/4A 蛋白酶抑制剂；B1201335 是一种高度特异的 HCV NS3/4A 蛋白酶抑制剂；TMC-435 是一种口服的 HCV NS3/4A 蛋白酶抑制剂。上述 10 种制剂近年都在做Ⅱ～Ⅲ期临床试验，并显示出非常可喜的苗头。

96. 各种蛋白酶抑制剂在抗 HCV 治疗研究中的概况如何

美国 2010 年 AASLD 年会上，介绍了关于蛋白酶抑制剂的临床研究进展情况。北大医院第一医院王力芬、徐小元等综述了她们抗 HCV 治疗研究的概况，摘录于下(摘自 2010 年 12 月 9 日中国医学论坛报 D3 版)。在本文作了部分修改。

(1)GS-9256：GS-9256 是一种新的 HCV NS3 蛋白酶抑制剂。Tegobuvir(GS-9190)是一种 HCV NS5B 多聚酶的非核苷类抑制物。

在 HCV 基因 1 型患者中，GS-9256 与 GS-9190 联合应用为基础的 4 周治疗方案的Ⅱ期队列研究结果显示，GS-9256 和 GS-

9190具有潜在的抗病毒活性，在联合标准治疗的四联药物治疗组中，快速病毒学应答（RVR）率为100%。未发生病毒学突破（VBT）或治疗抵抗现象，安全性与标准治疗方案相似。

与GS-9256和GS-9190单独治疗相比较，GS-9256和GS-9190联合RBV的治疗能增加病毒学应答率，降低治疗抵抗发生率。

(2)特拉泼维：特拉泼维（Telaprevir，也有的翻译成替拉瑞韦），是一种HCV NS3/4A蛋白酶抑制剂。PROVE1、2（特拉泼维与Peg-IFNα/RBV联合治疗）Ⅱ～Ⅲ期研究提示，其在HCV基因1b型初治患者中具有抗病毒活性。

对于基因1型初治患者，在获得延长快速病毒学应答（eRVR，治疗4～12周时HCVRNA检测不到）的患者中，特拉泼维治疗12周后，Peg-IFNα/RBV的疗程可缩短至24周，48周与24周治疗的持续病毒学应答（SVR）率分别为88%和92%。特拉泼维与Peg-IFNα/RBV的联合应用可显著增加SVR，在难治人群中的SVR仍较高，几乎60%的接受该三联疗法的患者可缩短疗程。该药2012年已进入欧美市场并已在临床使用。

(3)Danoprevir：Danoprevir是一种高选择性HCV NS3/4A蛋白酶抑制剂。一项Ⅱ期临床试验显示，在HCV基因1型患者中，Danoprevir联合Peg-IFNα-2a/RBV治疗12周具有潜在的快速抗病毒活性。治疗2周时，50%患者检测不到HCVRNA，12周时升为85%。患者对900mg/12h剂量的耐受性良好。

(4)Vaniprevir：Vaniprevir（MK-7009）是一种HCV NS3/4A蛋白酶抑制剂。一项随机双盲安慰剂对照、不同剂量的Ⅱa期研究最终结果显示，对于初治的慢性HCV感染者，与Peg-IFNα-2a/RBV标准治疗相比，vaniprevir联合标准治疗显著增加RVR；标准治疗联合Vaniprevir（剂量为600～1 200mg/日）的SVR更高。Vaniprevir与标准治疗联合应用的安全性好。针对经治患者Ⅱb

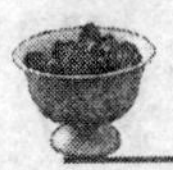

期研究正在进行中。

(5)MK-5172：MK-5172是一种竞争性HCV NS3/4A蛋白酶抑制剂，对其他蛋白酶抑制剂耐药的变异病毒株具有选择性体外抗病毒活性，对HCV基因1b、2a、2b、3a型的NS3/4A蛋白酶均具有抑制作用。

在慢性HCV基因1或3型感染患者中，MK-5172单独治疗7天有潜在的抗病毒活性，患者耐受性好，未发生严重不良事件或治疗中断现象。药代动力学研究支持1次/日用药。该结果支持MK-5172在慢性丙肝患者中进行临床研究。

(6)博赛泼维：博赛泼维(Boceprevir，也有的翻译成波普瑞韦)，是一种HCV NS3蛋白酶抑制剂。Ⅲ期研究(SPRINT-2)显示，与Peg-IFNα/RBV标准治疗相比，24周的博赛泼维＋标准治疗可改善HCV基因1型初治患者的SVR。

博赛泼维＋标准治疗24周与博赛泼维＋标准治疗44周的抗病毒效果无显著差异。

另一项Ⅲ期研究(RESPOND-2)显示，对于基因1型治疗失败者的再治疗，博赛泼维联合标准治疗的SVR率高于单用标准治疗，在无应答者中，SVR率分别为40%和52%，安慰剂对照为7%；在复发者中，SVR率分别为69%和75%，而对照组为29%。46%的患者可缩短疗程。该药2012年已批准在国外临床应用。

(7)BMS-790052与BMS-650032：BMS-790052是一种对各种HCV基因型均有活性的HCV NS5A蛋白酶抑制剂，BMS-650032是一种对HCV基因1a、1b型具有高度活性的HCV NS3蛋白酶抑制剂。

一项Ⅱa期临床试验的12周中期分析显示，在Peg-IFNα/RBV无应答的基因1型患者中，BMS-790052与BMS-650032(有或无标准治疗)联合治疗与HCVRNA的快速抑制相关。BMS-790052与BMS-650032＋标准治疗12周时，90%的患者血清已检

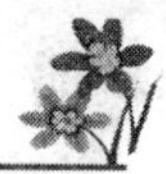

测不到HCVRNA。在接受BMS-790052与BMS-650032单独治疗的患者中，55%发生病毒学突破性耐药变异(VBT)。

(8)B1201335：B1201335是一种高度特异的HCV NS3/4A蛋白酶抑制剂。既往标准治疗失败的基因1型患者接受4周B1201335治疗联合48周标准治疗的安全性和病毒学应答的结果表明，B1201335对标准治疗无应答的患者同样具有抗病毒效应。

(9)TMC-435：TMC-435是一种口服的HCV NS3/4A蛋白酶抑制剂。

在针对HCV基因1型感染患者的Ⅱα期研究中，初治患者接受TMC-435 25mg、75mg、200mg每日1次或安慰剂单独治疗7天，之后接受21天的TMC 435＋标准治疗或28天的三联治疗。既往IFN治疗失败患者接受28天的TMC-435 75mg、150mg、250mg每日1次或安慰剂＋标准治疗的三联治疗。

研究基线NS3基因特异病毒变异与病毒学应答的关系。结果显示，TMC-435对基因1型HCV感染者具有抗病毒活性。基线Q80K基因变异不影响TMC-435(＞75mg/日)治疗的病毒学应答。

病毒耐药变异(VBT)不常见，VBT与起始单独治疗及既往IFN为基础的治疗失败相关；对TMC-435敏感性降低是出现变异的特征。

一项Ⅱb期研究(PIL-LAR)的中期分析结果提示，TMC-435与标准治疗的联合治疗可使大部分患者获得RVR和完全早期病毒学应答。

97. 对丙型肝炎病毒感染者采用标准治疗和蛋白酶抑制剂“三联治疗”时应注意什么

(1)新型抗病毒药物的应用应严格按其说明书进行。

(2)当选用聚乙二醇干扰素、利巴韦林和蛋白酶抑制剂“三联治疗”方案时，应考虑到其潜在的一些因素：可能很快出现耐药，特别是前期应答不佳、治疗依从性不佳、对常规剂量 Peg-IFNα 和利巴韦林不耐受者；应增加 HCVRNA 监测的次数和频率；进展期肝硬化患者对“三联治疗”应答不佳；严格执行推荐的抗病毒药物停药原则和(或)治疗方案；注意蛋白酶抑制剂相关的不良反应。

(3)对治疗失败和未获得 SVR 的慢性丙型肝炎患者应定期随访。

(4)对证实有肝硬化的患者应进行连续筛查。

98. 2011 年欧洲肝病会议对丙肝初治、复发、无应答患者全程治疗中监测、调整和再治疗的推荐意见有哪些

(1)初治患者：目前，40%～50%基因 1 型 HCV 感染者应用标准剂量的聚乙二醇干扰素(Peg-IFN)α 联合利巴韦林治疗 48 周可获得 SVR，65%～82%基因 2 型或 3 型 HCV 感染者采用标准剂量的 Peg-IFNα 联合利巴韦林治疗可获得 SVR，基因 2 型 HCV 感染者获得的应答率较基因 3 型 HCV 感染者高。感染 HCV 的基因型、感染个体 19 号染色体(IL28B)的遗传多态性(特别是在基因 1 型 HCV 感染者)和纤维化分期是 SVR 最强的基线预测因素。

(2)复发患者：复发是指患者达到治疗终点应答(治疗结束时 HCVRNA 低于检测下限)，随后复发及未达到 SVR 患者。应用 Peg-IFNα 联合利巴韦林治疗患者复发率为 15%～25%不等，其高低与 HCVRNA 在治疗过程中何时低于检测限有关。32%～53%应用标准 Peg-IFN 和利巴韦林治疗方案的患者采用 Peg-IFNα 和利巴韦林再治疗可获得再应答。

(3)无应答患者：无应答是指患者治疗 12 周时，HCVRNA 下

降水平低于 2 log10 IU/ml，或治疗 24 周以上未达到 HCVRNA 低于检测限。近年的研究结果显示，在先前应用 Peg-IFNα 联合利巴韦林治疗失败的再治疗患者中，4%～14%为基因 1 型 HCV 感染者。

(4)慢性丙型肝炎的一线推荐治疗方案：①Peg-IFNα 联合利巴韦林。②两种类型的 Peg-IFN，即 Peg-IFNα2a 和 Peg-IFNα2b 均可用联合利巴韦林治疗慢性丙型肝炎。③利巴韦林的推荐剂量应参考患者体质量选择，对基因 1、4、5、6 型 HCV 感染者，可选用每日 15mg/kg，对基因 2、3 型 HCV 感染者，推荐选择每日 800mg。④对基因 2、3 型 HCV 感染，基线特征提示低应答患者可选择每日应用利巴韦林 15mg/kg 进行治疗。

(5)关于治疗过程中监测的意见：对于应用 Peg-IFNα 和利巴韦林治疗的患者应在开始治疗后 4 周和 12 周，然后每 12 周进行其疗效和不良反应的监测，并在治疗结束后 24 周监测其 SVR。疗效监测：在治疗过程中，HCVRNA 水平与基线水平的比较有利于指导临床治疗。

(6)药物减量及停药标准的推荐意见：①粒细胞计数降至 $750/mm^3$ 或血小板计数降至 $50\,000/mm^3$ 时，Peg-IFN 应减量；粒细胞计数降至 $500/mm^3$ 或血小板计数降至 $25\,000/mm^3$ 时，以及重度抑郁症进展时，应停用 Peg-IFN 治疗。②一旦粒细胞计数或血小板回升，可继续应用 Peg-IFN 治疗，但应减量。③如果血红蛋白＜10g/dl，利巴韦林应每次减量 200mg；如血红蛋白＜8.5g/dl，应停用利巴韦林治疗。④重型肝炎及严重败血症患者应停止治疗。

(7)根据病毒学应答情况调整治疗的意见：①不管感染的 HCV 为何种基因型，在治疗 12 周时病毒下降水平低于 2 log 10 IU/ml，或在治疗 24 周时仍可检测到 HCVRNA(检测灵敏度为 50 IU/ml)，应停止治疗。②对于获得快速病毒学应答或基线病毒学水平低(＜400 000～800 000 IU/ml)的患者，基因 1、4 型 HCV 感染患者治疗 24 周，基因 2、3 型 HCV 感染者治疗 12～16 周，可考虑停药；如出现阴性预测因素，如进展期肝纤维化/肝硬化、代谢综合征、胰岛素抵抗、肝脂肪变性等，在获得相同的疗效时也不宜缩短疗程。

(8)提高治疗成功率措施的推荐意见：①坚持 Peg-IFN 联合利巴韦林治疗方案以达到最佳 SVR。②体重指数(BMI)可影响患者对 Peg-IFN 利巴韦林的应答，对体质量超重的患者来说，治疗前降低体质量可提高获得 SVR 的可能性。③胰岛素抵抗与治疗失败有关，对胰岛素抵抗患者，胰岛素增敏剂无助于提高 SVR。④抗病毒治疗期间应告诫患者戒酒。⑤对血红蛋白低于 10g/dl 的患者，可联合重组红细胞生成素以避免利巴韦林的减量或中断。⑥尚无证据显示治疗过程中的粒细胞减少会引起频发感染，亦无证据显示联用粒细胞集落刺激因子，可以降低感染的发生率或提高 SVR。⑦有过抑郁病史或有明显抑郁症状的患者，在治疗前应请精神科医师会诊，对于进展期抑郁症患者，在抗病毒治疗同时应进行抗抑郁治疗，预防性抗抑郁治疗可降低 HCV 治疗过程中抑郁症的发病率，但对 SVR 无影响。

(9)对治疗后随访的推荐意见：①对获得 SVR 的患者，应在治疗结束后 48 周和 96 周复查 ALT 和 HCVRNA，如 ALT 复常，HCVRNA 转阴性可解除医学随访。②对获得 SVR 的肝硬化患者，除上述监测随访外，还应每 1～2 年监测食管胃底静脉，每 6 个月超声检查和检测 AFP 以监测肝癌。

(10)对 Peg-IFNα 联合利巴韦林治疗未获得 SVR 患者再治疗的推荐意见：①对基因 1 型 HCV 感染患者，应用 Peg-IFN 联合利巴韦林治疗失败的患者，不能再应用原方案治疗，如果可能的话，可应用 3 种药物联合的“三联疗法”，即 Peg-IFNα 联合利巴韦林和一种蛋白酶抑制剂。②先前对 Peg-IFNα 联合利巴韦林治疗

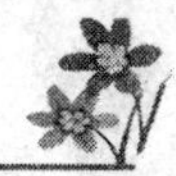

无应答的患者如有紧急适应证，或有证据表明先前治疗中 PEG-IFNα 或利巴韦林剂量不合适或患者依从性差，也可采用 Peg-IFNα 联合利巴韦林再治疗。③对非基因 1 型 HCV 感染者应用 IFNα 或其联合利巴韦林治疗失败者，在短期内没有其他有效方案者可选择 Peg-IFN 治疗。④不推荐应用小剂量的 Peg-IFN 进行维持治疗。

99. 对丙型病毒性肝炎的治疗进展有哪些新认识

目前医学专家已公认，聚乙二醇 α(Peg-IFNα)2a 或 2b 联合利巴韦林(RBV)称为治疗慢性丙型肝炎(HCV)的标准治疗。但该治疗对 1 型丙肝的疗效尚不满意，需疗程较长，不良反应亦不少，且受不同人种体内 IL28B 宿主基因型的影响。在 2011 年 3 月底 4 月初的欧洲肝病会议上，对丙肝研究专门召开了新闻发布会，有关治疗新进展精华部分译摘如下。

(1)使用 Peg-IFNα+RBV+蛋白酶抑制剂的三联疗法可使初治者及原先无应答者的疗效增加 2～3 倍。

(2)三联疗法的种类分：聚乙二醇干扰素 α+利巴韦林+(特拉泼维)；或聚乙二醇干扰素+利巴韦林+博赛泼维；在标准治疗基础上，加用特拉泼维或博赛泼维以外的其他小分子直接抗病毒药(DDA)的新三联疗法。

(3)四联疗法：Peg-IFNα+RBV 的标准治疗+两个 DAAS(分别是 BMS-650032 和 BMS-790052)。

BMS-650032 为 HCV NSC(非结构基因)3 的蛋白酶抑制剂；BMS-790052 为 HCV 复制复合体的抑制剂。采用四联疗法 24 周疗程后追查 12 周 11 例患者达到了 100%的病毒学应答率。治疗结束后 24 周的持续应答率(SVR)为 90.9%。

(4)采用新的长效干扰素 Peg-IFN-λ 可能为慢性丙肝治疗带

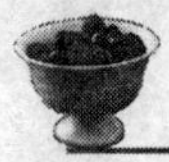

来新希望。由于 Peg-IFN-λ 受体主要分布在肝细胞，而较少分布于肝外组织。故采用 Peg-IFN-λ 的患者血细胞减少和流感样症状的不良反应明显减少，全身疲乏的肌肉、骨骼症状少于标准治疗组。总的不良反应停药和减量的患者约减少 20%。且对缺乏 IL28B 宿主基因型的患者也能提高疗效。

(5)在丙肝采用标准治疗的过程中，并用他汀类药物，不仅可明显改善丙型肝炎患者 IFN 治疗过程中的代谢综合征，而且有可能提高抗病毒治疗的早期应答率和缓解代谢综合征对肝纤维化的促进作用。方案设计为：Peg-IFN + RBV + 降脂药氟伐他汀(20mg/日)协同治疗 48 周。

(6)须警惕 HCV 非结构基因 NS3-蛋白酶抑制剂、NS5b-聚合酶抑制剂，以及 NS5a 抑制剂临床试验中出现的较快耐药和丙肝病毒基因突变株的发生。尽管特异性抗 DAAS 药物尚未在我国上市，但在Ⅱ、Ⅲ期临床研究均显示，由于丙肝病毒变异性强，在未治疗的患者中，就已存在相应的突变株，而抗病毒治疗药物的应用加快了这种突变性的选择，促使耐药发生。

100. 2011 年欧洲肝病会议后对丙型肝炎治疗有哪些体会

2011 年 3 月 30 日至 4 月 4 日，欧洲肝病会议在德国柏林召开。会前推出首部《HCV 感染诊治指南》，会上有法、德、意、澳、中国香港等专家对丙肝治疗和相关研究发表了许多意见，给临床和专科医生带来很多启发。

(1)对于急性丙型肝炎的患者：可采用聚乙二醇干扰素 α(Peg-IFNα)单药治疗。其中 Peg-IFNα-2a(派罗欣)的剂量为 180μg/周，或 Peg-IFNα-2b(佩乐能)的剂量是 1.5μg/kg/周，疗程为 24 周。采用该治疗后，可使超过 90% 的患者获得丙肝病毒的清除。对于治疗失败者，可再次采用长效干扰素(派罗欣或佩乐

能)加利巴韦林的所谓标准抗病毒治疗方案进行复治。

(2)对于慢性丙型肝炎的一线治疗:已公认的标准治疗方案,即聚乙二醇干扰素α(Peg-IFNα)联合利巴韦林(RBV)。操作时,Peg-IFNα-2a 和 Peg-IFNα-2b 均可与 RBV 联用,剂量分别是180μg/周和 1.5μg/kg/周)。对于基因 1 型和 4～6 型的患者,使用 RBV 的剂量应为 15mg/kg/日;基因 2、3 型则为 800mg/日。对于 2 型或 3 型的患者,HCVRNA 复制水平高,超过 10^6 以上等基线特征不利于应答的获得者,则 RBV 起始剂量也应为 15mg/kg/日。所有接受治疗者应做治疗后定期监测,如在治疗的第 4 周、12 周评估疗效及不良反应,之后每 12 周评估 1 次,直到治疗结束。在治疗结束后第 24 周评估是否获得持续应答(SVR)即病毒载量持续低限或监测不到的水平,同时肝功能 ALT,AST 复常。医生掌握 HCVRNA 的界限,如$\leqslant 2\times 10^6$ 拷贝/ml RBV 起始剂量每天 800 毫克即可;如$>4\times 10^6$ 拷贝/ml 则 RBV 剂量应为15mg/日。

(3)对于任何基因型的丙肝患者:如治疗 12 周时 HCVRNA 下降<2 log10 IU/ml,或治疗 24 周后仍可检测到 HCVRNA 正在复制,则说明疗效不满意,可停止原治疗。拟采用蛋白酶抑制剂＋标准治疗方案的三药联合治疗,如采用默克公司的新药博赛泼维,或顶点制药公司的另一药物特拉泼维(均是靶向 HCV 病毒的 NS3/4A 丝氨酸蛋白酶的抑制剂),加上 Peg-IFNα-2a＋RBV 后的三药联合的临床实验结果表明,可将丙型肝炎患者的治愈率提高到 75%左右。

欧洲的 HCV 感染诊治指南则指出,采用标准剂量的聚乙二醇干扰素联合利巴韦林的标准治疗方案治疗 48 周的患者,对 HCV 基因 1 型患者的疗效就可达到 40%～54%;对于 HCV 基因 2 型或 3 型患者,治疗 24 周时,就能获得 SVR 者为 65%～82%,其中基因 2 型患者的持续应答(SVR)率稍高于 3 型,如延长疗程

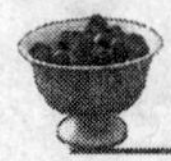

常可获得更高的SVR。指南明确阐述了HCV感染治疗的目的是清除病毒,治疗终点是达到持续病毒学应答。一旦获得SVR,单纯丙肝病毒感染的患者99%等同于治愈。HCV一旦清除,肝细胞的炎症坏死应将被终止,非肝硬化患者的肝纤维化进程也会停止发展。对于已产生肝硬化的丙肝患者,正在观察其能否逆转。由于HCV的清除,已能明显减少失代偿的发生,但有报道认为,尚不能完全阻断原发性肝细胞癌(HCC)发生的危险。

欧洲肝病会议,在指南中增加了IL28B宿主基因型这项重要的预测因素。IL28B基因与治疗应答明显相关。欧洲人群表达该"好基因"人数的比例明显高于非洲人群,这在一定程度上可解释为何欧洲裔和非洲裔丙肝患者采用同样治疗而疗效却相差近一半。指南还指出了抗病毒治疗中应答不佳的预测因素与进展期肝纤维化/肝硬化、代谢综合征、胰岛素抵抗、肝脂肪变性等有关。对这类丙肝患者,不推荐缩短疗程的措施,必要时还需使用标准治疗与蛋白酶抑制剂的三药联合治疗,并适当延长疗程。

101. 查人体染色体与药物遗传学结合可优化抗丙型肝炎病毒治疗吗

当前,利用查人体染色体全基因组做关联研究(GWAS),已取得长足进步,如用染色体基因分析单核苷酸多态性(SNP)与不同疾病和药物应答的关系,目前已证实可促进丙型肝炎的治疗。

日本沟上小组对慢性丙型病毒性肝炎患者采用聚乙二醇干扰素及利巴韦林联合治疗的同时,发现了患者Peg-IFN/RBV应答高度相关的2个SNP位点,均定位于19号染色体IL28B基因附近。此项研究结果也被其他两个不同种族的独立研究小组所证实,从而为丙肝相关研究打开了人体染色体与药物遗传学结合提高丙肝疗效的大门。"IL28B基因编码IFNλ3"通过这扇大门已证实:IL28B的SNP可成功预测80%慢性丙肝患者对Peg-IFN/

RBV的治疗应答。另外20%患者则出现与IL28B、SNP和Peg-IFN/RBV不一致的应答情况，提示尚有丙肝患病宿主的其他因素和病毒的治疗因素存在着未知数，还需要研究者去探索发现。

102. 美国肝病研究学会更新的丙型肝炎基因1型治疗新指南有什么特点

2011年10月，美国肝病研究学会(AASLD)对慢性丙型肝炎基因1型的治疗更新了2009年的原指南。该新指南具有显著的时代特色，配合新药物上市，为临床医师提出了更具体规范化的指导意见。有关"指南"的更新摘要，已由北京大学人民医院肝病研究所饶慧瑛大夫翻译并刊登在2011年10月13日的中国医学论坛报D3版上。为方便读者参考，已修正并附在本书后的附录1。

(1)更新后的指南具有时代特色：丙型肝炎过去一直采用干扰素加利巴韦林联合治疗，并建立了标准治疗方案。现在博赛泼维和特拉泼维分别在欧美上市，提示丙肝治疗已开始进入直接作用抗病毒(DAA)的药物时代，以三联治疗为基础，可显著提高丙肝基因1型感染者的持续病毒学应答率。

(2)新指南突出推荐了两个新药对基因1型HCV感染的治疗：新指南重点介绍了博赛泼维与特拉泼维对基因1型HCV初治和经治患者治疗的循证医学证据，对基因2、3型丙肝尚缺乏临床试用的证据。因此，仅仅更新了HCV基因1型抗病毒治疗的推荐意见。

(3)丙肝抗病毒今后可更灵活，并可择优选用更多方案：在过去标准治疗方案的基础上，现在可加用博赛泼维或特拉泼维，不仅在初治者中可采用三联疗法，对复发和部分应答者也可灵活选用三联疗法。不过推荐意见中在博赛泼维应用中判断快速病毒学应答(RVR)的时间点在第8及24周；而在特拉泼维应用中则是在第4及12周。

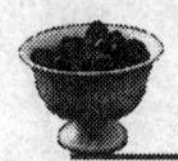

(4)新指南依据应答反应的有效和有益性指导停药:既往标准方案的停药原则更多考虑的是成本效益比,减少患者暴露于药物和发生不良反应的风险;而三联疗法一旦应答不佳,如继续治疗就可能出现耐药株被选择。新指南规定:对于接受 BOC 治疗加用原标准药物 Peg-IFN/RBV 后,如果治疗第 12 周 HCVRNA＞100IU/ml 则须停止所有治疗。对于接受 TVR 联合 Peg-IFN 和 RBV 治疗的患者如果第 4 周或 12 周 HCVRNA＞1 000IU/ml,则可停止所有治疗。说明不同药物的停药原则和时间是不一样的。

(5)新指南更关注耐药问题:新指南要求医生对新药博赛泼维和特拉泼维切勿单独使用,必须联合 Peg-IFN 和 RBV 一起使用。因为单用博赛泼维或特拉泼维会很快筛选出耐药突变株并会持续较长时间存在,反而会影响 HCV 基因 1 型丙肝的治愈。

但是,该新指南是根据欧美人群的临床试验结果写出来的,博赛泼维和特拉泼维两个药物在我国人群中还缺乏临床试验,因此不能完全照搬使用;应该在临床应用中特别注意用应答指导治疗的策略,注意两个新药的停药原则及不良反应,以及新发现的相关问题,做好个体化处理,以便总结出切合我国实际的经验。

103. 丙型肝炎采用无干扰素治疗可否获得痊愈

近十多年来,聚乙二醇干扰素联合利巴韦林一直是慢性丙肝的标准治疗方案,其病毒学应答率在基因 1 型患者中,持续 72 周治疗后,可达到 50%痊愈的效果。在基因 2、3 型患者中,治疗 6～9 个月,疗效可达 80%。但标准治疗的不良反应,常使 15%的患者在早期被迫停止用药;25%～42%的患者不得不减少用药量。另外,标准治疗对兼有自身免疫性疾病和明显精神疾病的丙肝患者禁用。特别是年龄较大的丙肝患者无法耐受"标准治疗"。

2011 年 5 月,两种新型蛋白酶抑制剂特拉泼维和博赛泼维开

始投向欧美市场。虽然可以缩短疗程，但必须仍与标准治疗一起使用。

2011年12月，两种直接抗丙肝病毒新药(DAA)初显无干扰素治疗有效的苗头。一种药是NS3/A4蛋白酶抑制剂B1201335，剂量为120mg，每日1次；另一种药是NS5B非核苷类聚合酶抑制剂B1207127，用药剂量为每次400～600mg，每日3次口服。这两种药如与利巴韦林联合4周就可获得82%～100%的应答率(使HCVRNA水平低于25IU/ml)。未与利巴韦林联合的试验组在12周时病毒学应答率略低于联合口服组。提示今后只要采用不同的DAA联合口服策略，不选用注射的干扰素，就完全有可能治愈丙肝。

104. 如何优化现有的丙型肝炎治疗方案

(1)用应答情况指导治疗：如采用标准治疗方案治疗基因1型丙肝的患者，依据发生应答时间在第四周前已测不到HCVRNA载量(称为快速应答"RVR")则可以缩短疗程到48周停药。如治疗第四周起HCVRNA测不到，直至20周持续应答则可预测患者的SVR率，并用于指导个体化治疗；如采用敏感的实时聚合酶链反应(PCR)定量检测HCVRNA水平，采用罗氏公司COBAS HCVRNA检测试剂盒，就能合理获得正确的应答结果，确保指导治疗。并可鼓励患者只要坚持治疗，就能取得最佳疗效。

(2)对基因1、2、3型丙肝可采用不同RBV剂量达到优化治疗：如用Peg-IFNα-2a180μg和利巴韦林(RBV1 000～1 200mg/日)一起使用治疗基因1型的丙肝，则在48周内务必注意起始剂量的RBV一定要大，并宜在整个治疗周期48周连续使用RBV治疗者，可使SVR(持续应答率)明显提高，对于单纯基因2型或3型的患者采用标准治疗时，RBV可给与小剂量(800mg/日)，联合治疗24周即可。

(3)注意干扰素的选择：实践证明，采用长效干扰素＋利巴韦林的标准治疗方案明显优于国产的普通干扰素，临床试验效果竟有1倍之差。另外，不同的Peg-IFN获得的SVR亦不同。已报道Peg-IFNα-2a对基因1、2型患者的疗效优于Peg-IFNα-2b，而在基因3、4型患者中无差异。另外，采用Peg-IFNα-2b＋利巴韦林治疗方案对难治性华人患者获得持续应答也有良好的效果。

在优化治疗丙肝过程中，专家认为采用标准治疗丙肝亚洲患者比白人患者在1型中的疗效要好。在治疗过程中，一定要采用国际公认的RNA检测试剂和方法，在采用标准治疗前一定要对患者潜在心脏疾病的风险、糖尿病、高血压和抑郁症状等做好提前检测治疗；对不良反应如发热、中性粒细胞减少、头痛、恶心、肌痛、抑郁、失眠等在治疗前、中、后都应做好系统管理。

(4)丙肝个体化治疗：19号染色体1L 28B区域的存在，是不同人种中，均以ce携带C等位基因的完全应答率最高。在东亚地区，人群携带C等位基因的频率最高，故采用长效干扰素加RBV后的疗效比黑色人种的完全应答率要高。

(5)直接抗丙肝病毒药物：DAA类新药中第一代特拉泼维和博赛泼维是国外已获批准上市的直接抗病毒药。尚有多种第二代DAA新药正在研制中。有学者提出：可否不用干扰素而使用两种机制不同的DAA联合治疗，成为新一轮的患者标准治疗方案，还有待进一步研究。目前，正在开展Mericitabine联合Danoprevir并联合RBV加或不加Peg-IFNα-2a治疗无应答患者的临床研究，可为丙肝患者带来更合适的治疗方式，甚至不采用干扰素就能治愈丙肝。

105. 怎样才能治愈更多的丙型肝炎患者

根据20多年来全球对丙型肝炎的治疗现状，目前已共识长效干扰素(Peg-IFN)联合利巴韦林(RBV)是标准治疗方案。并已搞

清 HCV 基因型、白细胞介素 28(IL28)基因多态性、基线病毒载量均是直接影响丙肝持续应答(SVR)的重要因素,上述指标亦是对丙型肝炎患者必须实行个体化治疗的重要参考。实践中医务人员已摸索出更多治愈丙型肝炎患者的一些经验,如根据应答的时间决定是否延长疗程。应积极观察应答情况指导治疗(RGT),还找到了利巴韦林(RBV)剂量优化的一些策略,并发现小分子直接抗病毒药(DAA)包括特拉泼维和博赛泼维与标准方案组成的三联方案可能为 HCV 治疗带来新的选择,但也发现虽然疗效不错,疗程可缩短,但治疗费用在增加,不良反应也仍未解决。提示抗 HCV 治疗在治愈更多的丙肝患者中已取得显著成绩,但仍面临多方面的挑战。

目前,55%丙肝感染者发生在东南亚和西太平洋地区。由于检测诊断水平尚未普及,丙肝感染者常需在受染后 10～20 年才被发现,年龄偏大的患者对标准治疗方法耐受性差,再加上老百姓的认知水平低,估计今后查出的丙型肝炎患者会越来越多。庄辉院士在 2011 年 7 月 28 日第一个世界肝炎日会上指出:“丙肝感染者 20 年后可能暴增四千万!”而相关并发症(失代偿性肝硬化或肝癌)的患者也会越来越多,但治疗费用昂贵并在不断攀升。要想治愈更多丙肝患者就必须在早诊、早治上下功夫,并应在加强健康教育、普及防治丙肝知识上下工夫,还必须降低现在的药价,实施医疗保险,减轻患者和社会的经济负担,对高危人群积极进行筛查,尽早确诊、尽早分型,尽早开始采用标准治疗。

为着眼于治疗更多 HCV 感染患者,应在六个方面做好较长期细致的工作:①教育。②筛查,如准确的 HCVRNA 检测和分型。③了解患者的丙肝病毒基因型。④直接抗病毒治疗。⑤增加患者接受治疗途径。⑥优化应答介导的治疗等。

随着对患者的教育,对 HCV 诊断试剂和治疗药物的不断更新和进展,以及对治疗应答影响因素的深入认识,将会有更多的丙

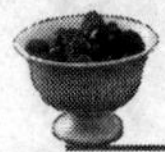

肝病毒感染者获得正确标准治疗和直接抗丙肝病毒(DDA)药物的机会。

106. 当前如何综合预防丙型肝炎

丙肝病毒感染后,人体并不产生对同源或异源病毒株的免疫保护作用。目前尚无疫苗可用。有人使用特异性免疫球蛋白作为被动免疫,其效果亦欠佳,似乎没有中和抗体。因此,目前预防丙肝病毒型肝炎只能通过间接手段。

(1)尽量减少输血:可输可不输的血,尽量不输。

(2)尽量用志愿供血者的血:不用职业供血者的血。国外资料表明,输志愿供血者的血,丙型肝炎发病率为5%～13%,而接受职业供血者的血,丙型肝炎发病率高达25%～51%,而且丙肝病毒携带率,志愿供血者为1%～2%,而职业供血者则在5%以上。

(3)筛查供血者:据国外研究,将鸟嘌呤脱氨酶活性在5.0单位/升以上的血液输给8例患者,2例在输血后1周内死亡,另6例中有3例发生了丙型肝炎;而给25例输入鸟嘌呤脱氨酶活性在5.0单位/升以下的血液后,除2例无法判断外,其余23例中仅3例发生丙型肝炎。另有报道42例输入鸟嘌呤脱氨酶活性为0～4.0单位/升的血液,仅1例发生丙型肝炎,而输入鸟嘌呤脱氨酶活性为8.1单位/升以上的9例患者,均发生了丙型肝炎。还有报道输入5.0单位/升以上的血液后,全部发生了丙型肝炎。上述资料表明,检测供血者鸟嘌呤脱氨酶的活性,＞5.0单位/升的供血者的血不能输。

(4)筛查血清丙氨酸氨基转移酶(简称转氨酶):正常高限为45单位/升,有人提出以低于正常高限的1/3作为供血对象,即输入转氨酶45单位/升的血液比输入15单位/升的血液发生丙型肝炎的危险性大,多次输入转氨酶＞45单位/升血液者,丙型肝炎发病率为37.5%,而输入转氨酶正常的血液者,丙型肝炎发病率仅

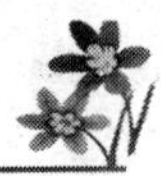

为7.1%。奥尔特等报告，排除转氨酶≥53单位/升者，可预防29%的丙型肝炎。但也有人提出异议，即丙型肝炎病毒携带者转氨酶虽正常，但仍具有传染性。而且动物实验已证明，慢性丙型肝炎病毒携带者的血清，转氨酶恢复正常后仍能使黑猩猩感染。

(5)筛查丙肝抗体：阳性者的血不能输，因丙肝病毒抗体阳性者的血，含有丙型肝炎病毒，具有传染性。应用第一代丙肝抗体筛查(酶免疫测定，即EIA法)，可使输血后丙型肝炎下降84%。应用第二代EIA筛查，输血后丙型肝炎可下降88%～93%。近年使用一种包括包膜蛋白抗原的“多抗原酶免疫试验”(第三代方法)可使输血后丙型肝炎下降99%。采用敏感检测方法筛选供血者和器官捐献者，是目前降低器官移植、血液透析和输血后丙型肝炎发生率的最重要措施。还应注意：少数因免疫功能受抑制的患者可能缺乏抗-HCV，但HCVRNA可存在阳性，对这部分患者还需筛查HCVRNA。

(6)严格无菌操作：无论是预防还是治疗，需要采用注射途径时，必须严格无菌操作，一人一管一针，最好用一次性注射器，血站也必须采用一次性采血器或一次性采血还输器。

(7)筛查乙肝核心抗体：美国报告输乙肝核心抗体阳性者的血，丙型肝炎发病率较输乙肝核心抗体阴性者的血高3倍。247例输乙肝核心抗体阳性者的血，其中66名(27%)发生了丙型肝炎，而1 051名输乙肝核心抗体阴性者的血，其中88例(8.3%)发生了丙型肝炎。

(8)采取教育和宣传手段：禁毒，禁止卖淫嫖娼，禁止注射毒品，对职业性接触丙型肝炎患者和血液、脏器者，要做好个人和环境的消毒防护。

凡查出丙肝抗体阳性者，一定要到三甲专科医院进一步检测丙肝病毒(HCVRNA)的复制情况，了解HCVRNA载量的同时进行丙肝病毒的基因分型。按“方案”和“指南”要求尽快采用标准治

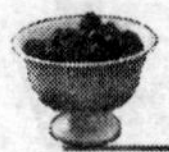

疗。尽量预防并减少传播给别人的几率。

107. 丙型肝炎疫苗的研发情况如何

全球慢性丙型肝炎病毒(HCV)感染,已造成对2亿人引发致命和并发病症的威胁。在一些国家中,其流行率超过人群的10%,虽然已有一些治愈丙肝的手段,但至今尚无防病的疫苗。因此,研发HCV的预防和治疗性疫苗已成当务之急。

诱导产生中和抗体(NAbs)疫苗,已是历史最悠久的疫苗成功预防疾病的基础。然而,对于可造成慢性感染的病毒,如人类免疫缺陷病毒(HIV)即艾滋病病毒和丙肝病毒(HCV)来说,要使重组疫苗诱导产生大量的中和抗体(NAbs)仍难以实现。

2011年以来,法国学者Pierre Garrone等开发了一种基于逆转录病毒Gag制成假病毒样颗粒(VLPs)。在老鼠和猕猴中用HCV包膜E2和(或)E1的抗体,以及NAbs样中和抗体。初步发现这种NAbs被认为具有抗HCV 1a的活性,并可中和另5种丙肝病毒基因型(1b、2a、2b、4和5)。美国专家认为:若使用重组HCV E1/E2纯化蛋白作为亚单位疫苗的早期临床试验能取得成功,或许能帮助我们研发出诱导中和抗体反应的新型HCV疫苗。(摘译自Sci Transl Med,3 August,2011)

108. 我国医生治疗丙型肝炎时还应思考什么

(1)首先了解我国感染丙肝的患者以什么基因型为主:我国对丙肝治疗的一些小样本研究提示,60%的丙肝患者为基因1b型感染者。目前采用标准治疗(Peg-IFNα+RBV)措施后能获得的显著疗效[持续病毒学应答(SVR)率],可接近俄国高加索人采用三联治疗的应答率。

(2)今后采用标准治疗+直接抗丙肝病毒药(DAA_S)治疗时,必须考虑缩短疗程:当前,蛋白酶抑制剂特拉泼维(Telaprevir)和

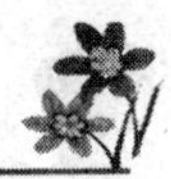

博赛泼维(Boceprevir)两种直接抗丙肝病毒(HCV)的药物(DAA_S)已在美欧国家批准上市,还有更多新的DAA_S药物处于研发阶段。预计标准治疗+DAA_S的三联疗法2~3年内肯定会在国内临床试验并采用。使用中,设计者也必须考虑把疗程缩短。至今对我国1b型丙肝的疗程拟缩短在6个月之内。

(3)治疗前了解患者属于IL28B基因型还是PNPLA3基因型:因为IL28B基因型可能预测患者自发性清除丙肝病毒的能力,还能了解采用标准治疗时的应答能力。而PNPLA3基因型患者比一般丙肝感染者更易发生肝炎后肝硬化、肝癌。

(4)尽可能对丙肝患者早诊、早治:让患者知道要早期预防病毒的耐药变异,必须在初治时就采用稳、准、狠的策略。DAA_S的新疗法为国内特殊的HCV感染者带来新的机遇。务必提高患者在治疗中的依从性,尽可能早期清除病毒,逆转肝纤维化,就可减少肝硬化、肝癌的发生。

(5)学会早期预防耐药的思维和实践措施:预防耐药必须设计好初始治疗的方案。处理耐药的最好办法是给予恰当治疗,做好动态监测及时联合应用无交叉耐药的药物。针对不同的DAA_S研究出更具体治疗华人丙肝的对策。

(6)积累更多处理不良反应的经验:无论是标准治疗和DAA_S新疗法,都存在相关不良反应。我们不仅要借鉴国外经验,更要探索出我国在丙肝治疗中累积创新的好经验。

109. 2011年欧洲肝病研究会推荐预防丙型肝炎的意见是什么

欧洲肝病研究会认为,目前尚无预防HCV感染的疫苗,只能通过加强相关教育及改善卫生条件预防HCV的传播。HCV传播的危险性与病毒载量水平相关,机体的遗传易感性也与感染HCV相关。因此,提出了如下8条推荐意见:

(1)接受 HCV 污染针刺者应在 4 周内检测 HCVRNA，并于 12 周和 24 周后检测 HCV 和 ALT。

(2)HCV 感染者应禁止与他人合用可能有血源污染的用品，如剃须刀、剪刀、牙刷及针具。

(3)医疗、保健从业人员应定期检测抗-HCV，HCVRNA 阳性人员应避免从事与有创伤相关的工作。

(4)HCV 感染的家庭成员应进行至少一次抗-HCV 检测。

(5)具有多个性伴侣或同性恋者应使用安全套。

(6)对吸毒者应进行 HCV 传播方式的教育，并定期检测抗-HCV，提供无菌消毒针。

(7)不推荐 HCV 感染孕妇进行剖宫产来防止 HCV 的母婴垂直传播，由于来自母体抗-HCV 产生的被动免疫可在孩子出生后持续存在数月，HCV 感染母亲分娩的婴儿应在出生 1 个月后检测抗-HCV；慢性丙型肝炎母亲只要 HIV 阴性，未静脉内使用毒品，就可进行母乳喂养。

(8)慢性丙型肝炎患者应进行 HAV 和 HBV 的疫苗接种。

110. 为什么说丙型肝炎将走向多靶点治疗的新时代

2011 年，特拉泼维和博赛泼维在欧美获准上市以来，宣告特拉泼维或博赛泼维应与聚乙二醇干扰素(Peg-IFNα)和利巴韦林(RBV)结合治疗基因 1 型慢性 HCV 感染。说明丙肝已开始进入治疗的革新时期，即初步打破了“标准治疗”必须较长疗程的局限性和旧规律。推测特拉泼维或博赛泼维加标准治疗的三联疗法方案还将主宰丙肝临床治疗 5 年左右。2011 年 12 月，一种针对病毒靶点的新药：NS3/4A 蛋白酶抑制剂 B1201335，和另一种针对 NS5B 靶点的非核苷类聚合酶抑制剂 B1207127 与利巴韦林联合试验治疗，对慢性基因 1 型丙肝患者和 2、3 型患者均取得了明显

疗效。提示今后只需口服用药，不用注射的各种干扰素，就有可能治愈丙肝。为此，美国肝病研究学会在2011年又迅速更新了2009年丙肝基因1型感染的治疗指南。事实已证明，无干扰素治疗丙肝的方案有望从梦想走向现实，甚至将来利巴韦林都有可能不必放在有效的必需治疗方案中。

值得庆幸的是，近年来直接抗丙肝病毒的新药研究方兴未艾。有的药物专攻并阻止丙肝病毒进入人体细胞，有的药物斩断或破坏丙肝病毒的繁殖复制，有的药物则针对病毒蛋白的加工和丙肝病毒的组装，有的药物则重点拦截病毒的分泌。还有的药物则根据丙肝病毒生存、复制的不同环节和阶段所需的不同酶类有效地进行抑制并阻断，有的药物则主要针对宿主染色体中的亲环素作为靶点进行攻击。研究者们已经制造出各种直接抑制和阻断上述各个靶点的药物，这些多靶点直接抗病毒药物简称谓“DAA”。目前，前景看好的DAA药物已多达几十种，分别处于Ⅰ、Ⅱ、Ⅲ期临床试验和研究中。为此我们认为，丙肝在2012年后就将开始走向多靶点治疗的新时代。

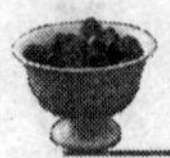

第二章　中医药治疗乙型肝炎、丙型肝炎经验荟萃

1. 中医药的概念是什么

中医药是我国特有的传统医药学，中医学是关于人体生理、病理、疾病的诊断与预防及其摄生康复的一门具有独特理论体系的传统医学。它蕴含着中国传统文化的丰富内涵，充分体现出我国传统文化的背景和特点，不仅具有现代性，而且对构建现代科学，特别是未来生命科学、未来医学科学，都有着重要的科学意义。中药，是指在中医药理论指导下认识和应用的药物，也是人们对我国传统药物的总称。

2. 中医药诊治病毒性肝炎发展概况如何

病毒性肝炎具有传染性强、传播途径复杂、流行面广、发病率较高等特点。临床主要表现为乏力、食欲减退、恶心呕吐、肝脾大及肝功能损害，部分病人可有黄疸和发热。有些患者出现荨麻疹、关节痛或上呼吸道症状。急慢性肝炎重型、肝硬化更可出现黄疸猛升、腹水、出血、肝性脑病和肝肾综合征等多种症状和体征。

根据病毒性肝炎的临床表现，属于中医学“黄疸”“胁痛”“痞满”“积聚”“臌胀”等范畴。中医学虽无“肝炎”这一名称，但大量文献资料说明，中医学对黄疸、胁痛、痞满，以及臌胀、积聚等早有认识；我国医学早在《黄帝内经》中已有黄疸的记载。汉代名医张仲景所著《伤寒论》及《金匮要略》中将黄疸分为 5 种类型，而且还针对 5 种黄疸病拟订了辨证论治方药。唐代孙思邈所著《备急千金

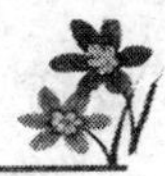

要方》除记述了5种黄疸外，还增补了湿黄，至宋代又将黄疸分为阳黄和阴黄两大类。古代所描述的黄疸是根据临床表现结合四诊八纲来认识疾病，其中除多数疾病与病毒性肝炎有关外，还包括有其他非病毒性肝炎疾病导致的肝脏损害，如疟疾、钩端螺旋体病、寄生虫病、药物性肝炎、自身免疫性肝病及胆道系统疾病等。

通过中医中药的方法对病毒性肝炎进行治疗已有很久的历史。文献资料显示，与病毒性肝炎相似的疾病至少在1800年前就已被中医学发现，当时主要的治疗措施是服用中草药合剂。直到1950年，我国和日本才开始运用现代中医药理论通过科学的方法和先进的技术对中草药进行深入研究。到目前为止，已发现大约有150种中草药对病毒性肝炎有治疗作用。

3. 中医药治疗乙型、丙型病毒性肝炎基本特点如何

中医药治疗病毒性肝炎的基本特点在于辨证施治，个体化治疗，提倡“三因治宜”（即因人、因时、因地治宜），具体情况具体分析；强调“治未病”思想，“未病先防，既病防变”。从保肝降酶、利胆退黄以恢复肝功能，清热解毒、扶正祛邪以抑制病毒复制，活血化瘀、扶正软坚以抗肝纤维化，益气养血、扶正固本以调节免疫力等方面入手，根据不同患者的具体情况，辨病与辨证相结合、宏观辨证与微观辨证相结合。

中医治疗肝炎不仅有传统的汤剂、丸药、散剂，随着历史的发展，科学的进步，现在许多先进的制药技术、制剂工艺也已溶入到中药的炮制和加工生产领域，不少现代中药制剂在临床上发挥着重要作用，使中药更具现代化，使用更加方便，疗效更加突出。

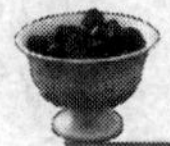

4. 中医药试图走循证医学研究的意义是什么

循证医学(EBM)是近年兴起的一门新学科，意为“遵循证据的医学”。EBM 的出现使临床医学的研究和实践发生了巨大的转变，从此医师的行医模式将逐渐由经验医学向 EBM 过渡。EBM 在我国的发展尚处于起步阶段，同时也被引入中医中药的临床研究。它在病毒性肝炎临床研究中主要是建立中医药治疗临床疗效评估指标体系。

中医药走循证医学道路是方向，也是中西医结合防治乙肝、丙肝非常重要的新战略和策略。

5. 治疗病毒性丙型肝炎和乙型肝炎的中医学理论基础是什么

近年来，市场上治疗乙肝和丙肝的新药、特药、进口药名目繁多，但有的临床效果尚不尽如人意，有的药不良作用大于疗效，有的反弹率较高，有的局限性很强，有的疗程长使病毒发生基因变异。有的中草药还引发肝、肾、血液的多方面毒性。大部分乙肝或丙肝患者出于治病心切，轻信广告，有病乱投医，找秘方，结果是既浪费了钱财又误了病情，最后造成人财两空，甚至添病致死，类似这样的悲剧不胜枚举。乙肝、丙肝病毒在传染病当中具有“三最”的特点，即危害人最多，治疗时最顽固，在人体内潜伏时间最长，无论发作与否它可以伴随人的一生，可以随时随地发作，损害人的健康，危及人的生命。其传播途径主要是血源性、医源性和母婴垂直传播，但乙肝多数属于母婴传播，成为家族性的病毒携带者；丙肝的母婴传播率约 30%，比乙肝略低，但当病毒发作时则可成为全家的灾难。病毒性乙肝或丙肝均是现代医学传染性疾病中的一个名称，从命名至今乙肝仅有 47 年，丙肝仅 24 年。虽然中西医在疾

病名称上不尽相同，但祖国的中医学早在2000多年前的经典医著中就有它们的发病机制，临床症状和体征十分吻合的精辟论述。病毒性乙肝和丙肝均具有较强的传染性，中医称之为湿热疫毒。所谓“疫”，中医解释为在人间流行传播的疾病。疫毒、黄疸、胁痛、臌胀都可属于病毒性肝炎的范畴，历代的中医学家对湿热疫毒、黄疸、臌胀各有见解，并留下了大量的文献资料、名言、名方，为后世医家奠定了理论基础。例如，《金匮要略》中指出了“见肝之病，知肝传脾，当先实脾”的名言，直至今日对治疗病毒性肝炎仍具有非常重要的指导意义。有些名方如茵陈蒿汤、栀子大黄汤、茵陈五苓散仍作为临床治急性乙、丙肝的首选方剂。

随着科学技术的发展，中医学也要与时俱进，实现中医的现代化，让更多的人探求，让世界认可。例如，当今先进的检测方法是中医四诊的延伸，更丰富了中医治疗肝病的内涵。肝病患者认可的是生化免疫检测指标，对于中医学的辨证施治、虚实寒热则不容易接受，只有把现代检测指标深入至中医理论和诊断当中去，患者才能认可，这就叫中医的现代化。病毒性乙肝和丙肝在我国有1～2个庞大的患者群体，20世纪90年代，在改革开放的大潮中由于利益的驱使，“肝病专科”“肝病专家”把医疗市场搞得乌烟瘴气，各种形式的治疗肝炎广告吹得神乎其神，这种现象相应也渗透到学术当中了，一些东拼西凑的泡沫学术，一些生搬硬套不负责任的文章应运而生。清代名医张锡纯曾经说过，“病家盼医如溺水求援”，所以我们要以良心和责任心去对待患者，去书写总结自己的临床经验和要诀，不涉虚浮，一切经不起临床验证的伪科学终究会被世人所唾弃。

病毒性乙肝急性较少而慢性居多，丙肝的隐匿性更明显。它们均是一个非常复杂、有阶段性的疾病，千变万化、反复发作是它们的主要特点，所以现代西医把它分为多种类型，如乙肝或丙肝病毒携带状态、慢性迁延性肝炎、慢性活动性肝炎、肝纤维化、早期肝

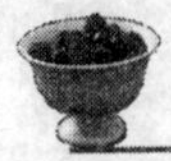

硬化，肝炎后肝硬化又分为代偿期和失代偿期，最后为肝癌。这就是病毒性乙肝和丙肝发展和演变的过程，也可以叫做漫长的乙肝、丙肝之路。在全国第六届病毒性肝炎的学术会议上，以中医的观点和辨证方法把各种病毒性肝炎定为5个类型，即湿热中阻型、肝郁脾虚型、肝肾阴虚型、脾肾阳虚型、瘀血阻络型。但在临床上仍不能把所有的乙肝或丙肝病例清清楚楚地归纳到5型当中去。有的两型夹杂，有的相互转化，由于个体差异，年龄、性别上的不同，同一种病发生在不同的人身上，会出现不同的临床症状，以检测结果看差异也更大。所以，病毒性乙肝或丙肝的治疗，需要较长期而系统的治疗，不能把治愈的希望寄托在一方一药上。病毒性乙肝、丙肝的中医类型多，病症多，阶段性强，中医治疗就必须按照中医辨证施治的原则，扶正与祛邪的理论，灵活组方，因人而异，对症治疗，要把现代医学一些检测指标、数据结合溶入治疗方案的处方中，使之疗效更为确切。

6. 治疗病毒性肝炎的中医基本法则是什么

辨证施治是中医治病的精髓，是中医学理论的核心。辨证是通过四诊的望、闻、问、切，把所收集到的临床资料进行综合分析，制定相应的治疗原则和治疗方法，虚则补之，实则泻之，热则寒之，寒则热之，客则除之，留则行之，这都是指施治方法。病毒性乙肝和丙肝是现代医学的两个病原类型的统称，实际上它们包含着病因相同而性质不同的多种疾病。例如，慢性迁延性的病毒性丙肝，已经发展到肝硬化后仍叫丙肝，病因相同性质已经改变，故同病不能同治。病毒性丙型肝炎有一个漫长而复杂的阶段性的病理过程，所以中医通过辨证施治来治疗病毒性丙肝是占有绝对优势的。通过辨证可以随时把握整体和正邪相争的情况，找出最需要救援的部位，有的放矢地进行治疗。近年来开发的治疗病毒性丙肝新药品种很多，大部分属中成药，治疗效果并不理想，就是由于固定

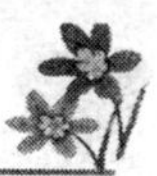

方局限性很强。固定药方本身就违背了病毒性丙肝的病理特点，因为病情不停地在变化和发展。我们曾经学习过一则寓言叫“刻舟求剑”，就是讽刺那些看问题一成不变的人。有些患者从丙肝病毒携带时就开始服用抗病毒中药，几年过去了，已发展为肝硬化腹水失代偿期，在病痛难忍的临终时仍然说，“赶快拿抗病毒药来服用”，这是笔者亲历的真实故事。因此，总结出：①医者患者都不应做刻舟求剑的人。②必须弄清当前疾病所处的阶段和位置。③中医的辨证又叫八纲辨证，即表里、阴阳、虚实、寒热。④清代名医张锡纯说：“辨证不清投剂多误。”例如，病毒性丙肝之正虚就要分清，是肝肾阴虚还是脾肾阳虚。⑤丙肝一旦出现黄疸（胆红素升高），中医通过辨证可辨别出是阴黄还是阳黄。可是有的医者不辨阴阳，见黄疸就用茵陈蒿汤，还有的用大剂量的茵陈、赤芍，结果适得其反。人走路需要辨别方向，中医治病需要辨证施治，治疗病毒性丙肝，医者更需要辨证施治，患者应以清醒头脑去接受对症的治疗。

7. 中医治疗丙型肝炎祛邪与扶正的概念是什么

“正气存内，邪不可干，邪之所凑，其气必虚”。这是中医认识疾病和治疗疾病的基本法则。正与邪是通过中医辨证说明病理变化的抽象概念。正气与邪气不仅是中医术语，而且还广泛用于社会现象，邪与正是不可共存的永远相争的矛盾。凡是人体有疾病的发生都是正不胜邪的结果，即“邪之所凑，其气必虚”。健康的人就叫“正气存内，邪不可干”。丙肝病毒侵入人体并长期携带，说明其正气不足，现代医学称之为免疫功能低下，所以中医的正气与西医学的免疫功能为同一个概念。据资料统计，在我国的人口当中被感染过丙肝病毒的人约占总人口的3%，其中多数成年人属于健康型的免疫能力强，正气存内的感染者约20%可不治自愈。通过自身的免疫功能把丙肝病毒杀灭。但是,那些免疫功能低下,正气不足的人群,被感染后成为长期的病毒携带者,其病毒不断地在体内复制,可引起诸多的复杂症状,肝功能可由正常变为不正常,临床上就诊断为病毒性丙肝。由于治疗上的不当,有些人从此便走上艰难治疗慢性丙肝之路。

有位肝病专家曾经说过这样一段话:"病毒性丙肝,湿热疫毒的持续感染是病理因素,正气不足是病理基础,血瘀阻络是病理产物。"简短的三句话,以中医的理论观点说明了病毒性丙肝的发病机制和演变过程,最后导致瘀血阻络。中医的湿热疫毒可以解释为可流行传播的病毒性肝炎。正气不足是丙肝发病的基础,瘀血阻络也常是丙肝成为肝硬化的必然产物和最后走向癌症的结局。丙肝无论是哪一个阶段都处于邪正相争的状态,病毒并不能通过某一种药物即可杀灭,而必须同时通过提高自身的免疫功能扶助正气才能杀灭,扶正才能抗邪。无论是病毒携带者,还是活动性肝炎,甚至肝硬化腹水,都要以扶助正气为前提。在药物上常用补中益气、补肾强肝、补肾健脾、健脾益气等方法,还有营养饮食法(请参考《护肝养肝食疗全集》,王永怡、张玲霞主编),并加强功能性锻炼,以多种方法扶助正气提高机体的免疫功能,才有可能治愈丙肝。扶正祛邪固然是治病所遵循的主要法则,但也应当注意祛邪不伤正,扶正不留邪。如果祛邪而伤正叫做得不偿失。治肝伤肝、治肝病伤及脾、伤及肾、伤及胃,有的属于用药不当,有的则由于治法欠妥,甚至于使肝病越治越严重。在一本医学刊物上曾有一个典型病例:某男,HCVRNA 阳性,肝功能正常,让其服用一些温补而具有毒性的中药,如仙茅、人参、川楝子、蟾蜍、巴戟天等,服到肝功能异常了,转氨酶升高了,再进行抗病毒治疗,说这是"以毒攻毒法",病毒随转氨酶上升后就可以被杀灭了,结果在丙肝的基础上又合并了药物中毒性肝炎。转氨酶是肝细胞受损最敏感的指标,它不会把病毒带出来,为杀病毒而用中药破坏肝细胞,不知是治病

还是致病，这种理念就是为祛邪而伤正的观点。在治疗病毒性肝炎的过程中，扶助正气是进行抗病毒治疗的前提。

8. 中医治肝为何先治脾

《金匮要略》云："见肝之病，知肝传脾，当先实脾。"这是中医学的经典名言，也是中医治疗肝病应当遵循的基本规律。无论是传染性肝炎还是非传染性肝炎，肝病必然要伤及脾脏，还会出现肝脏未损、脾先病的临床特征。病毒性丙肝的病因为外受湿热疫毒的感染，内是正气不足，湿热疫毒蕴结于肝脏引起肝气郁结，肝郁则横逆犯脾，脾为后天之本主运化，为气血生化之源。无论是哪种肝病，在临床上首先出现的症状就是脾胃不和，如厌食纳呆、恶心呕吐、腹泻腹胀等。现代医学检测提示的消化道症状，急慢性的肝病患者脾脏大部分都有不同程度的病理改变，脾大、脾功能亢进、巨脾等。病毒性丙肝的病理过程是正邪相争的过程，在这个过程中给脾胃形成双重的压力和损害，一是肝逆犯脾，二是长期服用抗病毒的寒凉中药必然损伤脾胃。李东垣在"脾胃论"中说："肝病之虚在中焦，勿忘中虚而扶土。"是治疗肝病的原则、前提和理论基础。所以，在治疗肝病用药时不论患者有无脾胃症状，都要把益气健脾开胃的药放在首位作为基础。例如，一个慢性活动性丙肝患者，困倦乏力、食少纳差、两胁胀痛、肝功能异常，B超示肝脾大，HCVRNA阳性，舌质淡白、苔薄白，脉细弱。处方成分的顺序：一益气健脾，和胃疏肝；二利湿解毒，活血化瘀；三补肾强肝，通调二便。当然，还要根据肝功能的指标灵活组方。这样组方程序首先保证脾胃的功能和运化，只有增进饮食，摄入热能，才能增强机体的抵抗力和免疫力，才能对所服用的药很好地吸收。古人云："有胃气者生，无胃气者亡。"有的医者见到病毒只知抗毒，处方上清一色的清热解毒药，患者服用数剂后常胃痛腹泻，肝病未愈却胃病发作，肝病越治越重，不见愈期，殊不知，只知抗病毒不知调脾胃就会顾此失彼。因此,见肝之病当先实脾乃千古箴言,在当今中西医结合治疗丙肝的实践中,也应遵循这个原则。

9. 中医肝肾同源的意义是什么

在中医的五行学说中,肝属于东方甲乙木,肾属于北方壬癸水。肝木靠肾水涵养,故肝木与肾水荣则俱荣,枯则俱枯。乙癸同源也称肝肾同源。肝属木,藏血主疏泄,性喜条达;肾属水,藏精纳气,主骨生髓为先天之本,慢性病毒性丙肝日久则肝郁化火。肝火炽盛,则耗肾水,穷必及肾,尤其在活动性肝炎阶段,多出现肝肾阴虚证,如精神倦乏、眼目干涩、眩晕耳聋,或耳鸣、口干舌燥、便干尿黄、舌质红、脉细数,化验室检查肝功能异常。活动性肝炎发展到肝硬化及肝硬化腹水阶段,肾脏损害更为明显。50%～80%的失代偿期肝硬化患者可出现肝肾综合征,甚至出现肾功能异常和蛋白尿、红细胞尿等。无论属哪类型肝病,久必及肾,久必伤肾。治疗肝病要遵循中医肝肾同源的理论,治肝必须补肾,补肾就是补肝,肾主骨生髓,是生命之根。现代医学认为,骨髓中能产生多能的干细胞,定向分化免疫活性细胞,能增强和调控免疫功能,促进机体的免疫应答。中医的肾气则为正气,治疗肝病的过程中要始终把补肾健脾济先天保后天放在重要位置,并贯穿治疗的全过程,不扶正难以祛邪。补肾要通过辨证分清阴阳,不可弃用补药,在肝病中肾阴虚较多,肾阳虚较少,滋补肾阴的方剂有一贯煎、杞菊地黄汤、滋阴补肾汤等,常用补肾阴的药有西洋参、枸杞子、女贞子、桑寄生、桑葚、何首乌、山茱萸、山药等。常用补肾阳的药有鹿茸、紫河车、菟丝子、肉苁蓉、淫羊藿、巴戟天、补骨脂等。但是,补阳药在治疗肝病中不可长期大量服用,因补肾阳多为温燥,久而生热,本来就属湿热证的肝病长期服用之如抱薪救火,会引起肝功能指标大幅上升或者居高不降。补肾阳药要选择肝功能指标正常、病毒休眠不复制时为最佳时期。对于补肾阴药,应掌握其用量,过则

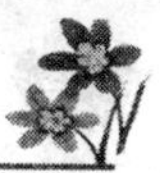

生湿而腻脾胃，会影响食欲，也不利于抗病毒药和活血药作用的发挥。补肾阴与补肾阳药在处方的总分量上保持在20%为宜。例如，处方的总量为380克，补肾药应在70克以上，不超过80克。

10. 疗人之疾与疗人之心在肝病治疗中的意义是什么

近年来，在民间流传过一个故事，有人说是真人真事，也有人说是心理学家故意虚构的一个故事。说有两个同名同姓的患者，同在一所大医院看病做检查，其中有一个是癌症患者做复查，另一个则是普通的小病做检查。当检查结果出来以后，两个人在不同的时间把检查单互相拿错了，因为姓名一样，谁也没有想到在一起检查的还有重名。无巧不成书，癌症患者看到检验单的数据以为病已经好了，万分喜悦，没多少时间肿瘤竟真的消失了。可是普通小病的患者看到检验单患癌症了，就悲痛万分，精神负担重，心理压力大，没过多长时间真的就病故了。两种心理，两种结果，有癌症的好了，没癌变的病故了。小故事无论是真还是假，它蕴含着一个道理，就是人的心理、精神对疾病和生命的重要性。中医有句名言："只知疗人之疾，不知疗人之心，欲求疾愈，安可得乎。"说的是要想治好人的疾病，首先要治好心理上的疾病。这句话尤其适用于肝病患者，更适用于病毒性肝炎患者。病毒性肝炎是患者心理负担最大的疾病，因为它具有传染性，有些人对这方面的知识一知半解，谈虎色变，结婚、升学、就业等都受到歧视，受到不公平的待遇，在我们治疗的患者之中，有许多人用假名假姓，担心别人知道后受歧视。通过观察，女性的心理压力要大于男性，因为女性直接关系着下一代。患者的心理压力一方面来源于非专科医务人员信口开河、浅薄而不负责任的言谈，另一方面来自社会上形形色色的虚假言行及伪科学的宣传，说什么病毒性肝炎是二号癌症，终身不愈等。因此，给肝病患者造成很大的精神负担，即使用药治疗，效

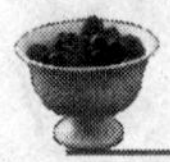

果也不理想。笔者曾经接触过一位25岁的女教师，刚参加工作和男友在热恋之中，一次体检发现自己是HCVRNA阳性，有丙肝病毒复制，但是肝功能正常，结果男友与其分手，又被学校辞退。这位女教师整天忧心忡忡，思绪万千，食纳不香，夜不能寐，2个月后面黄肌瘦，肝功能出现异常，用什么药效果都不明显，6个月后不治身亡。肝病可治，但心病难医，治疗肝病必须从心理上疏导，疗人之心重于疗人之疾，不解决精神和心理上的压力，纵有神丹妙药也难治沉疴。作为医者必须要有疗人心之能，同情和尊重患者，拉近与患者之间的距离，掌握患者的心理状态。说话要负责任，讲策略，耐心科学地去解释问题，让患者倾诉出与疾病有关的思想障碍，最后因人而异地进行鼓励，启发患者树立战胜疾病的信心和决心，多向患者介绍一些食疗保健及肝病相关知识。

11. 治疗急性或慢转急的黄疸型肝炎为何应先辨证是阳黄还是阴黄

（1）阳黄证：临床表现为尿黄，身目俱黄，色泽鲜明，恶心，厌油，纳呆，口干苦，头身困重，胸脘痞满，乏力，大便干，小便黄赤，苔黄腻，脉弦滑数。

【治　法】 清热解毒，利湿退黄。

【方　药】 茵陈蒿汤或茵陈五苓散等加减。药选茵陈30～60克，车前子15克，滑石30克，茯苓30克，黄芩15克，泽泻15克等。

【临证加减】 大便干燥者，可加大黄10克以通腑泄热；泄泻者，加黄连6克，苦参9克，以清热燥湿；伤食引起泄泻者，可加炒莱菔子9克，炒槟榔9克，熟大黄6克；胁肋疼痛者，加白芍15克，川楝子9克；呕吐甚者，加陈皮15克，竹茹15克；黄疸较甚者，加大茵陈用量至60～90克。

（2）阴黄证：临床表现为身目发黄，色泽晦暗，畏寒喜暖，形寒

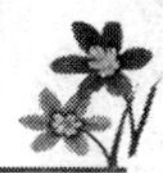

肢冷，大便溏薄，舌质淡、舌体胖，苔白滑，脉沉缓无力。

【治　法】 健脾和胃，温化寒湿。

【方　药】 茵陈术附汤加减。药选茵陈30～60克，附子10克，白术20克，干姜3克，茯苓30克，泽泻20克等。

【临证加减】 脘腹胀满，舌苔白腻而厚者，加陈皮15克，生薏苡仁30克；两胁胀痛，头晕易怒，生气后疼痛加重者，加青皮12克，香附9克。

12. 三〇二医院对无黄疸型肝炎中医辨证施治经验如何

(1)湿阻脾胃证：临床表现为脘闷不饥，肢体困重，倦怠嗜卧，或见水肿，口中黏腻，大便溏泄，苔腻，脉濡缓。

【治　法】 清热利湿，健脾和胃。

【方　药】 茵陈五苓散加减。药选茵陈30克，车前子12克，滑石30克，茯苓30克，黄芩15克，泽泻20克，竹叶10克，瞿麦20克等。

【临证加减】 食后脘闷，或背寒如掌大，有胃脘振水声者，加黄芪30克，桂枝15克；腹泻者，加炒白术30克，猪苓20克。

(2)肝郁气滞证：临床表现为胁肋胀痛，胸闷不舒，善太息，精神抑郁，不欲饮食，或口苦喜呕，头晕目眩，脉弦，苔白滑；妇女月经不调，痛经或经期乳房作胀。

【治　法】 疏肝行气，健脾和中。

【方　药】 逍遥散、柴胡疏肝散等加减。药选柴胡15克，郁金20克，佛手12克，香附15克，白芍15克，川楝子9克，白术15克，山药15克等。

【临证加减】 呕吐厌油者，加姜半夏、陈皮各15克，生山楂30克；纳呆厌食、舌苔腻者，加陈皮15克，香橼12克。

(3)中成药治疗

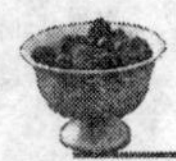

①保肝降酶类

● 复方双花颗粒(解放军第三O二医院自制制剂),25克/袋。2袋,口服,每日3次。功能:清热解毒,利胆退黄,健脾和胃。用于湿热内蕴、正虚邪恋之急性黄疸型肝炎。

● 复方金参丸(解放军第三O二医院自制制剂),6克/丸。2丸,每日2次,口服,待转氨酶正常后逐渐减量。功能:活血化瘀,清热解毒,利胆除湿。用于瘀阻络脉、余邪未清者。

● 六味五灵片(解放军第三O二医院研制,山东世博金都医药科技发展公司生产),0.5克/片。3片,每日3次,口服,待转氨酶正常后,逐渐减量。

六味五灵片系20世纪60年代末,解放军第三O二医院以陈菊梅教授为首的团队,率先发现五味子降酶作用,组方成"肝得宁"丸剂应用临床,取得令人满意的临床效果。经过二十余年的临床应用和完善,组方成为针对乙肝肝肾不足、瘀热邪毒互结证候的有效军队医院非标制剂。经四十余年临床应用研发,于2006年4月获SFDA新药证书,更名"六味五灵片"。该药是采用中药现代化超微分子技术制成的新药,为多功能肝细胞保护剂,具有抗炎、抗氧化、抗肝脏毒物、稳定细胞膜等多重药理作用。临床结果显示有下列特点:降酶速度快,有效率高达90%以上;疗效持久稳定;安全无毒副作用。

②保肝降黄类

● 茵栀黄颗粒,3克/袋。1袋,每日3次,沸水冲服,1个月为1个疗程。功能:清热解毒,利湿退黄。用于急性病毒性肝炎所致黄疸及丙氨酸氨基转移酶升高,属于湿热邪毒内蕴证者。

● 藏茵陈片,3.5毫克/片。4片,口服,每日3次。功能:清热解毒,疏肝利胆。用于急性肝炎属肝胆湿热证者。

● 复方茵陈注射液(解放军第三O二医院自制制剂),50毫升/瓶。50~100毫升,加入0.9%氯化钠注射液或5%葡萄糖注

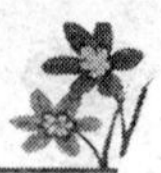

射液250毫升中静脉滴注，每日1次。15日为1个疗程。功能：清热化湿，利胆退黄。用于湿热发黄证。

● 苦黄注射液，10毫升/支。第一天10毫升，第二天20毫升，以后每日30毫升，加入5%～10%葡萄糖注射液500毫升中，缓慢静脉滴注，每日1次。15日为1个疗程，根据病情可用多个疗程。功能：清热利湿，疏肝退黄。主治湿热黄疸，适用于因湿热蕴毒而引起的黄疸型病毒性肝炎。

③其他保肝辅助成药

● 肝得宁丸（解放军第三Ｏ二医院自制制剂），6克/丸。2丸，每日2次，口服，待转氨酶正常后，逐渐减量。功能：滋阴养肝，清解余毒。用于阴血两亏、余毒未清者。本药以养阴药为主，临床若表现为湿邪内盛，症见脘痞纳呆，腹胀水肿，舌苔厚腻。胃脘有振水声者慎用。

● 护肝宁片，0.3克/片。3～5片，每日3次，口服。功能：清热利湿，益肝化瘀，疏肝止痛。用于退黄，降低丙氨酸氨基转移酶。

临床实践中根据患者病情，酌情选用上述相应类别的药物，做到合理用药。

13. 对慢性乙型、丙型病毒性肝炎应如何辨证施治

(1)肝胆湿热证：临床表现为胁胀脘闷，恶心厌油，纳呆，身目发黄而色泽鲜明，尿黄，口黏口苦，大便黏滞秽臭或先干后溏，口渴不欲饮，肢体困重，倦怠乏力，舌苔黄腻，脉象弦数或弦滑数。

【治　法】 清热利湿，凉血解毒。

【方　药】 茵陈蒿汤加减。药选茵陈、赤芍、金钱草各30克，虎杖、猪苓各15克，栀子、黄芩各12克，大黄10克，生甘草6克。

【临证加减】 胁肋疼痛者，加醋柴胡、当归、白芍各15克，延胡索10克；恶心呕吐明显者，加竹茹、姜半夏各15克；肝脾大者，

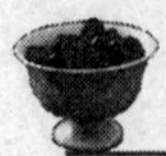

加制鳖甲(先煎)15 克,炮穿山甲(先煎)12 克,路路通 20 克,以软坚散结。

(2)肝郁脾虚证:临床表现为胁肋胀满疼痛,胸闷叹息,精神抑郁,性情急躁,纳食减少,口淡乏味,脘痞腹胀,午后为甚,少气懒言,四肢倦怠,面色萎黄,大便溏泄或食谷不化,每因进食生冷油腻及不易消化的食物而加重,舌质淡有齿痕,苔白,脉沉弦。

【治 法】 疏肝解郁,健脾和中。

【方 药】 逍遥散加减。药选柴胡、当归、白芍、香附各 15 克,郁金 20 克,黄芪 30 克,茯苓 30 克等。

【临证加减】 胁肋胀满疼痛甚者,加青皮 12 克;脾虚泄泻甚者,加炒白术 30 克,山药 15 克;胸闷明显者,加瓜蒌 30 克,薤白 15 克;血瘀症状明显者,加丹参 30 克,川芎 10 克。

(3)肝肾阴虚证:临床表现为右胁隐痛,腰膝酸软,四肢拘急,头晕目眩,耳鸣如蝉,两目干涩,口燥咽干,失眠多梦,潮热或五心烦热,形体消瘦,面色黧黑,毛发不荣,牙龈出血,鼻出血,男子遗精,女子经少经闭,舌体瘦,舌质红,少津,有裂纹,花剥苔或少苔,脉细数无力。

【治 法】 养血柔肝,滋阴补肾。

【方 药】 一贯煎、滋水清肝饮等加减。药选沙参、麦冬各 20 克,丹参 30 克,白芍、当归各 15 克,瓜蒌 30 克,五味子、山药、山茱萸各 15 克等。

【临证加减】 血虚者,加熟地黄 15 克,阿胶(烊化)12 克;若舌苔腻者,加陈皮 15 克佐之;阴虚内热明显者,加女贞子 20 克,旱莲草 30 克;失眠多梦者,加酸枣仁、夜交藤各 20 克,茯神 12 克。

(4)脾肾阳虚证:临床表现为畏寒喜暖,四肢不温,精神疲惫,面色不华或晦黄,少腹腰膝冷痛,食少脘痞,腹胀便溏,或晨泻,完谷不化,甚则滑泄失禁,小便不利或余沥不尽或尿频失禁,阴囊湿冷或阳痿,舌淡胖,有齿痕,苔白或腻或滑,脉沉细弱或沉迟。

【治　法】 健脾益气，温肾扶阳。

【方　药】 四君子汤合金匮肾气丸等。药选黄芪、茯苓各30克，肉桂9克，制附片10～15克，炒白术30克等。

【临证加减】 晨泻，完谷不化者，加肉豆蔻20克，干姜6克，鸡内金20克；阳痿者，加黄精20克，巴戟天30克；食后脘闷、胃脘有振水声者，加桂枝15克。

(5)瘀血阻络证：临床表现为面色晦暗，或见赤缕红丝，两胁刺痛，肝脾大，质地较硬，蜘蛛痣，肝掌，女子行经腹痛，经水色暗有块，舌质暗或有瘀斑，脉沉细涩。

【治　法】 活血化瘀，散结通络。

【方　药】 桃红四物汤合鳖甲煎丸加减。药选桃仁、红花、当归、白芍、制鳖甲(先煎)各15克，炮穿山甲(先煎)12克，川芎12克等。

【临证加减】 女子月经量多者，加益母草30克；口干者，加白茅根20克；肝脾大明显者，加路路通20克，水蛭10～15克。

(6)中成药治疗

①保肝降酶类

● 肝得宁丸，复方金参丸，六味五灵片：3种药物的用法用量、功能主治及注意事项同本章第12题。

● 双环醇片，25毫克/片。1～2片，每日3次，口服，待转氨酶正常后，逐渐减量。用于治疗慢性肝炎所致的丙氨酸氨基转移酶升高。

● 甘草酸二铵注射液，10毫升/支。30毫升加入5%～10%葡萄糖注射液250～500毫升中，静脉滴注，每日1次。待转氨酶正常后，逐渐减量。适用于伴有丙氨酸氨基转移酶升高的急、慢性病毒性肝炎的治疗。本品是中药甘草有效成分的第三代提取物，具有较强的抗炎、保护肝细胞膜及改善肝功能的作用。药理实验证明，小鼠口服能减轻因四氯化碳、硫代乙酰胺和D-氨基半乳酸引起的血清丙氨酸氨基转移酶及天冬氨酸氨基转移酶升高。还能明显减轻 D-氨基半乳酸对肝脏的损伤和改善免疫因子对肝脏的慢性损伤。

● 复方益肝灵胶囊,0.5 克/粒。2 粒,每日 3 次,饭后服用。益肝滋肾,解毒祛湿。用于肝肾阴虚、湿毒未清引起的胁痛,纳差,腹胀,腰酸乏力,尿黄等症;或慢性肝炎丙氨酸氨基转移酶增高者。

● 利肝隆颗粒,10 克/袋。1 袋,每日 3 次,沸水冲服。疏肝解郁,清热解毒。用于肝郁脾虚之慢性活动性肝炎、血清丙氨酸氨基转移酶增高者。

● 山豆根注射液(肝炎灵注射液),2 毫升/支。2～4 毫升,每日 1 次,肌内注射,待转氨酶正常后,逐渐减量。降低丙氨酸氨基转移酶,提高机体免疫力。用于慢性活动性肝炎。

②保肝降黄类

● 藏茵陈片,6 片,3/日或藏茵陈颗粒,2 袋,每日 3 次,开水冲服,1 个月为 1 个疗程。有效者可持续应用 3 个月。清热解毒,利湿退黄。用于慢性病毒性肝炎所致黄疸及丙氨酸氨基转移酶升高,或残留性黄疸,属于湿热邪毒内蕴证者。

● 肝苏颗粒,3 克/袋。3 袋,每日 3 次,口服。降酶,退黄,保肝,健脾。用于慢性乙型肝炎。不含糖,忌糖患者亦可服用。药效实验:对大白鼠十二指肠给药有非常显著的增加胆汁分泌量的作用($P<0.001$)。

● 残黄片(解放军第三 O 二医院自制制剂),0.375 克/片。3 片,口服,每日 3 次,宜于进食中服用。搜邪祛湿,主治肝炎后期残留黄疸中医辨证属湿阻络脉者。

● 苦黄注射液,10 毫升/支。用法用量等见急性病毒性肝炎。

● 丹参注射液,250 毫升(含丹参 16 克)/瓶;250 毫升(含丹参 12 克)/瓶。250 毫升,静脉滴注,每日 1 次。20 日为 1 个疗程。

活血化瘀，用于黄疸伴有瘀血阻络证者。

③调节免疫、抑制病毒类

● 复方黄芪颗粒（解放军第三O二医院自制制剂），15克/袋。2袋，口服，每日2次。健脾补肾，疏肝活血，清热利湿。用于慢性病毒性肝炎中医辨证属于脾肾亏虚、气滞血瘀、湿热内阻者。主治慢性乙型或丙型肝炎，调节免疫，抑制病毒复制。

临床研究显示，复方黄芪颗粒治疗慢性乙型肝炎临床总有效率76.67%，治疗组显效率明显高于对照组。治疗组治疗后HBeAg及HBVDNA阳性率均明显低于治疗前（$P<0.05$，$P<0.01$）；HBeAg应答率为43.33%，HBVDNA应答率为44.83%，与对照组比较，后者应答率明显高于对照组（$P<0.01$）。HBeAg/HBeAb血清转换率为38.46%，治疗组治疗后HBVDNA下降10^2拷贝/ml以上者占52.78%，血清ALT、AST及TBil平均值均较治疗前明显改善，分别$P<0.001$、$P<0.01$、$P<0.05$。治疗组在治疗过程中基本无不良反应。后续扩大临床治疗104例，48周时总有效率72.73%，HBeAg持续应答率为40.0%，HBVDNA持续应答率为66.67%。与其他抗病毒药物联用，可起到减毒增效作用；与拉米夫定联合应用，可减少HBVDNA的YMDD变异。

体内外抗肝炎病毒作用的观察结果提示，复方黄芪颗粒可抑制2.2.15细胞HBsAg、HBeAg的复制和表达；实验结果表明，复方黄芪颗粒高、中、低3个剂量组可降低HBVDNA感染鸭血清中HBVDNA含量，与模型对照组比较，经统计学处理有显著性差异（$P<0.05$或$P<0.01$），提示复方黄芪颗粒对乙肝病毒具有一定的抑制作用；复方黄芪颗粒治疗后，慢性乙型肝炎患者外周血树突状细胞亚群（DCs）数量有上升趋势，pDCs上升趋势更为明显，IFNα用量增加与总有效率升高呈先后关系，IFNα量的变化可能与抗病毒特异性免疫反应有关，提示以益气解毒为主要治法的复方黄芪颗粒可以使外周血DCs功能恢复，对免疫功能具有促进

作用。

近年来在治疗丙型肝炎采用干扰素＋利巴韦林或派罗欣＋利巴韦林的基础上同时合用复方黄芪颗粒，每次2袋，每日2次，口服，同样可调节丙肝患者的免疫力，加强丙肝病毒的抑杀效果，减少复发。并正在观察更大样本的疗效。

● 蚁肝丸(解放军第三O二医院自制制剂)，6克/丸。2丸，每日2次，口服，3个月为1个疗程。解毒利湿，益气养阴，祛瘀通络，调节免疫。用于慢性乙型或/和丙型肝炎中医辨证属湿毒久滞、内伤气阴、瘀毒阻络者。

● 肝能滴丸(解放军第三O二医院自制制剂)，40毫克/粒。12粒，口服，每日3次。清热解毒，清利湿热，保肝降酶，抑制乙肝或丙肝病毒复制。主治慢性乙型和丙型肝炎。

● 双虎清肝颗粒，12克/袋。2袋，每日2次，沸水冲服。3个月为1个疗程。清热利湿，化痰宽中，理气活血。用于湿热内蕴所致的胃脘痞闷，口干不欲饮，恶心厌油，食少纳差，胁肋隐痛，腹部胀满，大便黏滞不爽或臭秽，或身目发黄，舌质暗，边红，舌苔厚腻或黄腻，脉弦滑或弦数者。本品体外实验或体内实验，对鸭乙肝病毒感染的鸭肝细胞 HBVDNA 复制有一定的抑制作用。目前正在试用于丙型肝炎患者。

● 苦参素胶囊，0.1克/粒。2粒，每日3次，口服，必要时可每次服3粒。既往用于慢性乙型病毒性肝炎的治疗。本品能降低乙型肝炎病毒(HBV)感染鸭血清 HBVDNA 水平。目前主要使用苦参素软胶囊(沃森干泰)。该药口服可代替苦参素注射液，在近年用于不能采用干扰素＋利巴韦林或标准治疗的丙肝患者，在临床研究中该药在抗病毒、降酶、退黄、升白细胞抗纤、防癌方面均有一定作用。对老年丙肝患者抑制丙肝病毒的有效率为18%～41%。其有关机制正在继续探索中。

● 磷酸苦参碱注射液(又名：肝3注射液，解放军第三O二医

院自制制剂)，2 毫升/支。4ml，每日 1 次，肌内注射。3 个月为 1 个疗程。本品为中药苦参的有效成分提取物，功能清热解毒，抗病毒、保肝降酶。主治火毒蕴结、湿热黄疸诸症，急慢性肝炎之 ALT 升高，乙肝或丙肝病毒携带者。

④抗肝纤维化类

● 复方鳖甲软肝片(解放军第三 O 二医院研制，内蒙古福瑞制药有限公司生产)，0.5 克/片。4 片，口服，每日 3 次，6 个月为 1 个疗程。软坚散结，化瘀解毒，益气养血。用于慢性乙型肝炎或丙肝肝纤维化属瘀血阻络、气血亏虚兼热毒未尽证。症见胁肋隐痛或胁下痞块、面色晦暗、脘腹胀满、纳差便溏、神疲乏力、口干口苦、赤缕红丝等。

经动物肝纤维化模型治疗实验结果显示，复方鳖甲软肝片对肝纤维化早期有明显阻断作用，并有抑制贮脂细胞增殖，减少胶原蛋白合成，降低胶原蛋白在 Disse 腔过量沉积，以及溶解和吸收已形成的肝纤维化作用，还可有效地抑制肝纤维化Ⅰ型胶原 α2 肽链 mRNA 的表达。实验还显示，提高小鼠腹腔巨噬细胞吞噬功能。

● 复方黄芪颗粒(解放军第三 O 二医院自制制剂)，15 克/袋。2 袋，每日 2 次，沸水冲服。6 个月为 1 个疗程。健脾益气，疏肝活血，清热解毒。主治慢性乙型或丙型肝炎肝纤维化。抗肝纤维化机制的实验研究结果显示，复方黄芪颗粒可以在蛋白水平增强基质金属蛋白酶 MMP-13 酶蛋白的表达，同时抑制基质金属蛋白酶抑制剂 TIMP-1 酶蛋白的表达，促进细胞外基质(ECM)的降解，从而达到逆转肝纤维化之疗效，同时还具有良好的保肝作用。

● 安络化纤丸，6 克/袋。1 袋，每日 2～3 次，口服，6 个月为 1 个疗程。健脾养肝，凉血活血，软坚散结。主治本虚标实，瘀热、痰毒阻滞肝络之慢性乙型肝炎及早、中期肝硬化，亦可试用于丙型肝炎的肝纤维化及肝硬化患者。

● 扶正化瘀胶囊，0.5 克/粒。5 粒，每日 3 次，6 个月为 1 个

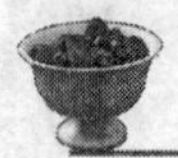

疗程。活血祛瘀,益精养肝。用于乙型肝炎肝纤维化属瘀血阻络,肝肾亏虚证者,症见胁下痞块,胁肋疼痛,面色晦暗,或见赤缕红斑,腰膝酸软,疲倦乏力,头晕目涩,舌质暗红或有瘀斑,苔薄或微黄,脉弦细。丙肝肝纤维化患者,也可以使用。

14. 对各型病毒性淤胆型肝炎如何辨证施治

(1)湿热发黄证:临床表现为尿黄,身目俱黄,畏寒发热或身热不扬,头身困重,口渴不喜饮,心烦欲呕,胸脘痞满,大便秘结或稀而不爽,可呈灰白色,小便黄赤,舌质红,苔黄腻,脉弦滑数。

【治　法】 清热利湿。

【方　药】 茵陈蒿汤加减。药选茵陈 30 克,栀子 12 克,金钱草 30 克,大黄 10 克等。

【临证加减】 口渴者加知母 12 克,黄芩 15 克,芦根 30 克;呕逆重者,加黄连 6 克,竹茹 15 克;脘腹胀满者,加枳实 12 克,厚朴 15 克;湿热兼表证者,以麻黄连翘赤小豆汤合甘露消毒饮加减;热重于湿者,栀子柏皮汤加减;热盛有化火之势者,与龙胆泻肝汤合方;湿重于热者,茵陈四苓汤加减;湿困脾胃见便溏尿少,口中甜者,以茵陈胃苓汤化裁;长夏季节发病,湿邪弥散三焦而见胸闷、脘痞、大便不爽者,加杏仁 20 克,白蔻仁 15 克,薏苡仁 30 克。

(2)瘀热发黄证:临床表现为黄疸较深,经月不退;皮肤瘙痒或有灼热感,抓后有细小出血点或瘀斑;两胁隐痛或不适,胁下痞块;朱砂掌;口渴喜饮;小便深黄自利,便结或大便发白,舌质暗红或紫暗有瘀斑,苔少,脉弦涩。

【治　法】 凉血清肝,活血退黄。

【方　药】 赤芍 60～150 克,丹参、葛根、瓜蒌、茜草各 30 克,牡丹皮 20 克。

【临证加减】 兼脾虚湿困、饮停心下证者,临床可见胃脘有振水声,或背寒如掌大,加黄芪 30 克,桂枝 15 克,茯苓 30 克;兼脾肾

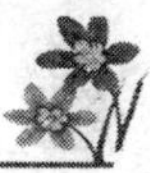

阳虚证者，临床可见四肢不温，甚则形寒肢冷，完谷不化，加炮附子15克，肉桂9克；兼湿热弥散三焦，症见胸闷、脘痞、大便不爽者，加杏仁20克，白蔻仁20克，薏苡仁30克；严重皮肤瘙痒者，加地肤子20克，白鲜皮30克；气滞血瘀，黄疸顽固不降者，加三棱、莪术各15～30克，以行气破血降黄。

(3)寒湿瘀滞证：临床表现为黄疸较深，色泽晦暗，滞留不退，皮肤瘙痒，抓后有细小出血点及瘀斑，或右胁不适，形寒肢冷，食少脘痞，小便黄而清冷，大便色浅或灰白，舌质暗淡，苔白滑，脉沉缓。

【治　法】 健脾和胃，温化寒湿。

【方　药】 茵陈术附汤加减。药选茵陈30～60克，白术20克，炮附子15克，丹参30克等。

【临证加减】 脘痞腹胀，苔腻者，加厚朴15克，木香10克；呕恶重者，加草豆蔻、姜半夏各15克；腹部冷痛便溏者，加吴茱萸12克，肉豆蔻20克；胁下痞块、瘀血阻滞者，加桃仁、红花、三棱、莪术各15克；出现腹水者，加茯苓、大腹皮、冬瓜皮各30克。

(4)中成药治疗

● 赤丹退黄颗粒，10克/袋。1袋，每日3次，口服，8周为1个疗程。凉血清肝，活血退黄。用于治疗急、慢性病毒性淤胆型肝炎之黄疸(瘀热发黄证)。

● 赤丹退黄颗粒，由解放军第三O二医院著名老中医汪承伯教授主持研究自主创新的三类中药新药。本品在“六五”“七五”“八五”期间列入国家科委、国家中医药管理局攻关专题，并作为医院制剂已在三〇二医院临床应用多年。经过3个五年计划及其后续的临床研究观察，证实其使用方便、疗效显著，经过10余年的临床应用，证实赤丹退黄颗粒治疗瘀热发黄所致的急、慢性病毒性瘀胆型肝炎安全价廉、疗效可靠稳定。

● 熊胆胶囊，0.25克(含熊胆粉0.05克)/粒。0.5～0.75克，每日3次，口服。清热、平肝，用于肝经湿热之淤胆。

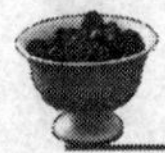

● 复方茵陈注射液(解放军第三O二医院自制制剂),详见急性肝炎部分。

● 清开灵注射液,10毫升/支。20～40毫升加入5%～10%葡萄糖注射液250毫升中,静脉滴注,每日1次。15日为1个疗程。功能清热解毒,化痰通络,用于瘀热痰阻发黄证。

15. 中医抗病毒治疗乙型肝炎和丙型肝炎应注意哪些问题

中医学认为,病毒性乙肝和丙肝的病毒复制主要缘于湿热疫毒隐于血分,肝脏疏泄功能失常,因而引起诸多的临床症状,并涉及多脏器受损,所以治疗病毒性乙肝或丙肝的根本,还是要以清热、利湿、解毒为主。中医的疫毒和现代医学的病毒并非同一个概念,但治疗方法基本相同。中医治病遵循的是辨证施治扶正祛邪的原则,而现代医学凭的是影像、生化的微观指标。中医讲治病如打仗,用药如用兵,组方的原则要分君、臣、佐、使,乙肝或丙肝的抗病毒用药,要占组方的主力,剂量约占处方总量的40%。药力集中,味数不宜过多过杂,临床上常用的清热解毒抗病毒的药有茵陈、蒲公英、土茯苓、白花蛇舌草、虎杖、龙胆草、板蓝根等。中药的选择面很广,尽量选择一药多能的药,如白花蛇舌草,除了具有清热解毒和抗病毒的作用外,还有镇静强心,增强和调节免疫功能和抗癌的疗效,未发现毒副作用,使用安全,可作为肝病抗病毒药的首选(因本药近年来用量大,价格偏高,市场常出现伪品和代用品,应注意)。有些药虽然有抗病毒作用,但不良反应明显,有的还有毒性,如贯众、川楝子等,本来就已经受损的肝脏不可以再加重它的负担。不能用过于寒凉的抗病毒药,如栀子、青黛、苦参、板蓝根、大青叶,在必须用时,如栀子也应在10克以内。前面已经讲过寒凉药易伤脾胃。用抗病毒药必须结合临床和辨证,大便溏泄者应忌用栀子、大黄、虎杖、连翘,并加用利尿药;大便燥结者就不要

选用土茯苓、黄芩等。用清热解毒抗病毒药应以平淡为主，禁用大寒大热和峻烈之品，古人云："平淡之极乃为神奇之法，以平淡药治平常病。"患者病情发展到肝硬化或肝硬化腹水阶段，病理已经改变，就不可以大量用抗病毒中药了。下面介绍一组段占全老中医抗病毒的经验方剂：茵陈、茯苓各12克，白术12克，薏苡仁20克，陈皮12克，焦三仙各10克，丹参20克，白花蛇舌草30克，败酱草20克，蒲公英30克，连翘20克，羚羊角粉3克，菟丝子20克，桑葚20克，苍术15克，枸杞子15克，甘草10克。水煎服，3个月为1个疗程，连服3个疗程，如配合干扰素或核苷类药物，则见病毒量明显下降，急慢性乙肝的e抗原转阴率达50%，丙肝1b型也可达50%，但儿童用量应酌减。

16. 医治乙型肝炎和丙型肝炎活血化瘀的临床意义是什么

活血化瘀法是中医治疗肝炎的重要法则，它虽然不是一个独立的方法，但在病毒性肝炎的治疗过程中起着关键的作用。肝喜条达而恶抑郁，脾喜燥而恶湿，湿邪浸渍于肝脾，肝失疏泄而脾失健运。肝病大师关幼波曾经说过，"湿热疫毒隐伏于血分，深浸胶固，久必凝浊"，而形成气血凝滞。现代医学认为，乙肝病毒的复制，对肝细胞并无损伤，肝细胞的病变主要是因为肝内的免疫反应所引起的，当人体感染乙肝病毒后可产生多种抗原，抗原激发产生相应的抗体，抗原和抗体的免疫反应产生大量的免疫复合物，免疫反应也可引起肝细胞的变性坏死。大量的免疫复合物不能够被抗体及时清理出去，而沉积于肝脏，肝内的微循环受阻，形成血瘀阻络。中医的气血凝滞和现代医学的微循环受阻意义十分吻合，统称为血瘀阻络。丙型肝炎病毒感染后即使在肝细胞和血液内见复制，但很多感染者也并不发病，产生肝细胞和肝组织病变时也与感染者体内的免疫机制有关。所以，病毒性乙肝和丙肝的每个病理

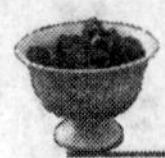

阶段都离不开活血化瘀这个治疗法则。乙肝或丙肝在病毒携带和慢性迁延性阶段时,多属于气滞型和肝气郁结型,肝区隐痛、时痛时止;当发展到活动性肝炎和肝纤维化时,肝区胀痛、脘腹胀满、肝脾大;到肝硬化阶段时,肝区刺痛、腹部胀满。血瘀阻络形成,出现脾大或巨脾。初期肝气郁结阶段用药在清热利湿解毒的同时,要选用一些疏肝理气药,如柴胡疏肝散、柴胡、郁金、青皮、陈皮、佛手、厚朴等。病情到了气滞血瘀阶段,应以活血化瘀为主而理气药次之,常用的药有丹参、赤芍、当归、白芍、延胡索、郁金、鸡血藤、牡丹皮等。本阶段是阻止肝纤维化形成的关键阶段,用药宜重不宜轻投,丹参、赤芍、鸡血藤均在 30 克以上。到了血瘀阻络阶段,也就是肝硬化阶段则以软坚化瘀为主,常用的药物有丹参、泽兰、益母草、川牛膝、赤芍、鳖甲、三七、鸡血藤、茜草等。用活血化瘀药应缓慢调理,不可急于求成。古人云:"治久病如理丝,急则坚其结,缓者可清绪。"肝为刚脏,柔肝不宜伐肝。在整个肝炎的过程中,肝脏始终处于越来越重的瘀血状态,因此活血化瘀,软坚化瘀是治疗肝病的要点,应掌握临床症状,正确选择活血化瘀药,避免使用桃仁、红花、三棱、莪术、水蛭等对肝细胞有损害,甚至可引起出血的中药。尤其是肝硬化阶段,应绝对禁止使用破血药,在有出血的情况下,就连丹参也应慎用。有很多资料已经证实,使用三棱、莪术可引起出血,肝病大师关幼波几十年前就提出禁用三棱、莪术的观点。患者出现肝脏形态改变、脾大、门脉增宽、血小板减少、胃底静脉曲张,大部分患者出现鼻出血、牙龈出血,时刻有出血倾向,再用破血之品岂不是危险之举。

17. 段占全老中医对治疗乙型肝炎大三阳、小三阳和丙型肝炎的体会如何

我国是个肝炎大国,医学界对于乙肝血清标志物转阴的课题进行了探讨研究,但至今未找出理想的治疗方法。大三阳、小三阳

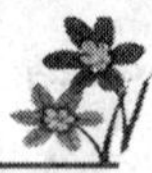

是乙肝病毒学标志的俗称，但真正了解大三阳、小三阳实际内涵的人并不多，多数人是一知半解，甚至有些医务人员也解释不清楚。大三阳、小三阳是乙肝血清标志物，它不能代表乙肝一些实质的内容，就像中医学的标与本的理论，大三阳、小三阳是标，了解病的机制是本。乙肝的血清标志物不只是大三阳和小三阳两种模式，而出现的模式多达几十种，每一种各有不同的临床意义，只不过大三阳、小三阳出现概率较多而已。大三阳、小三阳不能代表病情，有的大三阳终身携带但不发病，而小三阳则患肝硬化、肝癌的概率更多。多数乙肝患者认为，大三阳转为小三阳就是治愈了，其实这只表示乙肝病毒的复制停止或者减慢，属于恢复期，不能认定体内已没有病毒了。大三阳也可以转变为多种模式，现在通过 HBVDNA 检测就可以清楚地知道体内的病毒含量。要想了解病情不能单靠大三阳、小三阳和病毒的含量，要全面地进行分析，如临床症状、体征、肝功能化验、B 超检查、肝活检及肝纤维化指标，以及个体特点等，这才是综合判断病情的依据。

目前社会上一些虚假广告，不科学的宣传和非专业医务人员的误导，抓住乙肝患者求医的心理，说什么大三阳、小三阳两三个月就可以转阴，其实患者也弄不清楚大三阳、小三阳的哪一项需要转阴，就糊里糊涂地用药，结果是钱花了，病重了。根据临床经验，乙肝患者的病毒含量 HBVDNA 检测大部分都可以转阴。至于两个月大三阳可以转阴纯属蒙骗患者。一个肝纤维化、肝功能不正常的患者，大三阳两个月不可能转阴，所以多学点有关知识，提高对乙肝治疗的认识，就能避免上当受骗。

无论是大三阳中 e 抗原转阴还是小三阳中表面抗原转阴，均必须具备相应的条件和前提。第一，对于乙肝有相应的知识和常识的，没有临床症状的大、小三阳者。第二，通过 B 超检查肝、胆、脾未见肝硬化的。第三，有治疗条件，能够坚持服药的患者。据近几年的资料表明，在西药抗病毒药物的基础上配合中医中药治疗病毒性乙肝大三阳、小三阳的 HBVDNA，转阴率可达到50%～70%。

乙肝大三阳、小三阳的 HBVDNA 不属于中医的医学术语，也不属于中医的病证名称，中医不是单纯抠西医的病名，须通过望、闻、问、切四诊辨证施治而体现整体观念。也有的学者想通过体外的药理筛选出具有抗病毒的中药，经过筛选有上百种中药有抗乙肝病毒的作用，但不经中医辨证仍不能运用于临床，如贯众、麻黄、黄药子、肉桂等都有抗乙肝病毒的作用，但是不良反应大，有的还有毒性，不能随便用于肝病治疗。对大三阳、小三阳的转阴需中医辨证，临床用药也要熟练掌握药的归经和药理药性。经过多年的临床筛选，现将两个疗效较好的、能使大三阳、小三阳的抗原和 HBVDNA 转阴的方剂进行推荐。

第一方剂：适用于大三阳、小三阳及 HBVDNA 阳性（包括 HBsAg、HBeAg 两项阳性者）的病毒携带者，肝功能及 B 超检查无异常的，无临床症状者可以服用，3 个月为 1 个疗程。处方：黄芪 50 克，白术 12 克，当归 12 克，柴胡 12 克，山药 15 克，陈皮 10 克，党参 15 克，白花蛇舌草 30 克，蒲公英 30 克，败酱草 20 克，黄芩 15 克，虎杖 15 克，连翘 15 克，水牛角粉 12 克，车前子 15 克，甘草 12 克。水煎服，每日 2～3 次。

第二方剂：适用于大三阳、小三阳及 HBVDNA 阳性（包括 HBsAg、HBeAg 两项阳性者），肝功能异常，转氨酶轻度升高，胆红素不正常，并有较明显的消化道症状，腹胀、腹泻患者，B 超稍有回声改变者可以服用，3 个月为 1 个疗程。处方：云苓 20 克，白术 15 克，陈皮 12 克，焦三仙各 12 克，丹参 20 克，赤芍 20 克，生山楂 30 克，茵陈 40 克，蒲公英 30 克，栀子 6 克，五味子 20 克，川牛膝 20 克，枸杞子 20 克，大黄 8 克，泽泻 12 克，车前子 15 克，龙胆草 5 克，金银花 20 克，甘草 15 克。水煎服，每日 2～3 次。

以上两个方剂是临床经验方，肝功能明显异常，配合西药核苷

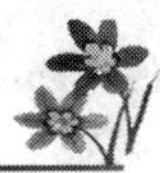

类抗病毒药对于大三阳、小三阳的抗原DNA转阴有明显的疗效，无任何不良反应。在服药期间不要随意更改方剂和间断服药，也不要与其他的中药同时服用。要注意饮食营养，绝对禁酒，学习一些食疗保健知识和本书治疗乙肝的常识。保证在治疗期间少走弯路，避免上当受骗。

至于丙型肝炎病人并无大、小三阳之分，只要丙肝抗体阳性，HCVRNA阳性就可诊断。在治疗时我们采用国产干扰素500万单位，隔日或每日1次，加利巴韦林每日800～1 200毫克，当转氨酶正常者配用第一方剂，当肝功能不正常者则用第二方剂，在丙肝1b型、2型、3型的治疗中均能取得良好的抗病毒学应答，特别是2型、3型丙肝，80%以上都能获得痊愈。但还需在实践中继续总结经验。

18. 怎样用中药治疗肝功能指标异常

肝功能化验包括多项指标和内容，是诊断和治疗疾病的重要依据。作为常规检查，它的重要内容分为3组，也就是3大项：血清转氨酶、胆红素、血清蛋白质，临床常用以上三大项。血清转氨酶又称氨基转换酶，种类繁多，但根据临床病情的需要常用的有10余种；最有临床意义的有2种，就是丙氨酸氨基转移酶（ALT）和天冬氨酸氨基转移酶（AST）。胆红素为总胆红素、直接胆红素和间接胆红素。血清蛋白质的测定，在肝病方面的临床意义主要有4项指标：白蛋白、球蛋白、总蛋白和白球比值（A/G）。下面是中医在3项指标异常治疗方面的临床经验。

(1)对血清转氨酶升高的治疗：丙氨酸氨基转移酶（ALT）和天冬氨酸氨基转移酶（AST）分布在肝脏及其他脏器组织之中，绝大部分还是存在于肝脏。ALT、AST活性也就是血清酶升高，提示肝细胞被破坏，肝细胞通透性增加，线粒体损害，所以它是肝脏受损害最敏感的指标。中医学认为，转氨酶升高属于肝脏气滞血

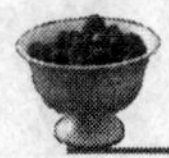

瘀和湿热疫毒内蕴所致，在治疗上应突出两个内容，一是活血化瘀，常用药有柴胡、郁金、赤芍、白芍、牡丹皮、丹参；二是清热利湿解毒，常用药有栀子、连翘、蒲公英、茵陈、大黄、黄芩、生山楂和龙胆草等。转氨酶增高禁用一些补益类药和温性及热性药，如人参、黄芪、白术、肉苁蓉、枳壳、淫羊藿、仙茅、生姜等。根据多年的临床实践筛选出的最有效的降酶方剂：茵陈40克，丹参25克，黄芩15克，连翘20克，大黄8克，五味子20克，龙胆草6克，生山楂30克，山药15克，羚羊粉1克，甘草15克。

(2)胆红素升高的治疗：胆红素升高的病因是湿热疫毒蕴结于肝脏，肝脏的功能减退，处理胆红素的能力也随之下降，肝内微循环受阻，胆汁不能循常道而行溢于血液，肌肤、巩膜黄染称之为黄疸，是诊断肝脏疾病的重要指标。胆红素又分为总胆红素、直接胆红素和间接胆红素3种指标，现代医学根据两种胆红素的变化把黄疸分为溶血性黄疸、阻塞性黄疸和肝细胞性黄疸。病毒性乙肝或丙肝多属于肝细胞性黄疸。至于黄疸的病名，中医学在两千年以前的经典医著《内经》中就有明确记载，“湿热相搏”为黄疸的病机。到清代《沈氏尊生书·黄疸》指出，“天行疫疠而致发黄者，俗谓瘟黄，杀人最急”，所以中医的黄疸是现代医学各种肝病的总称，叫湿热黄疸。按中医的分型，黄疸又分为阳黄和阴黄两种，而阳黄居多阴黄较少。黄疸还有急、慢性之分，慢性病毒性乙肝或丙肝多为慢性黄疸，湿热相搏、湿热蕴结是黄疸的主要病机，治疗宜清热利湿、活血化瘀、通利二便。古人云，“见黄疸不利小便非其治也”，让湿从前阴走，热从后阴行，治黄疸必给出路，不能闭门留寇。大便燥结者通利大便，大便溏泄者重利小便，这就是治黄疸的主要法则。经验处方：茵陈50克，栀子10克，金钱草20克，云苓12克，白术15克，牡丹皮12克，赤芍20克，白茅根20克，郁金15克，川牛膝20克，猪苓12克，车前草20克，泽泻15克，甘草10克。

(3)白蛋白、球蛋白及其比值的异常：蛋白质是人类生存最基

本的物质，血清中的蛋白质有100余种，各有不同的特殊功能和定位。大部分蛋白质是由肝脏合成，总蛋白（TP）、白蛋白（ALB）和球蛋白（GLOB）是测定肝功能的一项真正的功能性指标。当病毒性乙肝或丙肝进入活动期纤维化阶段时，血清中的白蛋白、球蛋白就会有明显异常，白蛋白降低的水平与病情呈正相关，白蛋白越低而病情越重，球蛋白越高则表示肝纤维化的程度就越重。当白蛋白低于球蛋白，也就是A/G倒置时，出现肝腹水的可能性很大。中医学辨证，白蛋白降低多属脾胃虚弱和肝肾阴虚证，常用的药物和方剂有黄芪、党参、当归、白术、山药、云苓、黄精及一贯煎。球蛋白升高多属于瘀血阻络、肝纤维组织增生，常用的中药有丹参、泽兰、益母草、鳖甲、牡丹皮、三七、连翘和白花蛇舌草等。经验代表方剂：黄芪30克，当归15克，白术20克，山药60克，黄精20克，山茱萸20克，女贞子30克，三七6克，甘草10克。

19. 遇到急性、亚急性肝衰竭时中医如何施治

（1）毒热炽盛证：临床表现为黄疸急起，迅速加深，高度乏力，呕吐频繁，脘腹胀满，或疼痛拒按，大便秘结，口渴烦躁，尿黄赤而短少。舌边尖红，舌质干，苔黄燥，脉弦数或洪大。多见于急性、亚急性肝衰竭。

【治　法】　清热解毒，泻火退黄。

【方　药】　茵陈蒿汤合黄连解毒汤加减。药选茵陈60克，山栀子12克，黄芩10克，黄连10克，连翘20克，板蓝根30克，车前草30克，淡竹叶12克等。

【临证加减】　若阳明腑实，高热便秘而神昏者，急用大承气汤以泻下通便，清泄济阴，或大黄10克煎汁送服安宫牛黄丸；若热深毒重，症见大热烦渴，皮肤发斑，牙龈出血者，可用清瘟败毒饮清热解毒，凉血救阴；若高度腹胀，气滞较甚者，可加莱菔子30克；若重度乏力者，可加黄芪30克，仙鹤草20克。

(2)热入心包证:临床表现为起病急骤,变化迅速,身黄如金,躁动不安,甚则狂乱,抽搐,或精神恍惚,甚则神昏谵语,高热尿闭,衄血,皮下斑疹。舌质红绛或舌体卷缩,舌苔秽浊,脉弦细而数或弦滑。多见于急性肝衰竭。

【治　法】 清心开窍,凉血解毒。

【方　药】 犀角散加减。药选犀角粉 3 克,石决明(先煎)30 克,生地黄 30 克,赤芍 60 克,连翘 30 克,茵陈 30 克,板蓝根 30 克,钩藤(后下)15 克,大黄 15 克,牡丹皮 20 克,黄连 10 克,栀子 12 克等。

【临证加减】 若热毒内陷,见神昏谵语者,予以安宫牛黄丸、紫雪丹之类,以清热解毒,开窍镇惊;若有痰热互结或痰湿内蕴者,则用至宝丹、猴枣散之属,以芳香开窍,清心涤痰,甚至三宝同用,合力攻邪;对于黄疸迁延,久病阴虚,时有虚风内动,意识昏蒙,抑郁烦躁,表情淡漠,视物不清,四肢发凉,蜷卧头伏,呕恶吐衄者,急以至宝丹加人参,以扶正固脱为要;若热毒煽动肝风,症见肢体颤动、抽搐者,加羚羊角、钩藤、珍珠母以清热凉肝熄风;兼有真阳耗伤者,可用三甲复脉汤;若热盛动血,症见吐衄,便血,斑疹者,速投犀角地黄汤加侧柏叶、仙鹤草、地榆炭、藕节等以凉血止血,同时配合西药抢救。

(3)气阴两竭证:临床表现为神疲气怯,肢冷,甚则汗出黏冷,嗜卧昏睡,颜面苍白或㿠白,唇色指甲苍白或青紫,脉细无根或如鱼翔。

【治　法】 益气滋阴,救逆固脱。

【方　药】 参脉饮加减。药选人参 9 克,麦冬 15 克,五味子 20 克,煅龙骨 20 克,煅牡蛎 20 克,桂枝 12 克,山茱萸 20 克等。

【临证加减】 气脱者,用人参、甘草、五味子、煅龙骨、山药等;偏于阴虚者,用生地黄、麦冬、阿胶、鸡子黄、山茱萸、枸杞子、白芍等。

(4)中成药

安宫牛黄丸:蜜丸制剂,大丸重 3 克,小丸重 1.5 克。大丸口服每次 1 丸,小丸每次 2 丸,病重者每日 2～3 次。昏迷不能口服者,可用大黄 10 克煎汁化开,鼻饲给药。小儿酌减。不宜过量久服。本药具清热解毒、豁痰开窍之效,用于毒热炽盛、热入心包所致神昏谵语或昏迷不醒者。

云南白药胶囊:0.25 克/粒。1～2 粒,口服,每日 4 次(2～5 岁按 1/4 剂量服用;6～12 岁按 1/2 剂量服用)。功能化瘀止血,活血止痛,解毒消肿。用于呕血、便血、痔血、崩漏下血等症。

复方茵陈注射液:用法见前。

清开灵注射液:20～40 毫升,加入 10%葡萄糖注射液中静脉滴注,每日 1 次。功能清热解毒,化痰通络,醒神开窍。用于热病、神昏、中风偏瘫、神志不清等。

参麦注射液:20～100 毫升,加入 5%葡萄糖注射液 250～500 毫升中,静脉滴注,每日 1 次。疗程 15 日。益气养阴,救逆固脱。用于气阴两竭证。

(5)外治法:中药保留灌肠法。

处方:生大黄 30 克,乌梅 30 克。

用法:将上药水煎至 100 毫升,先予结肠途径治疗系统(型号:IMS-100A)温生理盐水 5 000 毫升,结肠灌洗后(也可用普通清洁灌肠法),给予以上中药煎剂高位保留灌肠,其中结肠灌洗每周 3 次,中药保留灌肠每日 1 次。10 日为 1 个疗程。

禁忌证:①患有严重痔疮。②女性患者在经期。③有肛门狭窄者。④人工肛门者。⑤合并有心脏病者。

20. 中医对慢性肝衰竭如何辨证施治

(1)血瘀血热证:临床表现为身目黄染,尿黄自利,皮肤瘙痒,口渴喜冷饮,面色晦暗,乏力纳呆,舌质暗红或紫红,舌边可见瘀斑

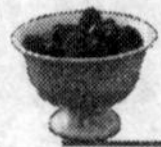

瘀点或瘀条，舌下脉增粗，少苔或舌苔薄白或薄黄，脉弦或弦涩。

【治　法】 凉血清肝，活血退黄。

【方　药】 赤芍 60～150 克，丹参、葛根、瓜蒌、茜草各 30 克，牡丹皮 20 克等。

【临证加减】 食后胃脘痞满、胃脘有振水声者，加黄芪、茯苓各 30 克，桂枝 15 克；中焦虚寒腹胀便溏者，加高良姜 15 克，炒白术 30 克；大便秘结者，加生大黄 10 克；有出血倾向者，加三七粉、水牛角粉各 2 克，每日 2 次，冲服；呕吐者，加陈皮、姜半夏各 15 克；腹胀尿少并发腹水者，加黄芪、茯苓、泽泻、冬瓜皮各 30 克，猪苓 20 克，桂枝、车前子各 15 克以健脾化气行水；发热，或腹痛、腹泻并发感染者，加黄芪、金银花、穿心莲各 30 克，川芎 10 克以菌毒并治，预防内毒素血症。

(2)肝胆湿热证：临床表现为身目黄染，口苦泛恶，小便短赤，面色晦滞，口干不欲饮，大便不调，舌红苔黄腻，脉弦滑或弦数。

【治　法】 清肝利胆，除湿退黄。

【方　药】 复方茵陈方。药选茵陈 30～60 克，栀子 12 克，黄芩 6 克，大黄 10 克，炒白术 30 克，甘草 6 克等。

【临证加减】 兼血瘀血热证者，加赤芍 60～150 克，茜草 30 克；兼气虚血瘀证者，加炙黄芪 30 克，茯苓 30 克，丹参 30 克；高度腹胀者，去黄芩、黄柏，加莱菔子 30 克，沉香 6 克；兼脾虚湿困，有胃脘振水声者，加黄芪 30 克，桂枝 15 克，茯苓 30 克；食欲不振者，加炒鸡内金 20 克，焦三仙各 10 克；恶心呕吐者，加陈皮 15 克，竹茹 15 克；腹泻便溏者，去大黄，加炒薏苡仁 30 克，猪苓 20 克；腹胀尿少合并腹水者，加黄芪、茯苓、泽泻、冬瓜皮各 30 克，猪苓 20 克，桂枝、车前子各 15 克以健脾化气行水；发热或腹痛腹泻合并感染者，加黄芪、败酱草、紫花地丁各 30 克，川芎 10 克以扶正解毒，菌毒并治。

(3)气虚瘀黄证：临床表现为身目黄染，面色晦暗，乏力纳呆，

腹胀便溏，口干口苦，朱砂掌，蜘蛛痣，或有胁下痞块，舌体胖大，舌质暗红，舌边齿痕，苔白或白腻、或黄腻、或白滑等。

【治　法】 健脾补肾，活血解毒。

【方　药】 扶正解毒化瘀方。药选炙黄芪30克，茯苓30克，女贞子20克，虎杖15克，丹参30克，白及15克等。

【临证加减】 兼血瘀血热证者，加赤芍60～150克，茜草30克；兼湿热内蕴证者，加茵陈30～60克，栀子12克；兼脾肾阳虚证者，加肉桂9克，炮附子15克；兼肝肾阴虚证者，加女贞子20克，旱莲草30克；高度腹胀者，加莱菔子30克，沉香6克；腹胀尿少并发腹水者，加泽泻、冬瓜皮各30克，猪苓20克，桂枝、车前子各15克；发热、腹痛、腹泻并发感染者，加金银花、穿心莲各30克，川芎10克以菌毒并治、预防内毒素血症。

(4)脾肾阳虚证：临床表现为身目黄染，色如烟熏，形寒肢冷，乏力纳呆，肢体困重，大便溏泄，舌体胖大，有齿痕，舌苔白腻或白滑。

【治　法】 温肾健脾，解毒化瘀。

【方　药】 温阳方。药选附子15克，肉桂9克，茵陈30克，炒白术30克等。

【临证加减】 兼血瘀血热证者，赤芍加至90克，炮附子加至5～10克；兼湿热内蕴证者，茵陈加至30～60克；兼气虚血瘀证者，加炙黄芪30克，茯苓30克；腹胀尿少并发腹水者，加黄芪、茯苓、泽泻、冬瓜皮各30克，猪苓20克，桂枝、车前子各15克以健脾化气行水；发热或腹痛、腹泻并发感染者，去五味子，加黄芪、金银花、穿心莲各30克，川芎10克以扶正解毒活血，菌毒并治。

研究发现，慢性重型乙型或丙型肝炎患者，经健脾温阳法治疗，血清胆红素消退和凝血酶原活动度的恢复明显优于运用凉血解毒、清热化湿组方治疗的患者；健脾温阳组早期患者黄疸消退有效率优于清热化湿组。与同期国内外西医综合治疗慢性重型肝炎比较，疗效也具有优势。

(5)肝肾阴虚证：临床表现为面目、皮肤晦暗发黄，尿黄色暗，神疲形衰，腰膝酸软，胁肋隐痛，口干欲饮，失眠多梦，头昏嗜睡，朱砂掌，蜘蛛痣，或有胁下痞块，舌质瘀暗，脉细涩。

【治　法】 补肾填精，化瘀退黄。

【方　药】 补肾化瘀方。药选熟地黄 30 克，茵陈 30 克，姜黄 10 克，甘草 9 克，五味子 6 克等。

【临证加减】 阴虚内热较重，如低热盗汗、五心烦热者，加女贞子 20 克，旱莲草 30 克；恶心呕吐明显，舌苔厚腻者，熟地黄减至 15 克，加陈皮 15 克，竹茹 20 克；腹胀尿少并发腹水者，加黄芪、茯苓、泽泻、冬瓜皮各 30 克，猪苓 20 克，桂枝、车前子各 15 克以健脾化气行水；发热，或腹痛、腹泻并发感染者，去五味子，加黄芪、金银花、穿心莲各 30 克，川芎 10 克，以扶正解毒活血，菌毒并治，防变证发生。

有研究表明，以补肾填精为主要治法的左归丸具有促进骨髓形成肝细胞，为了研究左归丸提高骨髓形成肝细胞的转化率，采用骨髓形成肝细胞动物模型对比观察左归丸对实验小鼠骨髓形成肝细胞的影响。以往的实验结果显示，左归丸能够促进骨髓形成肝细胞，且作用优于八珍汤。本实验在前期研究基础上，采用基因芯片技术研究左归丸促进骨髓形成肝细胞的分子机制。结论：左归丸可能是通过影响肝组织基因表达谱的变化促进骨髓形成肝细胞。

(6)中成药治疗

①正肝清黄片(解放军第三 O 二医院研制)，0.4 克/片。2 片，每日 3 次，口服。功能清热化湿，利胆退黄。用于湿热内蕴证。

“正肝清黄片”是“复方茵陈注射液”的口服方药。复方茵陈注射液是解放军第三 O 二医院在 20 世纪 60 年代以治疗黄疸肝炎经典名方——茵陈蒿汤为基础，配伍三黄汤而组成的医院协定处

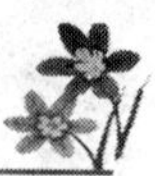

方，用于肝胆湿热型黄疸疗效确切。1969年，该院在全国率先将这一协定处方研制开发成为复方茵陈注射液(6912注射液)，30多年来一直是该院临床首选的利胆退黄药物。

为了更好地服务于广大肝病患者，克服注射给药方式的不便和可能的安全性问题，进一步提高制剂质量水平和安全有效性，经过我院几代医疗和科研人员反复实践，通过采用现代制剂技术，通过工艺筛选、优化和剂型改革而研制出口服的抗肝炎中药二类新药——正肝清黄片。

正肝清黄片具有较扎实的临床和科研基础。利胆退黄和保肝降酶作用显著，对HBV亦有明显的抑制作用。药理研究实验结果表明，正肝清黄片具有：

● 利胆作用。可增加正常大鼠的胆汁分泌量，并可改善口服由萘异硫氰酸酯(ANIT)导致胆管损伤大鼠的胆汁流量，明显增加ANIT肝损伤大鼠的胆汁分泌。

● 退黄作用。可抑制口服ANIT引起的大鼠血清胆红素、胆固醇、胆汁酸升高。提示其具有良好的消退黄疸作用。

● 保肝降酶作用。可抑制多次注射CCl4引起的大鼠血清转氨酶升高、总蛋白和白蛋白降低，减少肝胶原蛋白含量；对一次性腹腔注射(ip)四氯化碳(CCl4)、D-半乳糖胺(D-GalN)所致小鼠血清丙氨酸氨基转移酶、天冬氨酸氨基转移酶升高亦有较强的抑制作用，组织学检查，对分别由CCl4、D-GalN引起的动物肝损伤，正肝清黄片具有一定的保护作用。

● 对免疫系统的影响。对BCG(卡介苗)加LPS(脂多糖)诱导的小鼠免疫性肝损伤有明显的保护作用；可明显增强环磷酰胺(Cy)处理小鼠低下的腹腔巨噬细胞吞噬功能、溶血素抗体生成反应及Con A诱导的淋巴细胞增殖反应，并可增强正常小鼠Con A诱导的淋巴细胞增殖反应。

● 抗肝炎病毒作用。可抑制2.2.15细胞HBsAg、HBeAg

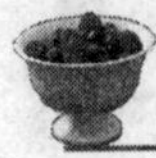

的复制和表达；对细胞培养上清和细胞内 DNA 复制及感染鸭乙型肝炎病毒(DHBV)的鸭血清中 DHBVDNA 升高有较好的抑制作用。正肝清黄片对乙肝病毒具有一定的抑制作用。目前已获得国家食品药品监督管理局新药临床批件，正在进行Ⅲ期临床试验。有关正肝清黄片对丙肝病毒有无灭活或抑制作用的试验也正在探索之中。

②赤丹退黄颗粒，10g/袋。1 袋，每日 3 次，口服，8 周为 1 个疗程。功能凉血清肝，活血退黄，可用于瘀热发黄证。

③安宫牛黄丸，用法同前。

④云南白药胶囊，用法同前。

⑤复方茵陈注射液，用法同前。

⑥清开灵注射液，用法同前。功能清热解毒，化痰通络，用于瘀热痰阻证。

⑦丹参注射液，250ml/瓶。250ml，静脉滴注，每日 1 次。20 日为 1 个疗程。功能活血化瘀，用于瘀血阻络证。

(7)外治法：中药保留灌肠法。

处方 1：生大黄 30 克。

【用　法】 见急性肝衰竭相应部分。

【适应证】 肝衰竭早、中期；高氨血症，肝性脑病，氮质血症，上消化道出血。

处方 2：生大黄、煅龙骨、煅牡蛎各 30 克，白及 15 克。

【用　法】 见急性肝衰竭相应部分。

【适应证】 肝性脑病，肝肾综合征，上消化道出血。

处方 3：生大黄、蒲公英各 30 克，金银花、枳实、广木香各 15 克。

【用　法】 将上药水煎至 100 毫升，保留灌肠，每日 1 次。

【适应证】 各型肝衰竭患者。

【注意事项】 患有严重痔疮，女性患者在月经期，有肛门狭

窄、人工肛门、合并有心脏病者禁用此法。出现严重腹泻则停止灌肠。

肝衰竭(重型肝炎)是病毒性肝炎中最严重、最凶险的一种临床类型,其发病机制错综复杂,临床表现变化多端,死亡率高,国内外报道,死亡率达70%～80%,治疗难度大。单用基础治疗或加人工肝方法仍无法从根本上解决内毒素及炎症介质的产生问题,且重型肝炎患者存在严重肠胀气等临床表现。以中药内服、灌肠联合人工肝是治疗重型肝炎的有效方法,临床研究表明,以中药内服、灌肠联合人工肝治疗组疗效明显优于西医基础治疗＋单纯血浆置换治疗。

21. 乙型肝炎或丙型肝炎肝硬化出现腹水时中医如何用药

乙肝或丙肝后肝硬化腹水是肝病的后期阶段,是慢性乙肝或丙肝长期失治、误治发展演变而成的,出现腹水即列为重型肝病。由于个体差异,病理改变十分复杂,常出现多种合并症,如腹水伴胸水、肝性脑病、肝性肾病、肝病合并糖尿病等,所以治疗难度大,预后不理想。肝硬化腹水的现代影像学检查:肝脏形状大小改变,脾大,门静脉压增高,门静脉内径增宽,食管及胃底静脉曲张,并有胸水腹水、胆囊壁水肿等一系列的病理改变。生化检查:白蛋白降低、球蛋白增高致A/G倒置,胆红素升高,还有胆碱酯酶下降,这三组指标是最有代表性和最有临床意义的指标,也是分析预后的重要参考依据。肝硬化腹水属于中医的癥瘕、积聚、黄疸、臌胀等范畴,在中医学里也定为难症和顽症。中医治疗肝硬化腹水是在辨证施治的基础上,标急治标,本急治本,用健脾益气、消胀利水、利腑通便和软坚化瘀法进行治疗,常收到理想的效果,能够解除患者的痛苦,延长生命。有一位患者54岁,男性,肝硬化腹水,通过1年的中医治疗,恢复到同常人一样的生产劳动能力,又存活了18

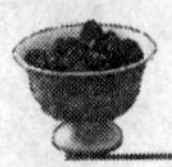

年，最后因摔伤而死亡。说明肝硬化腹水患者仍可以治愈并康复。治疗肝硬化腹水要抓住 4 个关键问题，第一，标急治标，消胀利水。腹胀是患者最痛苦的临床症状，如果不及时消除腹胀，时刻都有生命危险。中医有句话叫"留人治病"，腹水虽然是标，此时必须以利水消胀为先，用五皮饮并结合补蛋白加服以下中药，如黄芪、当归、党参、山药、大枣、阿胶等提高白蛋白，纠正蛋白的比值是消胀利水的根本。第二，健脾益气，通腑利便。肝硬化腹水患者多数是小便黄少、大便干燥、二便不畅，患者口渴不敢饮、肚饥不敢食，所以必须保持二便通畅，患者才能增进食欲和饮食，保证热能的摄入。通腑利便还可以有效地防止胆红素(黄疸)升高。健脾益气常用的方剂药物有补中益气汤、四君子汤，利小便常用的药物有金钱草、车前草、猪苓、泽泻、白茅根、大腹皮等，通利大便常用的药物有栀子、大黄、大芸、枳实、炒莱菔子、郁李仁等。第三，软坚化瘀，养血柔肝。肝硬化的发病机制是湿热疫毒久羁肝脏，深浸胶固，致使肝血凝滞而形成肝硬化。现代医学认为，病毒侵居于肝细胞内，抗原抗体的免疫反应形成的免疫复合物沉积于肝脏，使肝内的微循环受阻造成大量的肝细胞变性坏死而形成肝纤维化和肝硬化。中西医对肝硬化形成的理论非常吻合，所以治疗肝硬化化瘀消癥为治本之法，常用的药物有鳖甲、牡蛎、泽兰、三七、丹参、郁金、益母草、牛膝、王不留行和毛冬青等。肝为刚脏，宜柔而不宜伐，宜活而不宜破，尤其要禁用破血药，如三棱、莪术、水蛭和䗪虫等。肝硬化腹水时门脉增宽、静脉曲张，时刻有出血的倾向，如果用破血药会破坏肝细胞，降低血小板，造成大出血，这是非常危险的。很多临床资料也证实了这一理论观点。

22. 如何预防肝纤维化产生，纠正肝纤维化的指标有哪些

肝纤维化是慢性肝病向肝硬化过渡的一个阶段，是肝脏病理

改变的一个过程，它不是一个独立的疾病名称。随着现代医学的不断发展，近几年研究出了检测肝纤维化的4项指标，以及瞬时弹性测定(F·S)可判定肝纤维化、肝硬化程度的指标，为预防和治疗肝纤维化提供了可靠的治疗依据。肝纤维化的4项指标中，透明质酸是早期肝纤维化指标，Ⅲ型胶原肽是早期肝硬化和酒精性肝硬化形成的指标，层黏蛋白是中晚期肝纤维化伴有门脉高压的指标。瞬时弹性测定值≥7开始考虑肝纤维化形成；>17.5要注意早期肝硬化。肝纤维化一般是由慢性活动性肝炎演变和发展而成的，长期的病毒复制、大量酗酒导致肝功能反复不正常，尤其是蛋白的比值改变，就应当去检查肝纤维化指标。预防肝纤维化形成，治疗肝纤维化是治疗慢性肝病的关键阶段，一旦治疗不当，就会发展成肝硬化这个肝病的难症、顽症。形成肝纤维化的原因与自己的心态情绪、生活起居、饮食习惯、治疗用药等方面有密切的关系，肝纤维化所表现的体征、临床症状属于中医的胁痛、湿热、积聚等证，常出现肝区不舒、两胁胀痛、食少纳呆、脘腹胀满、大便燥结、小便黄少、眠差乏力、舌红苔腻、脉象弦滑，中医辨证为肝气郁结、肝胃不和及气滞血瘀，有的还出现蜘蛛痣和肝掌体征。预防肝纤维化常用的方剂有：柴胡舒肝散、丹栀逍遥散、一贯煎，中药应选用当归、白芍、柴胡、郁金、香附、延胡索、川厚朴、瓜蒌、丹参和赤芍等。中医常用丹参、赤芍、鳖甲、牡蛎、郁金、白芍、三七和泽兰等来降解已经形成的肝纤维化，纠正纤维化指标的异常。

23. 如何用中药为乙型肝炎和丙型肝炎患者提高机体免疫力

免疫学是现代医学领域的一门学科，是研究传染病肝病的基础理论，免疫是指机体自身产生或者通过接种获得对传染病等疾病的抵抗力。免疫虽然是一个抽象无形的医学术语，但它蕴藏着十分复杂的学术内涵。人的免疫系统分工很清，非常严谨，而且非

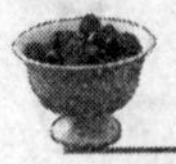

常专业，如乙肝表面抗体只能抵抗乙肝，丙肝特异性抗体才有可能抵抗丙肝，治愈任何一种传染病必须获得相应的抗体。乙肝5项“两对半”的化验，“大三阳”“小三阳”就叫免疫性指标，可直观看到自身的抗原和抗体交争的情况，如果自身的免疫抗体战胜了病毒，说明乙肝治愈了；如果乙肝病毒战胜了机体自身的抗体，病毒就会长期携带，如果抗体永远不能战胜病毒，就会演变为肝纤维化、肝硬化、肝癌。因此，提高机体免疫是肝病领域的主要课题。近年来，乙肝基因疫苗的出现是对人类的一大贡献，也是免疫学对人类的贡献。但丙肝至今还纯化不了特异性抗体，尚无疫苗。

通过数年来的临床观察，现代医学中机体的免疫功能与传统医学的正气几乎为同一概念，如《素问·遗篇》指出：正气存内，邪不可干，邪之所凑，其气必虚。中医学认为，正气是指机体的生理功能和抗病能力。中医的正气和现代医学的免疫共同来源于两个方面，一是先天禀赋遗传因素，二是后天的培养接种。病毒性乙肝无论是携带型还是活动型，都属于正气不足免疫功能低下。前面已经讲过，我国感染过乙肝病毒的人数占总人口的56％以上，但有46％的乙肝病毒携带者正气内存，免疫能力强，不治而愈，并产生相应的抗体。免疫功能的高低强弱与本人的心理、精神状态有密切关系，而中医的正气与七情密切相关。正气存内说明脏腑的功能协调，抗病能力强；正气不足则反之，脏腑功能不协调，抗病能力差，尤其表现在慢性病毒性乙肝上，多数患者脾胃功能不好，消化不良，食少纳呆，腰酸乏力，疲倦呆滞，体弱多病，易感冒，脉细无力，是各种传染病病原攻克的“对象”。当然，不是所有乙肝患者都是如此，只不过是轻重不同而已。根据以上情况，免疫功能低下的人，中医学辨证为脾肾两虚型，按此证型的治疗应当采取健脾益肾法，也就是补先天之肾，扶后天之脾，常用的中药有黄芪、云苓、白术、西洋参、太子参、山药、黄精、紫河车、枸杞子、菟丝子、大山楂、补骨脂和巴戟天等。提高免疫功能的方剂有补中益气汤、一贯煎、

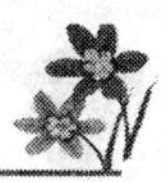

归脾汤和左归饮等，在临床上要通过辨证的方法有选择性用药，禁用一些大热、大寒及辛热有毒性的中药，以免损伤肝脏。

实践中，很多慢性丙肝患者也属于免疫功能不佳，正气不足。在使用干扰素加利巴韦林抗病毒的同时，常需用健脾益肾之法的中草药配合，方能取得更好效果。

24. 肝硬化如何辨证施治选用防癌中药

肝癌是死亡率最高的恶性肿瘤之一，我国每年约有 20 万肝癌患者，无论采用中医、西医、手术、放疗、冷冻、激光治疗都不够理想。治疗也只能是减轻患者的痛苦，改善生活质量，延长生存期。预防和治疗肝癌仍是当今的难题，很多统计资料表明，70%的肝癌发生于肝硬化，肝癌患者的血清 HBsAg 和其他标志物阳性占 90%，欧美则有 80%的肝癌患者可能查出 HCVRNA 阳性；说明肝癌的发病率与乙肝、丙肝的发病率呈平行关系。所以，如何用中医中药辨证的方法阻断肝硬化向肝癌转化是我们研究的课题。慢性活动性乙肝或丙肝由于治疗不当会出现两种结局，一是肝硬化，二是肝癌，这就是规律。在临床上，要以中医辨证方法为基础，未病先治，防患于未然，阻止其向两个方面尤其是向肝癌发展。

中医学认为，正气不足、肝气郁结、气滞血瘀，是诱发肝癌的主要因素，尤其是乙肝或丙肝患者长期受疾病的困扰，情绪郁闷忧愁，心态不平衡，是形成肝气郁结的因素。肝气郁结，久则气滞血瘀，就形成“外感六淫，内伤七情”的致病因素。在与肝炎、肝硬化患者接触时，应首先做好心理工作，使其积极配合治疗，解除思想负担，多学习肝病的有关知识。在治疗上，以扶正为主，疏肝理气，活血化瘀。在肝病治疗的基础方剂上，选择 1～2 味对治疗肝病有协同作用的、对肝脏绝对无损害的抗癌中药，如半枝莲、半边莲、穿心莲、白花蛇舌草、山豆根、野菊花、猪苓和薏苡仁等，用量宜大，轻投无效，绝不可使用有毒之品，如斑蝥、露蜂房、马钱子、龙葵和急

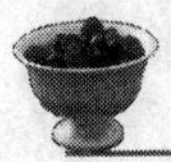

性子等。根据多年的临床经验，经治疗很多的肝纤维化、肝硬化患者的甲胎蛋白（AFP）指标从高水平降至正常。

AFP是诊断肝癌非常有价值的指标，国内外很多资料早已证实，AFP＞500μg/L持续4周或AFP＞200～500μg/L持续8周，即可做出肝癌的诊断。如果AFP和ALT动态曲线平行同步，ALT降至正常，AFP也降至正常，说明转癌的可能性不大，如果ALT降而AFP不降，两者分离，则可诊断为肝癌。如果AFP长期阳性，则是肝癌的高危人群。治疗肝硬化要及时检查AFP指标的变化，以便有效地治疗，控制阻断肝硬化向肝癌发展。近年来，三〇二医院对怀疑肝癌的患者，查出AFP/GP73阳性，更能帮助确诊早期肝癌。

25. 如何给肝硬化食管静脉曲张出血者止血

肝硬化必然要引起静脉曲张，其中食管和胃底静脉曲张是最危险的区域，一旦出血就会引起非常危险的后果。由门静脉高压引起的出血死亡率为50％～70％，反复出血死亡率为80％。形成静脉曲张是因为腹内压增高，肝呈淤血状，脾静脉血回流受阻形成静脉曲张，静脉曲张后静脉壁变薄变脆，很容易划破引起大出血，所以肝硬化静脉曲张者一定要注意饮食，禁止吃坚硬的、油炸的、带刺的食物，不可过饥过饱、暴饮暴食，避免划伤损伤已经曲张的食管胃底静脉，更重要的是注意饮食卫生，如引起胃炎、肠炎更难以治愈。静脉曲张引起破裂出现大出血，往往是肝硬化患者人生终结的表现，所以必须采取急救措施进行治疗。第一，患者一定要卧床休息，绝对禁食，避免呕吐，定时检查血常规的变化；第二，应立即给氧、输血、补充血容量，并给止血剂维生素K1等药物，也可选用三七粉、花蕊石粉，每日6次，每次3～5克冲服；第三，可选用现代技术，如内镜组织黏合剂、三腔管填塞，以及套扎等方法，非手术禁忌患者还可以急诊外科手术处理；第四，可选择中医中药治

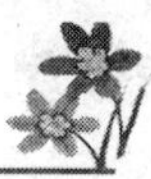

疗，肝硬化上消化道出血是由于血瘀阻络，瘀生热，血热妄行和脾不统血所致，治疗应首先消胀利水，减轻腹腔的压力，而后用清热滋阴，凉血止血法进行治疗，常用的方剂有十灰散、滋阴凉血汤，常用的药物有生地炭、茅根炭、白及、白蔹、阿胶、藕节、牡丹皮、茜草、大黄炭、水牛角粉、花蕊石粉和三七粉等。

典型病例：梁某，男，54 岁，唐山迁西县人，2002 年到三〇二医院初诊，患乙肝 40 年多，1999 年转为肝硬化腹水，每年出血数次，2001 年出血 10 次住院 10 次，平均每月住院 1 次，每次输血 500～1 000ml，花掉数十万元，家庭经济状况已无力支付药费，患者在家卧床，危在旦夕，家人计划放弃治疗，准备后事。经朋友介绍，在患者和家人的请求下让其服中药 5 剂后，病情明显好转，坚持服中药 273 剂后未再出血，于 2004 年 5 月体质健壮，恢复工作，过去面色暗黄，现在满面红光，通过肝功能检查，各项指标在正常范围之内。常用方剂十灰散、补中益气汤、滋阴凉血汤，可轮换使用。

26. 中医辨证治疗乙型肝炎 HBsAg 阳性或丙型肝炎 HCVRNA 阳性的要点是什么

查乙肝 5 项指标，发现 HBsAg 阳性者，大多是慢性肝炎或是乙肝病毒携带状态，如果患者有黄疸，应细心辨别是阳黄还是阴黄。如果在急性期治疗不当，患者 HBeAg 持续 90 天以上者，标志着急性肝炎向慢性乙肝发展。另外，有输血、整容史、静脉内药瘾史、冶游史的人，常可查出丙肝抗体及 HCVRNA 阳性，绝大部分确诊丙肝的患者都已成慢性丙肝。这些久病且体虚的慢性乙肝或丙肝的患者又常因情志不稳、过急过劳夹杂感冒，或乱用药物等因素，致患者正气虚弱，不能驱邪于外，使本病由实症向虚症、病毒由气分入血分转化，向慢性迁延和反复活动的方向发展。中医学认为，所有慢性丙肝或慢性乙肝发生的外因主要是湿热邪毒，而正气亏损、免疫力失调则是发病的内因。病位虽然在肝，但与五脏相

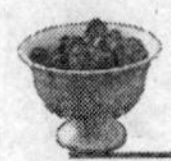

关，使本病在临床上表现错综复杂。主要有“湿”“热”“瘀”“虚”四大征象，而在不同病期，不同体质和病毒复制的多少不同，与正邪虚实，阴阳亢虚的不同偏盛条件下，临床辨证可分为12种情况：①湿热阳黄者可分为湿重于热，或热重于湿，或湿热并重。②重型急黄或称热毒内陷综合征。③寒湿阴黄综合征。④肝郁气滞型。⑤肝胃不和型。⑥气滞血瘀型。⑦肝郁脾虚型。⑧脾肾阳虚型。⑨肝肾阴虚型。⑩气阴两虚型。⑪痰湿互结型。⑫余热未尽型。

有时证中夹证（症），虚实寒热，瘀虚相混，临证时必须仔细分析详辨。

27. 丙型肝炎或乙型肝炎有湿热阳黄者如何辨证用药

丙肝或乙肝湿热阳黄之证，多见于急性黄疸期、淤胆型、急性重型肝炎早期及慢性肝炎活动期，按湿热偏盛又分为热重于湿和湿重于热两类综合征。

(1)热重于湿者：症见身目俱黄，色鲜如橘皮，口苦咽干，恶心厌油，不思饮食，上腹胀满，大便燥结或便秘，尿赤黄似红茶，舌质红，苔黄或黄腻，脉弦数。治宜清热利湿，可选用：①茵陈蒿汤，方剂中茵陈30克，善清热利湿退黄，栀子清三焦湿热，大黄泻热逐瘀，通利大便，使瘀热从大便而解。此方加车前草，使湿热从小便而出，加赤芍凉血活血，有利黄疸消退；热毒壅盛者，加板蓝根、蒲公英、败酱草共起清热解毒之功；黄疸重者，加金钱草、郁金，可增加利胆之效；身痒者，加苦参、白鲜皮，祛湿止痒。②茵陈栀子金花汤，方剂中茵陈为君药，退黄利湿，黄芩清上焦湿热，黄连清中焦湿热，黄柏清下焦湿热，栀子清三焦湿热，加大黄清火泻湿热。③龙胆泻肝汤，方剂中龙胆草为君药，泻肝胆实火，除下焦湿热，臣药以黄芩、栀子苦寒泻火，泽泻、车前子清热利湿，使湿热从小便而出，为防火盛伤阴，可用生地黄、当归以活血滋阴，甘草解毒和中，可防

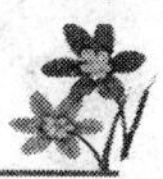

止龙胆草苦寒伤胃。

(2)湿重于热者：症见面目周身俱黄，色如鲜橘，纳呆口苦，口黏或淡，恶心呕吐，胸脘痞满，疲乏无力，便溏或黏滞不爽，舌质淡而润，苔白腻，脉弦滑。治宜利湿清热，健脾和中。可首选茵陈五苓散，用茵陈利湿退黄，白术、茯苓健脾除湿，桂枝温阳利水，猪苓、泽泻渗湿利水。亦可在茵陈五苓散的基础上，加平胃散(方剂中苍术燥湿健脾，厚朴、陈皮除湿理气，芳香醒脾，并以甘草补脾和中)。湿重型黄疸丙肝或乙肝患者常可选用三仁汤，方剂中杏仁辛开苦降，善开上焦，宣通肺气；蔻仁芳香化浊，与厚朴、半夏同用，使运脾除湿之力增强；薏苡仁益脾渗湿；通草、滑石、竹叶、甘草淡渗利湿，使周身湿从下而去。

随症选方，早期如加用丹参、赤芍、泽兰等活血药，可加速退黄；脘腹胀满者，可加厚朴、枳壳、瓜蒌以开胸散结；胁痛明显者，加郁金、白芍、柴胡、川楝子以疏肝解郁；恶心呕吐者，加藿香、竹茹、陈皮、代赭石以和胃降逆止呕。

28. 中医如何施治重型急黄丙型肝炎患者

重型急黄丙肝，中医常诊为热毒内陷，症见起病急骤，突发黄疸，伴有发热，热退后黄疸指数猛升，伴有口渴欲饮，脘腹胀满，极度疲乏，口腔有肝臭味。尿似浓茶，大便秘结，有的伴有高热后病情迅速恶化，出现神昏谵语，鼻出血，舌质红绛，苔黄腻干燥，脉弦数或弦大。

治宜清热解毒，凉血救阴。常用犀角地黄汤(无犀角可用水牛角 60 克替代先煎)清心火泻肝，大清营血之热，配以黄连、黄柏、黄芩、栀子，清热之力更大；配生地黄、牡丹皮、赤芍，清热凉血补阴；有衄血者，加元参、白茅根、茜草，凉血止血，滋阴清热。出现神昏谵语者，加石菖蒲芳香开窍，配安宫牛黄丸、至宝丹开窍化浊，同时加茵陈利湿、清热退黄，加大黄可荡涤胃肠瘀热。身体强壮者，初

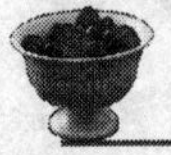

期退黄还可以加玄明粉1.5克，每日2次，用煎出的药液冲服。

29. 中医如何治疗重度黄疸肝内胆汁淤积症

对于血清胆红素>171μmol/L并持续超过1个月以上的重型黄疸肝内胆汁淤积症，三〇二医院汪承柏教授报告，用凉血活血的中药治疗此症70例(其中急黄肝14例，慢性活动肝50例，原发性胆汁性肝硬化6例)，均由病理证实。中医辨证均有血瘀血热症。以丹参、赤芍、葛根为主药，兼心下停饮者26例，加桂枝、茯苓；兼有阳明实热者11例，加生大黄、玄明粉；兼有脾肾阳虚1例，加肉桂、炮附子；兼湿热1例，加黄芩、白茅根。结果14例急黄、47例慢黄均消退，血清胆红素降至正常，平均天数分别为85.2±28.32天及68.73±24.14天。但6例原发性胆汁性肝硬化者无1例有效。我们认为，急慢性肝内胆汁淤积症常由病毒引起，凉血活血中药有效，而因免疫因素引起的原发性胆汁性肝硬化患者病情重，兼证较少，发病机制不清，治疗常无效。

30. 中医如何治疗丙型肝炎寒湿阴黄者

丙肝出现寒湿阴黄多见于慢性肝炎或肝炎后肝硬化及淤胆型肝炎和慢重肝患者，在急性丙肝中极为罕见，辨证为阴黄的丙肝患者多由湿偏重型转化所致，临床上可见身目黯黄，额角、手背黄色晦暗，呕逆纳少，脘闷腹胀，畏寒肢冷，身体困倦，大便稀溏，舌淡苔白腻或白滑，即辨证为寒湿困脾。

对寒湿困脾阴黄者，治宜温阳散寒，健脾利湿，可用茵陈术附汤，方剂中的茵陈、附子并用，温化寒湿，利胆退黄；白术、干姜、甘草健脾燥湿温中；茯苓、泽泻渗湿利水；或用茵陈四逆散加味，方剂中附子、桂枝、干姜温阳散寒，茵陈利湿退黄，党参、黄芪、白术益气健脾化湿。如黄疸消退缓慢或进一步加深，可用桃仁、红花、丹参和泽兰等活血之品有利于退黄，身痒者，加秦艽、白鲜皮、地肤子祛

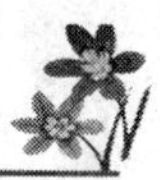

湿止痒。若兼肝郁、血瘀等症，酌情选用对症方剂或合用。

31. 中医如何治疗肝郁气滞型丙型肝炎

急、慢性肝炎或肝炎后肝硬化的丙肝患者，常诉两胁或右胁肝区胀痛，痛无定处，常呈间歇性，急躁生气后加重，时时叹息，欲出长气，伴有胸闷腹胀，咽喉部似有物梗塞。舌质略红，苔薄白，脉弦可诊为肝郁气滞。治宜疏肝解郁，解毒活血。常用逍遥散，方剂中柴胡疏肝解郁，当归、白芍养血柔肝，白术、茯苓、甘草健脾益气，使肝气条达、脾得健运；加板蓝根、金银花、夏枯草、丹参以活血解毒；胁痛重者，可加川楝子(用量不可超过10克)，延胡索疏肝止痛；食少腹胀者，加焦三仙、鸡内金，可消食除胀；失眠多梦者，加酸枣仁、夜交藤、百合，可清心安神。

32. 中医如何调治脾胃不和型丙型肝炎

急、慢性丙肝或肝炎后肝硬化，兼有胃炎、胃十二指肠溃疡，甚至可查出幽门螺杆菌阳性者，常见症状有胃脘胀满或疼痛，两胁窜痛，灼心吞酸，嗳气呃逆，食少纳呆或恶心呕吐，舌质淡红，苔薄白或薄黄，脉弦滑。辨证为肝胃失和，治宜疏肝解郁，降逆和胃。治以柴胡舒肝散，方剂中柴胡、香附疏肝解郁，川芎止肝经之血，枳壳醒脾理气，白芍、甘草缓急止痛，诸药配伍，共疏达肝气，活血柔肝之效。加二陈汤更可降逆和胃，燥湿化痰。两方合用可起疏肝和胃之功。如患者诉胃脘胀痛牵引胁肋隐痛者，可加川楝子、沉香粉冲服，以理气止痛。呃逆重者，加藿香、代赭石、竹茹，降逆止呕；食积嘈杂者，加鸡内金、莱菔子，消食除胀。

33. 中医常用何药治疗丙型肝炎肝郁脾虚者

慢性丙肝、肝炎后肝硬化或重肝恢复期，常有肝郁脾虚的表现。症见两胁胀痛，腹胀以午后加重，身倦体乏，食欲缺乏，大便溏

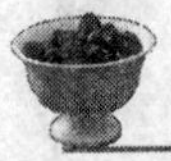

泄，舌淡或暗红，苔薄白，脉沉细弦。治宜健脾和中，疏肝解郁。常用逍遥散加四君子汤。逍遥散疏肝理气，党参、白术、茯苓、甘草益气健脾，可增强疏肝健脾之功。胁痛重者，加川楝子、延胡索疏肝止痛。腹胀明显者，加白豆蔻、砂仁、厚朴、陈皮以化湿行气；食纳不香者，加焦三仙，消食健脾。

34. 丙型肝炎脾肾阳虚者中医如何用药

脾肾阳虚的丙肝，多见于慢性丙型肝炎和肝炎后肝硬化的患者。症见畏寒肢冷，面色无华或晦暗，少腹腰膝时有冷痛，晨起可见肢胀水肿，食欲稍差或食少腹胀，便溏甚至完谷不化，并伴有五更泄泻，小便清长或尿频，舌体胖大有齿痕，苔白，脉沉细。治宜温补脾肾，可用补中益气汤合肾气丸交替或联合使用。主要药味有党参、黄芪、白术、陈皮、砂仁、甘草、附子、桂枝、山药、补骨脂和茯苓等。方剂中附子、桂枝温阳，党参、黄芪、白术、甘草益气调中，山药滋阴补肾健脾，茯苓渗湿宁心，陈皮、砂仁理气和中。腹胀便溏者，加补骨脂、吴茱萸，草豆蔻、厚朴健脾行气；尿少者，加泽泻、车前子利水渗湿；纳差者，加焦三仙，健脾消食。

35. 肝病气滞血瘀者中医如何用药

气滞血瘀的丙肝患者，多见于慢性肝炎、肝炎后肝硬化、代偿期或失代偿期肝硬化。症见两胁刺痛，胁下痞块，面色晦暗，赤缕红掌，皮肤甲错，妇女闭经或行经夹块，伴小腹痛，舌质暗紫或有瘀斑，舌下青筋怒张，脉弦涩。治宜行气活血，可用血府逐瘀汤加减。方剂中桃仁、红花、赤芍、川芎活血祛瘀；柴胡、枳壳、甘草调气疏肝、善治胁痛；当归、生地黄补血调肝；牛膝通利血脉，引血下行；桔梗开肺气以启闭，使气血上下通调。胁痛重者，加郁金、延胡索祛瘀止痛；轻度黄疸者，加茵陈、金钱草、栀子清热利湿退黄；鼻出血者，加三七粉、白茅根、大蓟、小蓟，凉血止血；心悸气短者，加党参、

黄芪，补中益气；肝脾大者，加鳖甲、牡蛎、夏枯草、王不留行，软坚散结。

36. 肝肾阴虚型丙型肝炎患者中医如何辨证用药

肝肾阴虚多见于慢性丙肝、肝硬化、亚急性重型肝病后恢复期的患者。主诉常有腰膝酸软，足跟痛，手足心热，头昏目眩，两眼发涩发干，口燥咽干，失眠多梦，右胁隐痛，或伴低热，舌质发红，少苔或无苔，脉弦细数。治宜滋补肝肾，养血活血，常用一贯煎。方剂中以生地黄为君药，起滋养肝肾作用，配沙参、当归、麦冬、枸杞子，以增强滋阴之效，获养血柔肝之功；加川楝子疏肝解郁，以平其肝气横逆。上述诸药配伍使阴虚得充，肝气得平，胸胁疼痛得以缓解。如有午后低热者，加牡丹皮、鳖甲、地骨皮、银柴胡以清虚热；纳差者，加谷芽、麦芽、山楂，消食健脾；腹胀者，加大腹皮，行气消胀。

37. 气阴两虚型丙型肝炎有哪些特点，应如何治疗

丙肝进入慢性迁延性或反复不愈，向肝纤维化、肝硬化发展后，久病而形成气阴两虚的特点。常可见全身乏力，心悸气短，头晕目眩，面色苍白无华，活动后腰酸膝软，劳累后胁痛，口咽干燥，五心烦热，纳差腹胀，大便溏薄，舌质红或淡，苔薄白或无苔，脉沉细无力。治宜益气养阴，可用四君子汤合一贯煎。方剂中的四君子汤补气健脾，一贯煎养阴柔肝，二方联用，以达到健脾和中，滋阴疏肝，养阴益气之效。胁痛重者，加白芍、丹参；失眠多梦者，加夜交藤、合欢皮，养心安神；咽干口燥者，加五味子、麦冬，益气生津。

38. 痰湿互结型丙型肝炎应如何治疗

慢性丙肝食欲甚佳，爱吃油腻厚味者，常合并有脂肪肝。症见虚胖无力，纳食香甜，右胁不适，大便黏滞不畅，苔白腻，脉弦滑。治疗宜化痰祛湿，疏肝活血。常用方剂为草决明 15 克，柴胡 15 克，丹参 15 克，泽兰 10 克。方剂中草决明清肝热，生山楂祛瘀消积，虎杖、茵陈祛湿，丹参、泽兰通调肝脾之血，制何首乌加泽泻，有降血脂作用，郁金、柴胡疏肝解郁；大便黏腻不畅者，加全瓜蒌、陈皮以清大肠湿热。

39. 湿热未尽型丙型肝炎应如何治疗

丙肝湿热未尽者多见于急性肝炎恢复期，也可见于慢性迁延性肝炎和肝硬化代偿期。症见身倦体乏，右胁作痛，腹胀，口苦，胃纳欠佳，或轻度黄疸，小便黄、大便秘结，舌质红、苔黄腻。治则以清热利湿为主，判明是湿重还是热重，分别按急性肝炎予茵陈、栀子、金化汤加减或仅用淡竹叶、鲜芦根，水煮当茶饮(对热重者)；也可用茵陈五苓散或平胃散(对湿重者)；夏令常予三仁汤等，有的患者 HCVRNA 定量呈低水平复制或在正常范围内，谷丙转氨酶、谷草转氨酶正常，但经常可见轻度黄疸，TBIL＞17.1μmol/L 则呈现残留黄疸，宜用消黄散(青黛、明矾、三七等)1～1.5 克，每日 2～3 次，或用黛矾散(青黛、明矾之比 2∶1)每次 1.5 克，每日 2 次。还可用茵陈、车前草、白茅根各 30 克，水煎服，每日 1 剂。经常有谷丙转氨酶波动者，可用五味子粉、垂盆草、水飞蓟、甘草酸、黄芩苷、齐墩果酸、山豆根制剂等选服或交替服用，但有效后不可骤停，应逐步减量谨防肝酶反弹。

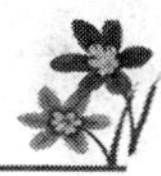

40. 钱英教授用中医药治疗慢重肝的特色是什么

钱英教授说:慢性重型肝炎(简称慢重肝)在我国占重型肝炎(国外称肝衰竭,包括急重、亚急重)中的大多数。例如,北京地坛医院近5年收治799例重型肝炎中乙型肝炎占83.5%,丙型肝炎占10%,而在此乙型或丙型重肝中,慢重肝又占96.77%。慢重肝发病急、病情重、预后差,死亡率高,三〇二医院对该院250例重型肝炎进行了分析,其中慢重肝死亡率为71.2%。

中医学认为,该病属急黄、臌胀、出血、昏迷、厥脱等范畴,隋代巢元方所著《诸病源候论·黄病诸候》曰:"因为热毒所加,故卒然发黄,心满气喘,命在倾刻,故云急黄也。"清代沈金鳌曰:"有天行疫疠,以致发黄者,俗谓之:瘟黄,杀人最急。"新中国成立后,中医中药曾在慢重肝的治疗中占有一席之地,江西周嘉善总结了1981～1986年间国内11家医院采用中西医结合治疗重型肝炎501例,共存活241例,存活率为46%,优于单纯西医治疗组。三〇二医院在"七·五"期间牵头全军"中西医结合治疗慢重肝"攻关专题,经过多年努力,使慢重肝存活率有较大提高。

鉴于中医有几千年的实践经验可待发掘,慢重肝病人有相对较长的时间可以接受中医药治疗,肝移植所需肝源日渐困难,面对国内大多数慢重肝病人正在接受内科综合治疗的现状。我们认为,当前应该加强中医与西医的合作,优势互补,共同探索中西医结合的创新路子,使该病的治疗有效率再提高是完全可行的。为此目的,钱英教授介绍中医截断扭转法如下。

(1)截断扭转法:20世纪70年代末,上海医科大学姜春华教授在《内经》"上工救其萌芽"思想指导下,吸纳前人经验,如吴可的"客邪贵乎早逐"及"温病下不厌早"等经验,大胆提出了防治温病要截断的新理论,积极倡导治疗急症贵在早期采用"迎而击之"的

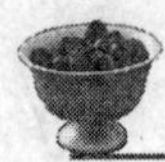

法则，即截断扭转法。该法的核心是强调一个“早”字和一个“快”字，采取果断措施和特殊方药，直捣病巢祛除病因，尽快截断恶性因果转换链，避免正气过度损耗，以求缩短病程，提高疗效。该法是一种“先安未受邪之地”的“治未病”思想的具体体现，是一种发展创新的治疗法则。

针对丙型或乙型慢重肝治疗，主要包括以下 3 个治法，即清热解毒法、凉血化瘀法、通腑泄浊法。

①清热解毒是截断扭转的关键。“毒”邪的要害是“毒，邪气蕴结不解之谓”(《金匮要略心典》)，一般具有猛烈性、火热性、传染性、特异性等特征(如嗜肝病毒、肠源性内毒素等)，针对毒邪入侵，热由毒生，毒与热结，逆变丛生，姜春华教授提出：应早用清热解毒法，最好在卫分、气分阶段截断毒热，防止内侵营血；用药剂量要重，可以日服 2～3 剂；要注意菌毒并治；以苦参、叶下珠、蒲公英、连翘、草河车、白花蛇舌草为首选，针对“热”邪，如热在上焦用黄芩，热在中焦用黄连，热在下焦用黄柏。

②凉血化瘀是截断扭转的重点。血热夹瘀是慢重肝的重要病机之一，常可导致瘀血发黄和弥散性血管内凝血等危候的发生。姜春华教授认为，采用凉血化瘀可以截断病邪于气营之间，顿挫病热，透营转气，不再深陷搏扰血分。他常用膈下逐瘀汤、犀角地黄汤治疗重肝。如今三〇二医院创“赤丹冲剂”，重用赤芍、丹参治疗慢重肝退黄已被广泛采用。总之，“凉血可以宁血”：首选犀角(水牛角浓缩粉代替)、生地黄、牡丹皮、栀子；“化瘀可以生新”：首选赤芍、丹参、茜草、紫草。

③通腑泄浊是截断扭转的枢机。“浊”指秽浊之邪，是滋生霉腐、逆变坏病之贼，浊蓄日久必损气败血，古人提倡“洁净腑”即指用泄下法以净化肠道，吴又可认为“温邪以祛邪为急，逐邪不拘结粪”，主张“温病下不厌早”，姜春华教授治疗重肝擅用大黄，每剂可用至 30 克，称“得大黄促之而下，实为开门祛贼之法”，主张用承气

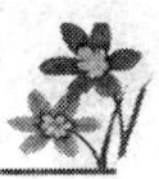

汤"急下存阴"。因浊邪往往与痰相关,姜春华教授治疗重肝还以通下与祛痰解毒同用,常可截断传变,转危为安。总之,通腑泄浊用于慢重肝的治疗可以切断肠肝循环、避免二次打击以扭转病机。药物首选大黄、枳实、厚朴、芒硝、黑丑、白丑之类,与祛痰并用亦可选瓜蒌、葶苈子、椒目之类。

(2)截断扭转法的中医特色表现:其一,该法以人为本,病证结合,根据辨证可以上述3个治法联用,也可选其中两法联用;其二,该法可以多途径给药,可以口服汤剂,鼻饲汤剂,静脉滴注中药制剂,灌肠透析中药(如用通腑泄浊方灌肠在治疗肝性脑病时常用)。

该法的优势在于疗效确切,江西周嘉善教授报道的中西医结合治疗501例重肝,存活241例,其中治疗大多采用截断扭转法,并指出该法打破了温病治疗中"卫之后,方言气"、"营之后,方言血"的常规。湖南谌宁生教授用自拟"解毒化瘀汤"和"凉血化瘀汤"共治疗70例重肝,同时与温病常规卫气营血辨证治疗34例比较($P<0.05$),显示截断法疗效更佳。

三〇二医院在早期确诊急性丙肝感染的20～50岁的患者中,使用注射干扰素500万～600万单位,每日或隔日1次,共注射6个月,配合中医中药治疗。出现慢重肝者,也采用前面3个治法,80%的患者获得了早期治愈的效果。

另有姜春华教授治疗重肝的经验方:广犀角9克,桃仁9克,生地黄30克,土鳖虫9克,生大黄24克,牡丹皮12克,连翘12克,黑大豆30克,大叶金钱草(对座草)30克,黄连6克,龙胆草9克,栀子9克,田基黄30克,茵陈30克,白茅根30克(有效病案从略)。在临床救治乙肝、丙肝重症患者时,可参考借鉴。

(3)治疗的体会

①注意祛邪不忘扶正。截断扭转法属于"祛邪"范畴,应速战速决,不可久用。尤其面对慢性重型肝炎病人的发病基础差,有慢肝或肝硬化病史,病程长。中医学认为"久病多虚",诊疗时可以虚

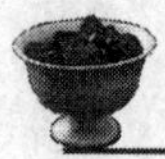

实兼顾，扶正与祛邪并施。曾治疗一例高某，男，59 岁（住院号82262），肝病史 18 年，因肝硬化失代偿入院，入院后黄疸加重（TBIL5.16mg/dl）、PTA 开始下降（51.5%），即用截断法治疗（茵陈 80 克，栀子 6 克，生、熟大黄各 6 克，苦参 15 克，半边莲 20 克，牡丹皮 15 克，白芍、赤芍各 30 克，丹参 15 克，茺蔚子 12 克，水红花子 10 克，郁金 12 克，猪苓 30 克），每日 1 剂，治疗 7 日，复查 PTA 下降更加明显（27.3%），改前方加黄芪六君子汤兼以扶正；再服 10 剂，复查 PTA 升至 67.3%，随后治疗 1 个月，缓解出院。提示祛邪与扶正兼施，清泄毒瘀与益气健脾法合用，并不相悖。

②通腑泄浊法。用承气汤急下存阴，可以净化肠道，截断二次打击。在此基础上，我们采用增液承气汤（重用生地黄）加强护阴，通过 46 例慢重肝的结肠透析（对照药用乳果糖），疗程为 2 周，随访 1 个月。两组疗效有显著性差异，存活率优于对照组。提示增液承气汤比单纯用承气汤更好。药效学证明，生地黄不仅可以净化肠道，而且可以改善肠道屏障功能，降低肠道 pH 值，促进自身多种双歧杆菌成倍增长。

③慢重肝晚期。其并发症很多，如多脏器衰竭、肝肾综合征等尚无更好的办法，但对早、中期患者仍有较高的救治率。在中西医结合治疗中，在试用中医药截断扭转法的同时，也要发挥西医药在抗病毒、抗感染、对症支持三方面的优势，中西医加强合作，优势互补，以求疗效的再提高。

41. 中药单体成分抗肝纤维化的研究进展如何

美国一年用于治疗肝病的植物药总价值达 27 亿美元。美国对甘草甜素推崇备至，称其为完美的药物。该药治疗慢性肝炎的机制在于能减少纤维化动物Ⅰ型胶原含量，抑制培养细胞Ⅰ、Ⅲ型前胶原 mRNA 的表达。甘草甜素的另一个可能的作用机制在于

诱导产生干扰素的免疫调节活性的作用。但其抗肝纤维化的临床疗效尚待于进一步观察。水飞蓟的有效成分在动物实验中证实有抗肝纤维化作用，其临床疗效同样是个未知数。

上海中医药大学以 IFNγ 为阳性对照药物，通过随机双盲对照和双模拟方法，选择符合慢性乙型肝炎肝纤维化诊断病例，分别口服丹参酸乙(SA-B)片或肌内注射针剂，同时给予相应模拟空白制剂，观察组和对照组各 30 例，疗程均 6 个月。以病理组织学观察为主要依据(全部病例皆有完整的治疗前后肝活检病理组织学资料，并由 3 位病理学专家盲法判定)；结合用药前(中)后临床症状、体征观察、病毒学和肝功能检测，血清纤维化指标(HA、LN、C-Ⅳ、P-Ⅲ-P)检测，肝脏 B 超探查及用药过程中常规作全面性观察检测。结果显示：①SA-B 组肝组织纤维化逆转率为 36.67%(11/30)，炎症改善率 40.0%(12/30)；IFNγ 组分别为 30.0%(9/30)和 36.67%(11/30)。②SA-B 治疗后血清 HA、C-Ⅳ含量均显著低于治疗前，且异常率也显著下降。以 4 项纤维化血清学指标的综合下降分析，治疗组的改善显著优于对照组。③两组肝功能、症状、体征均有改善，无明显差异。④SA-B 组肝脏 B 超影像学变化积分改善优于 IFNγ。⑤SA-B 治疗组发生纤维化逆转的病例，其用药前血清 ALT、AST 活性及总胆红素含量显著低于纤维化继续加重的病例。⑥IFNγ 有一定的不良反应(发热和血白细胞一过性下降，发生率分别为 50%和 3.23%)，而 SA-B 未出现明显的不良反应。⑦纤维化血清指标与肝组织纤维化的程度、炎症程度总体上呈正相关，随纤维化和炎症程度的加重，各指标均有不同程度的升高。初步表明，SA-B 可有效逆转慢乙肝肝纤维化(组织学逆转率达 36.56%)；SA-B 对血清 HA 含量的改善、4 项纤维化血清学指标的综合下降及 B 超积分变化均优于 IFNγ。SA-B 和 IFN 均可改善慢乙肝患者症状体征和肝功能；肝脏炎症反应较轻的慢性乙型肝炎肝纤维化患者更适宜 SA-B 的抗肝纤维化治疗；

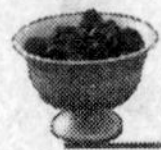

SA-B 无明显的不良反应。

42. 中药复方制剂抗肝纤维化的治疗效果如何

刘平教授认为，自 20 世纪 70 年代中期始开展中医药防治肝硬化及抗肝纤维化研究，迄今已表明，中医药在抗肝纤维化治疗中具有明显的优势。

(1)复方鳖甲软肝片(解放军三〇二医院)：以软坚散结、化瘀解毒、益气养阴为治法，由鳖甲、赤芍及冬虫夏草等 11 味中药组成。已以Ⅲ类中药新药投放市场。其Ⅱ期临床试验观察组服用复方鳖甲软肝片每次 4 片(每片含生药 0.85g)，每日 3 次；以中药和络舒肝胶囊为对照药，每次 5 粒(每粒含生药 0.93g)，每日 3 次；疗程为 6 个月。治疗前后做 2 次肝组织活检者观察组有 52 例，对照组 29 例；治疗后与治疗前比较，肝组织学改善率观察组为 67.14%，对照组为 27.59%。近年来，我们采用复方鳖甲软肝片治慢性丙肝肝硬化，在 6 个月内改善肝纤四项和瞬时弹性测定指标，以及治后的肝组织活检亦取得明显改善。

(2)复方 861(又称复方丹参合剂，北京友谊医院，王宝恩，等)：由黄芪、丹参、鸡血藤等 10 味药物组成。临床治疗慢性乙型肝炎伴肝纤维化患者，坚持服药 6 个月以上的 49 例患者治疗症状改善率 67%，血清 P-Ⅲ-P 及层黏蛋白含量较治疗前显著下降；ALT 活性的复常率达 73%，有 33%的患者门静脉管径缩小，脾大的回缩率为 52%。用该方制成的冲剂治疗慢性乙型肝炎，每次 1 袋(含生药 8 克)，每日 3 次，连用 6 个月。12 例于治疗前后做 2 次肝活检，肝组织学炎症计分由治疗前的 18.25±2.07 降至治疗后的 8.5±2.7，纤维化计分由 10.0±2.92 下降至 2.98±2.07；而对照组治疗前后无改变。治疗前肝组织炎症区域有较多-SMA 阳染的肌成纤维细胞，治疗后显著减少。

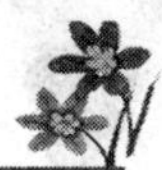

(3)桃仁提取物合人工虫草菌丝：上海中医药大学肝病研究所于1985年临床应用该方法治疗21例血吸虫病肝纤维化患者，并以相同条件的21例患者进行双盲法对照。结果患者经6个月治疗后，增大的肝脾体积及扩张的门静脉管径均显著缩小，血清白蛋白含量及白/球蛋白比值上升，肝大体外观纤维化程度显著减轻，有一例已接近正常，而对照组无显著改变。治疗组治疗后肝组织胶原酶活性、血清P-Ⅲ-P含量及尿羟脯氨酸排泄量显著上升。进一步用此方法治疗肝炎后肝硬化，大部分患者均取得一定疗效。

43. 具有保肝作用的24种单味中药的内涵各是什么

目前，国内外对病毒性丙型和乙型肝炎的治疗尚无特效药物，除采用有效的抗病毒药物外，大多仍宜采用对症、保肝等手段。近年来，人们从中草药中找到了不少有保肝作用的药物。具体说来，这些药物有以下24种。

(1)女贞子：苦甘、平，归肝、肾经，有滋肾养肝，养阴益精的作用。

(2)丹参：研究证明，丹参能抑制急、慢性肝损伤时肝细胞变性、坏死及炎症反应，加速纤维组织重吸收，具有抗肝纤维化、改善肝脏血液循环、防止肝硬化的作用。

(3)白芍：白芍提取物对D-半乳糖胺所致肝损伤和血清丙氨酸氨基转移酶(SGPT、ALT)升高有明显拮抗作用，可降低SGPT，使肝细胞的病变和坏死恢复正常从而达到保肝的目的。

(4)当归：能减轻肝细胞变性坏死，促进肝细胞再生，抑制肝纤维化。还可使血清丙氨酸氨基转移酶、天冬氨酸氨基转移酶(ALT、AST)降低，降低程度与用药量呈明显的量效关系。

(5)川芎：川芎中的川芎嗪能降低血清转氨酶，维持和提高肝组织中SOD活性；清除氧自由基，减少其毒性，具有良好的抗脂质

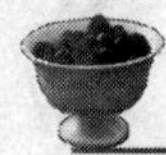

过氧化损伤作用，且显示有抗肝纤维化作用。

(6)三七：实验表明，三七长期小剂量给药，可以改善肝脏微循环，有促进肝组织修复、再生和抗肝纤维化的作用。

(7)五味子：五味子的有效成分对肝脏病理损害有减轻作用，对肝脏合成蛋白质及糖原生成均有促进作用，能提高肝细胞微粒体细胞色素 P-450 的含量，从而增强肝脏的解毒功能。对肝损害引起的 SGPT 升高均有降低作用，也能使肝炎患者的高 SGPT 降低，还可减轻中毒性肝炎损伤的物质代谢障碍，具有轻度升高肝糖原、减轻肝细胞变性、减轻中毒致病因子对肝细胞线粒体和溶酶体的破坏、促进肝细胞内蛋白质合成的作用。

(8)冬虫夏草：能减轻肝脏的炎性细胞浸润和肝细胞变性坏死，同时能抑制Ⅰ、Ⅱ型胶原在肝内的沉积，使已形成的胶原重新吸收和溶解，有抗肝纤维化作用。

(9)连翘：连翘味苦性凉，入心、肝、胆经。功善清热解毒，散结消肿。用之清肝经郁热，治留滞邪毒。抗病毒作用，有降低乙型肝炎病毒脱氧核糖核酸(HBVDNA)含量的作用。抗肝损伤作用，连翘对四氯化碳造成的肝损伤的大鼠有明显减轻肝脏变性及坏死的作用，使大多数动物的肝糖原及核糖核酸含量恢复或接近正常，血清丙氨酸氨基转移酶活性显著降低，这表明有抗肝损伤作用，临床观察连翘对急性肝炎有较好的效果。

(10)猪苓：四氯化碳所致肝损伤小鼠腹腔单核巨噬细胞数和释放 H_2O_2 能力明显下降，猪苓多糖能使其增加。该药能提高机体的细胞免疫功能，被认为是治疗慢性肝炎重要药物之一。

(11)防己：其中的汉防己甲素能抑制肝细胞内 DNA 及胶原合成，防止肝损伤后肝细胞变性坏死，抑制成纤维细胞增生，减少 ECM 合成，起到抗肝纤维化作用。

(12)姜黄：姜黄中的姜黄素能够有效地抑制 P450s 和谷胱甘肽转移酶(GSTs)的活性，又能抑制胶原合成和肝星状细胞活性，

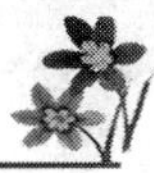

具有抗肝纤维化的作用。

(13)灵芝：能增强机体免疫力，减轻四氯化碳所致的肝损伤，降酶，减轻肝小叶细胞浸润，促进肝细胞再生，灵芝能减轻乙硫氨酸引起的脂肪肝，有促进肝细胞再生，增强肝细胞解毒功能的作用。

(14)甘草：甘草可减轻肝细胞变性和坏死，降低血清转氨酶活力和DNA含量，提高肝细胞内的糖原，促进肝细胞再生，对肝炎病毒有一定抑制作用。

(15)桃仁：桃仁提取物有增强肝脏血流量、促进肝纤维内胶原分解、降低肝组织胶原含量、抗肝纤维化作用。桃仁煎剂对早期肝纤维化能有效地促进其吸收和分解，有效防止肝硬化发生。

(16)大黄：所含大黄素可清除肝细胞的炎症和胆汁淤积，清除氧自由基，减轻脂质过氧化反应，改善大鼠肝纤维化功能并降低血清层黏蛋白及透明质酸，从而保护肝脏。

(17)紫草：可有效地防止四氯化碳引起的大鼠血清SALT活力加强和减少血清胆红素含量，具有抗肝细胞损伤、保肝、恢复肝功能的作用。

(18)珍珠草：珍珠草有良好的乙肝表面抗原转阴作用，还具有较强的抑制乙肝病毒和阻止肝纤维化的作用。

(19)垂盆草：所含的垂盆草苷具明显降酶(ALT)及解毒作用。其降酶作用迅速而持久，用药2～4周后ALT可降至正常。

(20)大蓟：其中所含的水飞蓟素有效改善肝功能、保护肝细胞膜作用。水飞蓟对急、慢性肝炎，迁延性肝炎，早期肝硬化均有一定疗效。

(21)黄芪：黄芪有抗氧化及稳定肝细胞作用，能促进胆红素代谢，减少肝细胞坏死，促进肝细胞再生。临床用黄芪治疗黄疸型肝炎取得了较满意的效果。

(22)苣荬菜：有降低乙型肝炎病毒脱氧核糖核酸(HBVDNA)

含量的作用。苣荬菜的嫩茎叶每百克含水分 88 克，蛋白质 3 克，脂肪 1 克。其含有 17 种氨基酸，其中精氨酸、组氨酸和谷氨酸含量最高，占氨基酸总量的 43%，这 3 种氨基酸都对浸润性肝炎等有一定疗效。

(23)莪术：味苦辛、性温，入肝、脾经。功善行气、破血、消积、止痛，对慢性肝炎造成的肝脾大、血瘀的病理状态，以破血行气为佐助；同时莪术专走肝经之性，引诸药入肝，是改善微循环障碍最好的药物之一。

(24)苦参：在苦参素中已提纯出其主要生物碱为苦参碱，在肝病治疗中具有利尿、抗病毒、调节免疫、抗过敏及消炎作用。并可抑制胶原活动度起抗肝纤维化作用，并已证实对 HBVDNA、HCVRNA 有抑制作用。

44. 如何评价中医药对乙型肝炎、丙型肝炎的总体疗效

几千年来，曾用中医药诊治百病，拯救了无数人的生命。当"乙肝病毒"自 1966 年发现以来，试图单用传统医药手段直接去抑杀乙肝病毒和丙肝病毒，但总的临床疗效不尽如人意。不过，从实践体会到：辨证的中医药治疗可明显获得退黄、保肝、降酶、抗纤维化的效果，而且在调节病人的免疫水平方面，可促进乙肝、丙肝病人的免疫力，提高抗病毒药物对 HBVDNA、HCVRNA 的抑制作用，还能帮助 HBeAg 的转阴，并促进抗-HBe 的出现。合理使用中药还可明显减少干扰素和利巴韦林的不良反应，延缓、阻抑和治疗乙肝、丙肝后肝硬化及其并发症的发生。在 1b 型的年轻丙肝患者中，较早使用派罗欣加利巴韦林的标准治疗，配合中医药辨证治疗，也已有治愈不少丙肝的例子。

目前，中医药在抑杀肝细胞内的乙肝、丙肝病毒方面，只能当好干扰素和核苷类药物的配角，但是在优化肝病症状、体征的防治

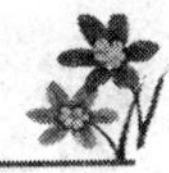

方面具有良好效果。

45. 中草药有效成分抗丙型肝炎病毒的最新研究动态有哪些

(1)苦味叶下珠：苦味叶下珠根部提取物可在体外显著抑制丙肝病毒非结构基因3($HVCNS_3$)蛋白酶，其根部与叶子的提取物可明显抑制HCV在细胞培养中的复制。苦味叶下珠口服联合干扰素α注射，在临床试验中有协同抑制HCVRNA的复制作用。

(2)刺槐：刺槐的n-丁醇甲醇提取物可以抑制HCVRNA的复制。将刺槐提取物口服，与干扰素α、特拉泼维联用时，具有协同治愈丙肝的效应。台湾学者认为：刺槐提取物具有抑制丙肝病毒环氧合酶-2的表述，对HCVRNA的复制起到抑制作用。可作为抗HCV感染的新型药物。

(3)水飞蓟素：水飞蓟宾是水飞蓟素的主要活性成分之一，它可通过抑制人肝癌细胞中NF-κB的转录激活和人外周单核细胞中的炎症因子的活化发挥抗炎作用。水飞蓟素可抑制HCV对人细胞的入侵、抑制RNA和蛋白表达，及传染性病毒颗粒的生成。还能阻断细胞间HCV病毒的传播作用。水飞蓟素联合干扰素制剂对丙肝病毒感染具有防治效果。

(4)绿茶多酚：绿茶多酚包括槲皮素、没食子儿茶素、没食子酸酯(EGCG)及其衍生物，均能有效阻止病毒(HCV)进入肝癌细胞和原代人肝细胞。研究提示，EGCG可阻止HCV附着于肝细胞，干扰其进入移植肝的肝细胞，有望成为肝移植同时应用EGCG，而预防HCV对移植肝感染的治疗策略。

(5)桦树皮提取物：可显著降低患者HCVRNA水平，可能与抑制HCV和宿主肝细胞的融合有关。桦树皮提取物可调节树突状细胞与T细胞之间的相互作用，从而诱导宿主的免疫反应，而T细胞，特别是细胞毒性T细胞在抗病毒方面具有重要作用。

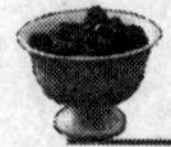

第三章 介绍我国、美国、欧洲丙型肝炎防治指南

一、我国肝病学会临床实践指南

丙型肝炎防治指南(2004 年版)认为,丙型肝炎是一种主要经血液传播的疾病,丙型肝炎病毒(HCV)慢性感染可导致肝脏慢性炎症坏死和纤维化,部分患者可发展为肝硬化甚至肝细胞癌(HCC),对患者的健康和生命危害极大,已成为严重的社会和公共卫生问题。在卫生部和中华医学会有关领导的支持下,中华医学会肝病学分会和传染病与寄生虫病学分会组织国内有关专家,按照循证医学的原则,并参照国内外最新研究成果,制订了我国丙型肝炎防治指南。

(一)丙型肝炎的病原学

1. HCV 特点 HCV 属于黄病毒科,其基因组为单股正链 RNA,易变异,目前可分为 6 个基因型及不同亚型,按照国际通行的方法,以阿拉伯数字表示 HCV 基因型,以小写的英文字母表示基因亚型(如 1a、2b、3c 等)。基因 1 型呈全球性分布,占所有 HCV 感染的 70%以上。HCV 感染宿主后,经一定时期,在感染者体内形成以一个优势株为主的相关突变株病毒群,称为准种。

2. HCV 基因组结构特点 HCV 基因组含有一个开放读框(ORF),编码 10 余种结构和非结构(NS)蛋白,NS_3 蛋白是一种多功能蛋白,氨基端具有蛋白酶活性,羧基端具有螺旋酶/三磷酸核

苷酶活性；NS_5B蛋白是RNA依赖的RNA聚合酶，均为HCV复制所必需，是抗病毒治疗的重要靶位。

3. HCV灭活方法 HCV对一般化学消毒剂敏感；100℃ 5分钟或60℃ 10小时、高压蒸气和甲醛熏蒸等均可灭活病毒。

(二)丙型肝炎的流行病学

1. 世界丙型肝炎流行状况 丙型肝炎呈全球性流行，是欧美及日本等国家终末期肝病的最主要原因。据世界卫生组织统计，全球HCV的感染率约为3%，估计约1.7亿人感染了HCV，每年新发丙型肝炎病例约3.5万例。

2. 我国丙型肝炎流行状况 全国血清流行病学调查资料显示，我国一般人群抗-HCV阳性率为3.2%。各地抗-HCV阳性率有一定差异，以长江为界，北方(3.6%)高于南方(2.9%)，西南、华东、华北、西北、中南和东北分别为2.5%、2.7%、3.2%、3.3%、3.8%和4.6%。抗-HCV阳性率随年龄增长而逐渐上升，由1岁组的2.0%至50～59岁组的3.9%。男女间无明显差异。HCV1b和2a基因型在我国较为常见，其中以1b型为主；某些地区有1a、2b和3b型报道；6型主要见于香港和澳门地区，在南方边境省份也可见此基因型。

3. 丙型肝炎传播途径

(1)HCV主要经血液传播：①经输血和血制品传播。我国自1993年对献血员筛查抗-HCV后，该途径得到了有效控制。但由于抗-HCV存在窗口期、抗-HCV检测试剂的质量不稳定及少数感染者不产生抗-HCV，因此无法完全筛出HCV阳性者，大量输血和血液透析仍有可能感染HCV。②经破损的皮肤和黏膜传播。这是目前最主要的传播方式，在某些地区，因静脉注射毒品导致HCV传播占60%～90%。使用非一次性注射器和针头、未经严格消毒的牙科器械、内镜、侵袭性操作和针刺等也是经皮传播的重

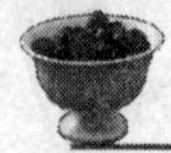

要途径。一些可能导致皮肤破损和血液暴露的传统医疗方法也与HCV传播有关;共用剃须刀、牙刷、文身和穿耳环孔等也是HCV潜在的经血传播方式。

(2)性传播:与HCV感染者性交及有性乱行为者感染HCV的危险性较高。同时伴有其他性传播疾病者,特别是感染人免疫缺陷病毒(HIV)者,感染HCV的危险性更高。

(3)母婴传播:抗-HCV阳性母亲将HCV传播给新生儿的危险性为2%,若母亲在分娩时HCVRNA阳性,则传播的危险性可高达4%~7%;合并HIV感染时,传播的危险性增至20%。HCV病毒高载量可能增加传播的危险性。

部分HCV感染者的传播途径不明。接吻、拥抱、喷嚏、咳嗽、食物、饮水、共用餐具和水杯、无皮肤破损及其他无血液暴露的接触一般不传播HCV。

(三)丙型肝炎的自然史

暴露于HCV后1~3周,在外周血可检测到HCVRNA。但在急性HCV感染者出现临床症状时,仅50%~70%患者抗-HCV阳性,3个月后约90%患者抗-HCV阳转。

感染HCV后,病毒血症持续6个月仍未清除者为慢性感染,丙型肝炎慢性化率为50%~85%。感染后20年,儿童和年轻女性肝硬化发生率为2%~94%;中年因输血感染者为20%~30%;一般人群为10%~15%。40岁以下人群及女性感染HCV后自发清除病毒率较高;感染HCV时年龄在40岁以上、男性及合并感染HIV并导致免疫功能低下者可促进疾病的进展。合并乙型肝炎病毒(HBV)感染、嗜酒(50克/日以上)、非酒精性脂肪肝(NASH)、肝脏高铁载量、合并血吸虫感染、肝毒性药物和环境污染所致的有毒物质等也可促进疾病进展。HCV相关的HCC发生率在感染30年后为1%~3%,主要见于肝硬化和进展性肝纤

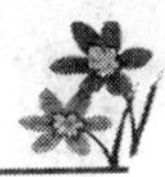

维化患者，一旦发展成为肝硬化，HCC 的年发生率为 1%～7%。上述促进丙型肝炎进展的因素，以及糖尿病，均可促进 HCC 的发生。输血后丙型肝炎患者的 HCC 发生率相对较高。发生肝硬化和 HCC 患者的生活质量均有所下降。

肝硬化和 HCC 是慢性丙型肝炎患者的主要死因，其中失代偿期肝硬化最多见。有报道，一旦发生肝硬化，10 年存活率约为 80%，如出现失代偿，10 年的存活率仅为 25%。干扰素(IFNα)治疗后持续应答者(包括持续应答后复发者)的 HCC；发生率较低，但无应答者的 HCC 发生率较高。

(四)HCV 传播的预防

1. 丙型肝炎疫苗预防 目前尚无有效疫苗预防丙型肝炎。

2. 严格筛选献血员 严格执行《中华人民共和国献血法》，推行无偿献血。通过检测血清抗-HCV、丙氨酸氨基转移酶(ALT)，严格筛选献血员。应发展 HCV 抗原的检测方法，提高对窗口期感染者的检出率。

3. 经皮和黏膜途径传播的预防 推行安全注射。对牙科器械、内镜等医疗器具应严格消毒。医务人员接触患者血液及体液时应戴手套。对静脉吸毒者进行心理咨询和安全教育，劝其戒毒。不共用剃须刀及牙具等，理发用具、穿刺和文身等用具应严格消毒。

4. 性传播的预防 对有性乱史者应定期检查，加强管理。建议 HCV 感染者在性交时使用安全套。对青少年应进行正确的性教育。

5. 母婴传播的预防 对 HCVRNA 阳性的孕妇，应避免羊膜腔穿刺，尽量缩短分娩时间，保证胎盘的完整性，减少新生儿暴露于母血的机会。

(五)丙型肝炎的临床诊断

1. 急性丙型肝炎的诊断

(1)流行病学史:有输血史、应用血液制品史或明确的 HCV 暴露史。输血后急性丙型肝炎的潜伏期为 2～16 周(平均 7 周),散发性急性丙型肝炎的潜伏期尚待研究。

(2)临床表现:全身乏力、食欲减退、恶心和右季肋部疼痛等,少数伴低热,轻度肝大,部分患者可出现脾大,少数患者可出现黄疸。部分患者无明显症状,表现为隐匿性感染。

(3)实验室检查:ALT 多呈轻度和中度升高,抗-HCV 的 HCVRNA 阳性。HCVRNA 常在 ALT 恢复正常前转阴,但也有 ALT 恢复正常而 HCVRNA 持续阳性者。

有上述(1)+(2)+(3)或(2)+(3)者可诊断。

2. 慢性丙型肝炎的诊断

(1)诊断依据:HCV 感染超过 6 个月,或发病日期不明、无肝炎史,但肝脏组织病理学检查符合慢性肝炎,或根据症状、体征、实验室及影像学检查结果综合分析,亦可诊断。

(2)病变程度判定:病变程度判断可参考中华医学会传染病与寄生虫病学分会、肝病学分会联合修订的《病毒性肝炎防治方案》(2000 年,西安)中关于肝脏炎症和纤维化分级、分期的诊断标准。HCV 单独感染极少引起重型肝炎,HCV 重叠 HIV、HBV 等病毒感染、过量饮酒或应用肝毒性药物时,可发展为重型肝炎。HCV 感染所致重型肝炎的临床表现与其他嗜肝病毒所致重型肝炎基本相同,可表现为急性、亚急性和慢性经过。

(3)慢性丙型肝炎肝外表现:肝外临床表现或综合征可能是机体异常免疫反应所致,包括类风湿关节炎、干燥性结膜角膜炎、扁平苔藓、肾小球肾炎、混合型冷球蛋白血症、B 细胞淋巴瘤和迟发性皮肤卟啉症等。

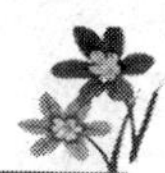

(4)肝硬化与 HCC：慢性 HCV 感染的最严重结果是进行性肝纤维化所致的肝硬化和 HCC。

(5)混合感染：HCV 与其他病毒的重叠、合并感染统称为混合感染。我国 HCV 与 HBV 或 HIV 混合感染较为多见。

(6)肝脏移植后 HCV 感染的复发：丙型肝炎常在肝移植后复发，且其病程的进展速度明显快于免疫功能正常的丙型肝炎患者。一旦移植的肝脏发生肝硬化，出现并发症的危险性将高于免疫功能正常的肝硬化患者。肝移植后丙型肝炎复发与移植时 HCVRNA 水平及移植后免疫抑制程度有关。

(六)丙型肝炎的实验室诊断

1. 血清生化学检测　丙氨酸氨基转移酶(ALT)、天冬氨酸氨基转移酶(AST)水平变化可反映肝细胞损害程度，但 ALT、AST 水平与 HCV 感染引起的肝组织炎症分度和病情的严重程度不一定平行；急性丙型肝炎患者的 ALT 和 AST 水平一般较低，但也有较高者。急性丙型肝炎患者的血清白蛋白、凝血酶原活动度和胆碱酯酶活性降低较少，但在病程较长的慢性肝炎、肝硬化或重型肝炎时可明显降低，其降低程度与疾病的严重程度成正比。

慢性丙型肝炎患者中，约 30%ALT 水平正常，约 40%ALT 水平低于正常值上限 2 倍。虽然大多数此类患者只有轻度肝损伤，但有部分患者可发展为肝硬化。ALT 水平下降是抗病毒治疗中出现应答的重要指标之一。凝血酶原时间可作为慢性丙型肝炎患者病情进展的监测指标，但迄今尚无一个或一组血清学标志可对肝纤维化进行准确分期。

2. 抗-HCV 检测　抗-HCV 酶免疫法(EIA)适用于高危人群筛查，也可用于 HCV 感染者的初筛。但抗-HCV 阴转与否不能作为抗病毒疗效的指标。用第三代 EIA 法检测丙型肝炎患者，其敏感度和特异度可达 99%。因此，不需要用重组免疫印迹法(RI-

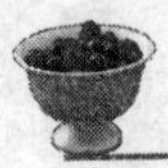

BA)验证。但一些透析、免疫功能缺陷和自身免疫性疾病患者可出现抗-HCV假阳性,因此HCVRNA检测有助于确诊这些患者是否合并感染HCV。

3. HCVRNA检测 HCV急性感染期,在血浆或血清中的病毒基因组水平可达到$10^{5\sim7}$拷贝/ml。在HCV慢性感染者中,HCVRNA水平在不同个体之间存在很大差异,变化范围在$5\times10^{4\sim6}$拷贝/ml之间,但同一名患者的血液中HCVRNA水平相对稳定。

(1)HCVRNA定性检测:对抗-HCV阳性的HCV持续感染者,需要通过HCVRNA定性试验确证。HCVRNA定性检测的特异度在98%以上,只要一次病毒定性检测为阳性,即可确证HCV感染,但一次检测阴性并不能完全排除HCV感染,应重复检查。

(2)HCVRNA定量检测:定量聚合酶链反应(qPCR)、分枝DNA(bDNA)、实时荧光定量PCR法均可检测HCVRNA病毒载量。国外HCVRNA定量检测试剂盒有PCR扩增的Cobas V2.0、SuperQuant、LCx HCVRNA定量分析法等,但bDNA的Versant HCVRNA 2.0和3.0定量分析法应用较为广泛。国内的实时荧光定量PCR法已获得国家食品药品监督管理局(SFDA)的正式批准。不同HCVRNA定量检测法可用拷贝/ml和IU/ml两种表示方法,两者之间进行换算时,应采用不同检测方法的换算公式,如罗氏公司Cobas V2.0的IU/ml与美国国立遗传学研究所的SuperQuant的拷贝数/ml换算公式是:IU/ml=0.854拷贝/ml+0.538。

HCV病毒载量的高低与疾病的严重程度和疾病的进展并无绝对相关性,但可作为抗病毒疗效评估的观察指标。在HCVRNA检测中,应注意可能存在假阳性和假阴性结果。

4. HCV基因分型 HCVRNA基因分型方法较多,国内外在

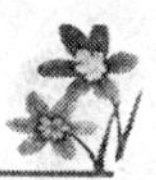

抗病毒疗效考核研究中，应用 Simmonds 等 1～6 型分型法最为广泛。HCVRNA 基因分型结果有助于判定治疗的难易程度及制订抗病毒治疗的个体化方案。

(七)丙型肝炎的病理学诊断

病理组织学检查对丙型肝炎的诊断、衡量炎症和纤维化程度、评估药物疗效及预后判断等方面至关重要。急性丙型肝炎可有与甲型和乙型肝炎相似的小叶内炎症及汇管区各种病变。但也可观察到其他的一些组织学特征，如：①单核细胞增多症样病变。即单个核细胞浸润于肝窦中，形成串珠状。②肝细胞大泡性脂肪变性。③胆管损伤伴汇管区大量淋巴细胞浸润，甚至有淋巴滤泡形成。胆管细胞损毁，叶间胆管数量减少，类似于自身免疫性肝炎。④常见界面性炎症。

慢性丙型肝炎肝组织中常可观察到汇管区淋巴滤泡形成、胆管损伤、小叶内肝细胞脂肪变性、小叶内库普弗细胞或淋巴细胞聚集，这些较为特征性的组织学表现，对于慢性丙型肝炎的诊断有一定的参考价值。

肝组织炎症程度的分级、纤维化程度的分期诊断可参照《病毒性肝炎防治方案》中病理学诊断标准。对于科研或评估治疗药物的疗效，可根据不同需求，选用国内外各种半定量计分方法。

(八)抗病毒治疗目的和药物

1. 抗病毒治疗的目的　抗病毒治疗的目的是清除或持续抑制体内的 HCV，以改善或减轻肝损害，阻止进展为肝硬化、肝衰竭或 HCC，并提高患者的生活质量。

2. 抗病毒治疗的有效药物　干扰素(IFN)α 是抗 HCV 的有效药物，包括普通 IFNα、复合 IFN 和聚乙二醇化干扰素 α(Peg-IFNα)。后者是在 IFNα 分子上交联无活性、无毒性的 Peg 分子，

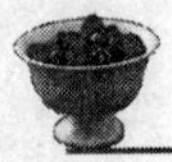

延缓 IFNα 注射后的吸收和体内清除过程，其半衰期较长，每周 1 次给药即可维持有效血药浓度。复合 IFN 9μg 相当于普通 IFNα 3MU。Peg-IFNα 与利巴韦林联合应用是目前最有效的抗病毒治疗方案，其次是普通 IFNα 或复合 IFN 与利巴韦林联合疗法，均优于单用 IFNα。国外最新临床试验结果显示，Peg-IFNα-2a(180μg)或 Peg-IFNα-2b(1.5μg/kg)每周 1 次皮下注射联合利巴韦林口服治疗 48 周的疗效相似，持续病毒学应答(SVR)率可达 54%～56%；普通 IFNα(3MU)肌内注射每周 3 次联合利巴韦林治疗 48 周的 SVR 率稍低，为 44%～47%；单用 Peg-IFNα-2a 或普通 IFNα 治疗 48 周的 SVR 率分别仅为 25%～39%和 12%～19%。我国的临床试验结果表明，Peg-IFNα-2a(180μg)24 周单药治疗慢性丙型肝炎的总 SVR 率为 41.5%，其中基因 1 型患者为 35.4%，非 1 型患者为 66.7%。因此，如无利巴韦林的禁忌证，应采用联合疗法。

(九)抗病毒治疗的适应证

只有确诊为血清 HCVRNA 阳性的丙型肝炎患者才需要抗病毒治疗。

1. 一般丙型肝炎患者的治疗

(1)急性丙型肝炎：IFNα 治疗能显著降低急性丙型肝炎的慢性化率，因此如检测到 HCVRNA 阳性，即应开始抗病毒治疗。目前对急性丙型肝炎治疗尚无统一方案，建议给予普通 IFNα3MU，隔日 1 次肌内或皮下注射，疗程为 24 周，应同时服用利巴韦林 800～1 000mg/日。

(2)慢性丙型肝炎

①ALT 或 AST 持续或反复升高，或肝组织有明显炎症坏死(G≥2)或中度以上纤维化(S≥2)者，易进展为肝硬化，应给予积极治疗。

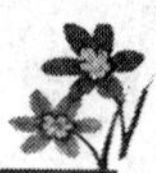

②ALT 持续正常者大多数肝脏病变较轻，应根据肝活检病理学结果决定是否治疗。对已有明显纤维化(S2、S3)者，无论炎症坏死程度如何均应给予抗病毒治疗；对轻微炎症坏死无明显纤维化(S0、S1)者，可暂不治疗，但每隔 3～6 个月应检测肝功能。

③ALT 水平并不是预测患者对 IFNα 应答的重要指标。既往曾报道，用普通 IFNα 治疗 ALT 正常的丙型肝炎患者无明显效果，因而不主张应用 IFNα 治疗。但最近有研究发现，用 Peg-IFNα-2a 与利巴韦林联合治疗 ALT 正常的丙型肝炎患者，其病毒学应答率与 ALT 升高的丙型肝炎患者相似。因此，对于 ALT 正常或轻度升高的丙型肝炎患者，只要 HCVRNA 阳性，也可进行治疗，但尚须积累更多病例做进一步临床研究。

(3)丙型肝炎肝硬化

①代偿期肝硬化(Child-Pugh A 级)患者尽管对治疗的耐受性和效果有所降低，但为使病情稳定、延缓或阻止肝衰竭和 HCC 等并发症的发生，建议在严密观察下给予抗病毒治疗。

②失代偿期肝硬化患者多难以耐受 IFNα 治疗的不良反应，有条件者应行肝脏移植术。

(4)肝移植后丙型肝炎复发：HCV 相关的肝硬化或 HCC 患者经肝移植后，HCV 感染复发率很高。IFNα 治疗对此类患者有效果，但有促进对移植肝排斥反应的可能，可在有经验的专科医生指导和严密观察下进行抗病毒治疗。

2. 特殊丙型肝炎患者的治疗

(1)儿童和老年人：有关儿童慢性丙型肝炎的治疗经验尚不充分。初步临床研究结果显示，IFNα 单一治疗的 SVR 率似高于成人，对药物的耐受性也较好。65 岁或 70 岁以上的老年患者原则上也应进行抗病毒治疗，但一般对治疗的耐受性较差。因此，应根据患者的年龄、对药物的耐受性、并发症(如高血压、冠心病等)及患者的意愿等因素全面衡量，以决定是否给予抗病毒治疗。

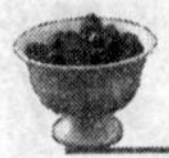

(2)酗酒及吸毒者：慢性酒精中毒及吸毒可能促进 HCV 复制，加剧肝损害，从而加速发展为肝硬化，甚至 HCC 的进程。由于酗酒及吸毒患者对于抗病毒治疗的依从性、耐受性和 SVR 率均较低，因此治疗丙型肝炎必须同时戒酒及戒毒。

(3)合并 HBV 或 HIV 感染者：合并 HBV 感染会加速慢性丙型肝炎向肝硬化或 HCC 的进展。对于 HCVRNA 阳性/HBV DNA 阴性者，先给予抗 HCV 治疗；对于两种病毒均呈活动性复制者，建议首先以 IFNα 加利巴韦林清除 HCV，对于治疗后 HBVDNA 仍持续阳性者可再给予抗 HBV 治疗。对此类患者的治疗尚需进行深入研究，以确定最佳治疗方案。

合并 HIV 感染可加速慢性丙型肝炎的进展，抗 HCV 治疗主要取决于患者的 CD_4^+ 细胞计数和肝组织的纤维化分期。免疫功能正常、尚无即刻进行高活性抗逆转录病毒治疗(HAART)指征者，应首先治疗 HCV 感染；正在接受 HAART 治疗、肝纤维化呈 S2 或 S3 的患者，须同时给予抗 HCV 治疗；但要特别注意观察利巴韦林与抗 HIV 核苷类似物相互作用的可能性，包括乳酸酸中毒等。对于严重免疫抑制者(CD_4^+ 阳性淋巴细胞$<2\times10^8$/L)，应首先给抗 HIV 治疗，待免疫功能重建后，再考虑抗 HCV 治疗。

(4)慢性肾衰竭：对于慢性丙型肝炎伴有肾衰竭且未接受透析者，不应进行抗病毒治疗。已接受透析且组织病理学上尚无肝硬化的患者(特别是准备行肾移植的患者)，可单用 IFNα 治疗(应注意在透析后给药)。由于肾功能不全的患者可发生严重溶血，因此一般不应用利巴韦林联合治疗。

(十)抗病毒治疗应答的类型及影响因素

1. 抗病毒治疗应答的类型 依据所观察的指标不同，可分为生化学应答、病毒学应答及组织学应答。

(1)生化学应答：ALT 和 AST 恢复正常。

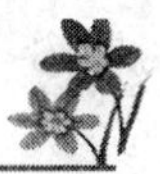

(2)病毒学应答：快速病毒学应答指治疗 4 周时血清 HCV RNA 转阴。

部分病毒学应答指治疗 24 周时 HCVRNA 下降 2 个对数级(log)。

①早期病毒学应答(EVR)：指治疗 12 周时血清 HCVRNA 定性检测阴性(或定量检测小于最低检测限)，或定量检测降低 2 个对数级(log)以上。有早期 EVR 者易获得 SVR，无 EVR 者不易获得 SVR，因此 EVR 可作为预测 SVR 的指标。

②治疗结束时病毒学应答(ETR)：即治疗结束时定性检测 HCVRNA 为阴性(或定量检测小于最低检测限)。

③持续病毒学应答(SVR)：即治疗结束至少随访 24 周时，定性检测 HCVRNA 阴性(或定量检测小于最低检测限)。

④无应答(NR)：24 周 HCVRNA 载量未阴转。

⑤复发：指治疗结束时定性检测 HCVRNA 为阴性(或定量检测小于最低检测限)，但停药后 HCVRNA 又变为阳性。

⑥治疗中反弹：治疗期间曾有 HCVRNA 载量降低或阴转，但尚未停药即出现 HCVRNA 载量上升或阳转。

(3)组织学应答：是指肝组织病理学炎症坏死和纤维化的改善情况，可采用国内外通用的肝组织分级(炎症坏死程度)、分期(纤维化程度)或半定量计分系统来评价。

2. 抗病毒治疗应答的影响因素　慢性丙型肝炎抗病毒疗效应答受多种因素的影响，下列因素有利于取得 SVR：①HCV 基因 2、3 型。②病毒水平$<2\times10^6$拷贝/ml。③年龄<40岁。④女性。⑤感染 HCV 时间短。⑥肝脏纤维化程度轻。⑦对治疗的依从性好。⑧无明显肥胖者。⑨无合并 HBV 及 HIV 感染者。⑩治疗方法以 Peg-IFNα 与利巴韦林联合治疗为最佳。

(十一)慢性丙型肝炎治疗方案

治疗前应进行 HCVRNA 基因分型(1 型和非 1 型)和血中 HCVRNA 定量,以决定抗病毒治疗的疗程和利巴韦林的剂量。

1. HCVRNA 基因为 1 型,或(和)HCVRNA 定量≥2×10^6 拷贝/ml 者 可选用下列方案之一。

(1)Peg-IFNα 联合利巴韦林治疗方案:Peg-IFNα-2a 180μg,每周 1 次皮下注射,联合口服利巴韦林 800mg/日,体重<65kg;1 000mg/日,体重 65～85kg;1 200mg/日,体重 85～105kg;1 400mg/日,体重>105kg<125kg。至 12 周时检测 HCVRNA:①HCVRNA 下降幅度<2 个对数级,则考虑停药。②HCVRNA 定性检测为阴转,或低于定量法的最低检测限,继续治疗至 48 周。③HCVRNA 未转阴,但下降≥2 个对数级,则继续治疗到 24 周。如果 24 周时 HCVRNA 转阴,可继续治疗到 48 周;如果 24 周时仍未转阴,则停药观察。

(2)普通 IFNα 联合利巴韦林治疗方案:IFNα3～5MU,隔日 1 次肌内或皮下注射,联合口服利巴韦林 1 000mg/d,建议治疗 48 周。

(3)不能耐受利巴韦林不良反应者治疗方案:可单用普通 IFNα、复合 IFN 或 Peg-IFN,方法同上。

2. HCVRNA 基因为非 1 型,或(和)HCVRNA 定量<2×10^6 拷贝/ml 者 可采用以下治疗方案之一。

(1)Peg-IFNα 联合利巴韦林治疗方案:Peg-IFNα-2a 180μg,每周 1 次皮下注射,联合利巴韦林 800mg/日,治疗 24 周。

(2)普通 IFNα 联合利巴韦林治疗方案:IFNα 3MU 每周 3 次肌内或皮下注射,联合应用利巴韦林 800～1 000mg/日,治疗 24～48 周。

(3)不能耐受利巴韦林不良反应者治疗方案:可单用普通

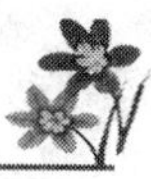

IFNα 或 Peg-IFNα。

注:①国外文献报道,Peg-IFNα-2b(1.0～1.5μg/kg)与 Peg-IFNα-2a(180μg)每周 1 次皮下注射,联合利巴韦林口服 48 周,两法治疗丙型肝炎的 SVR 率相似,前者在我国也即将被批准上市。②在采用普通 IFNα 治疗时,有人采用所谓"诱导疗法",即每日肌内注射 IFNα 3～5MU,连续 15～30 日,然后改为每周 3 次。国外研究表明,患者对这一方案的耐受性降低,且能否提高疗效尚不确定。③利巴韦林用量参考:体重>85kg 者,1 200mg/日;65～85kg 者 1 000mg/日;<65kg 者,800mg/日。有文献报道,利巴韦林的有效剂量为>10.6mg/kg 体重。

3. 对于治疗后复发或无应答患者的治疗 对于初次单用 IFNα 治疗后复发的患者,采用 Peg-IFNα-2a 或普通 IFNα 联合利巴韦林再次治疗,可获得较高 SVR 率(47%,60%);对于初次单用 IFNα 无应答的患者,采用普通 IFNα 或 Peg-IFNα-2a 联合利巴韦林再次治疗,其 SVR 率较低(分别为 12%～15%和 34%～40%)。对于初次应用普通 IFNα 和利巴韦林联合疗法无应答或复发的患者,可试用 Peg-IFNα-2a 与利巴韦林联合疗法。

(十二)抗病毒治疗的不良反应及处理方法

1. IFNα 的主要不良反应 为流感样症候群、骨髓抑制、精神异常、甲状腺疾病、食欲减退、体重减轻、腹泻、皮疹、脱发和注射部位无菌性炎症等。

(1)流感样症候群:表现为发热、寒战、头痛、肌肉酸痛、乏力等,可在睡前注射 IFNα,或在注射 IFNα 同时服用非甾体类消炎镇痛药,以减轻流感样症状。随疗程进展,此类症状逐渐减轻或消失。

(2)骨髓抑制:一过性骨髓抑制主要表现为外周血白细胞和血小板减少。如中性粒细胞绝对数≤0.75×10^9/L,血小板<50×

10^9/L，应降低 IFNα 剂量；1～2 周后复查，如恢复则逐渐增加至原量。如中性粒细胞绝对数≤0.50×10^9/L，血小板<30×10^9/L，则应停药。对于中性粒细胞明显降低者，可用粒细胞集落刺激因子(G-CSF)或粒细胞巨噬细胞集落刺激因子(GM-CSF)治疗。

(3)精神异常：可表现为抑郁、妄想症、重度焦虑和精神病。其中抑郁是 IFNα 治疗过程中常见的不良反应，症状可从烦躁不安到严重的抑郁症。因此，使用 IFNα 前应评估患者的精神状况，治疗过程中也要密切观察。抗抑郁药可缓解此类不良反应。对症状严重者，应及时停用 IFNα。

(4)IFNα 可诱导自身抗体的产生：包括抗甲状腺抗体、抗核抗体和抗胰岛素抗体。多数情况下无明显临床表现，部分患者可出现甲状腺疾病(甲状腺功能减退或亢进)、糖尿病、血小板减少、溶血性贫血、银屑病、白斑、类风湿关节炎和系统性红斑狼疮样综合征等，严重者应停药。

(5)其他少见的不良反应：包括肾脏损害(间质性肾炎、肾病综合征和急性肾衰竭等)、心血管并发症(心律失常、缺血性心脏病和心肌病等)、视网膜病变、听力下降和间质性肺炎等，发生上述反应时应停止治疗。

2. 利巴韦林的主要不良反应 利巴韦林的主要不良反应为溶血和致畸作用。

(1)溶血性贫血：须定期做血液学检测，包括血红蛋白、红细胞计数和网织红细胞计数。在肾功能不全者可引起严重溶血，应禁用利巴韦林。当 Hb 降至≤100g/L 时应减量；Hb≤80g/L 时应停药。

(2)致畸性：男女患者在治疗期间及停药后 6 个月内应采取避孕措施。

(3)其他不良反应：利巴韦林可引起恶心、皮肤干燥、瘙痒、咳嗽和高尿酸血症等。

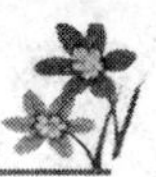

(十三)丙型肝炎患者的监测和随访

1. 对接受抗病毒治疗患者的随访监测

(1)治疗前监测项目:治疗前应检测肝肾功能、血常规、甲状腺功能、血糖及尿常规。开始治疗后的第一个月应每周检查1次血常规,以后每个月检查1次直至6个月,然后每3个月检查1次。

(2)生化学检测:治疗期间每个月检查ALT,治疗结束后6个月内每2个月检测1次。即使患者HCV未能清除,也应定期复查ALT。

(3)病毒学检查:治疗3个月时测定HCVRNA;在治疗结束时及结束后6个月也应检测HCVRNA。

(4)不良反应的监测:所有患者要在治疗过程中每6个月、治疗结束后每3～6个月检测甲状腺功能,如治疗前就已存在甲状腺功能异常,则应每月检查甲状腺功能。对于老年患者,治疗前应做心电图检查和心功能判断。应定期评估精神状态,尤其是对表现有明显抑郁症和有自杀倾向的患者,应给予停药并密切防护。

2. 对于无治疗指征或存在禁忌证及不愿接受抗病毒治疗的患者的随访

(1)肝脏活检:显示无或仅为轻微损害者,肝病进展的可能性小,但仍应每24周进行一次体检并检测ALT。必要时可再活检检查。

(2)生化学检查:对ALT持续正常且未进行肝活检者,每24周进行1次体检并检测ALT。

(3)肝硬化患者的随访:如已发展为肝硬化,应每3～6个月检测甲胎蛋白(AFP)和腹部B超(必要时CT或MRI)以早期发现HCC。对于HCC高危患者(＞50岁、男性、嗜酒、肝功能不全或已有AFP增高),更应加强随访。另外,对肝硬化患者还应每1～2年行上消化道内镜或食管X线造影检查,以观察有无食管胃底

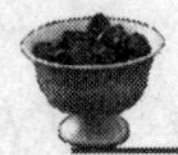

静脉曲张。

3. 提高丙型肝炎患者对治疗的依从性 患者的依从性是影响疗效的一个重要因素。医生应在治疗开始前向患者详细解释本病的自然病程,并说明抗病毒治疗的必要性、现有抗病毒治疗的疗程、疗效及所需的费用等。还应向患者详细介绍药物的不良反应及其预防和减轻的方法,以及定期来医院检查的重要性,并多给患者关心、安慰和鼓励,以取得患者的积极配合,从而提高疗效。

必须指出,临床医学的精髓在于根据患者的具体情况及现有的医疗资源,采取最合理的诊疗措施。因此,任何临床诊疗指南都不应看作为一成不变的金科玉律。现代医学的发展日新月异,新理论、新观点、新的诊断技术和新的防治方法会不断出现,本指南将根据最新的临床医学证据定期进行修改和更新。

二、美国肝病学会临床实践指南

丙型肝炎的诊断,管理与治疗(2009 年更新版)

1. 序言 本指南中所有的建议都是在数据支持基础上提出的。其依据为:①对近期全球已发表的本专题文献(搜索 Medline 至 2008 年 9 月)进行的规范综述及分析。②美国内科医师学会所出版的卫生实践评估和应用指南设计手册。③指南制定原则:包括美国肝病学会(AASLD)相关实践指南的制定和应用、美国胃肠病学会(AGA)有关医疗实践指南应用的声明。④从事丙肝相关研究作者的经验。

为便于内科医生采用,本指南推荐丙型肝炎诊断治疗及预防等方面的最佳方案。相对于这些方面的标准方案来讲,这些建议可灵活应用并遵循个体化方案。特别建议的依据来源于已发表的

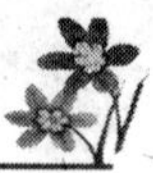

相关资料。为明确所推荐建议的循证质量特征，美国肝病研究学会实践指南委员会给每项建议都提供了证据并进行分类（反映利益与风险）和分级，评价其强度或可信度（表2）。（选自美国心脏病学会和美国心脏学会实践指南）

表2　推荐建议的分级系统

分　类	描　述
Class Ⅰ	诊断评估，程序或治疗的有益性，有用性及有效性具有证据和/或意见一致
Class Ⅱ	诊断评估，程序或治疗的有用性及有效性的证据有冲突和/或有分歧
Class Ⅱa	证据/建议具备有用性和有效性
Class Ⅱb	证据/建议的不完全具备有用性和有效性
Class Ⅲ	诊断评估，程序或治疗的证据和/或一致意见无用、无效，有时可能有害
证据分级	**描　述**
Level A	资料来源于多中心随机临床研究或荟萃分析
Level B	资料来源于单中心随机研究或非随机研究
Level C	仅为专家共识、个案报道或诊疗常规

2. 背景　丙型肝炎病毒（HCV）是一个主要的公共卫生问题，同时也是慢性肝病的主要原因之一。估计全球约1.8亿人感染HCV，美国在1999～2002年期间，HCV的感染率为1.6%，即410万人抗-HCV阳性，其中约80%可出现病毒血症。在美国，丙型肝炎是肝病死亡的主要原因，是肝移植的主要适应证。一些数据显示，未来20年内与HCV感染相关的病死率（肝衰竭及肝细胞癌导致的死亡）将持续增加。本指南的目的是为临床医务人员

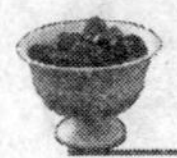

提供预防、诊断及治疗 HCV 感染的方案。

3. 检测与告知

(1)检测:发现 HCV 感染的最佳方法是对既往有过 HCV 接触史的高危人群以及具有危险因素的特殊人群进行筛查。近来在美国,经静脉注射毒品是传播 HCV 的主要方式。所以,应对所有具有静脉使用毒品史的人进行 HCV 检测,无论是现在吸毒或过去吸毒,亦或仅一次吸毒史,或共用鼻烟具吸毒。同时,应对 1992 年前输入全血或成分血或行器官移植的人进行 HCV 检测。1992 年随着对献血者采用敏感检测方法进行丙型肝炎病毒抗体(抗-HCV)的筛查,很少有人因输血而感染 HCV。1987 年前曾使用血制品的血友病患者也应进行 HCV 检测,因为此前没有对血液制品进行病毒灭活。对有不明原因的转氨酶(ALT 和/或 AST)升高者、曾接受过血液透析者,抗-HCV 阳性母亲所生的孩子,或人类免疫缺陷病毒(HIV)感染者也相应进行 HCV 检测。

HCV 感染的其他可能途径还包括:与感染 HCV 的性伴侣或多个性伴侣接触,医务人员与感染 HCV 的血液和血制品接触,以及文身。尽管 HCV 感染率在多个性伴侣的人群中始终较高,但在单一性伴侣的人群之间经性接触传播 HCV 却较低。因此,虽然劝告 HCV 感染者向目前的性伙伴告知其 HCV 的状况是明智的,但也应让他/她们的性伴侣知道性传播的危险相当低。因此,许多专家建议一夫一妻之间可不使用安全套。然而,对单一性伴侣进行 HCV 筛查时,有 1%~5%可检测到抗-HCV 阳性。除了共用剃须刀或牙刷等可导致 HCV 经血液传播外,没有必要限制家庭成员间的日常交往活动,拥抱、接吻、共餐及喂奶不会造成 HCV 的传播。

其他潜在传播 HCV 的方式包括一些民间医疗活动,包括针刺、宗教仪式、刺身、文身及有偿美容服务等,当这些医疗活动进行中未采取相应的预防措施时,就会感染 HCV。然而,刺身所致

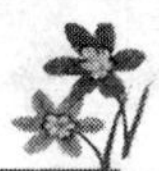

HCV 感染的比例很低，刺身后被感染者或许是因为其他方式而被感染。因此，在无其他风险因素情况下，没有必要常规检测文身者或曾做过穿刺者，尤其是这些操作是在有执照的医疗机构中进行时。由于慢性 HCV 感染者通常无明显的症状，只要存在感染 HCV 的危险因素均应筛查 HCV 并给予告知。

表 3，概述了应该进行 HCV 感染常规检测的人群。其中某些 HCV 感染率较高（如静脉吸毒者、血友病患者可高达 90%），另一部分为中等（如 1992 年前接受输血可达 10%），另一些则相对较低（如针刺暴露者、HCV 感染者的性伙伴为 1%～5%）。

表 3　应接受 HCV 检测的人群

- 近期或曾经应用静脉违禁药物者，包括仅应用一次但不认为自己为药瘾者的人
- HCV 感染的高危人群：
  - HIV 感染患者
  - 1987 年前接受凝血因子输入的血友病患者
  - 曾进行血液透析者
  - 不明原因转氨酶升高者
- 1992 年 7 月前接受输血或器官移植者，包括：
  - 接受后期 HCV 感染检测为阳性供血者的输血
  - 接受全血或成分输血者
  - 接受器官移植者
- HCV 感染者产下的婴儿
- 卫生保健、突发事件医学和公共安全工作者针刺损伤或黏膜暴露于 HCV 阳性的血液者
- HCV 感染者的性伴侣

【推　荐】

①作为健康评估的一部分，所有具有 HCV 感染高危情况的人群均应进行筛查（I 类，B 级）。

②存在 HCV 感染危险因素的人群（见表 3）应进行相关检测以明确是否有 HCV 感染（I 类，B 级）。

(2)告知:临床试验管理规范规定,应对 HCV 感染者进行忠告,以防止将病毒传播给其他人。由于血液接触是传播 HCV 的主要途径,因此告知患者尽量避免其他人接触他们的血液是非常必要的。这一点对于静脉注射毒品者尤为重要,这些人是 HCV 感染的主要传染源,因为他们的主要传播途径是经共用针头和其他被感染的器皿导致的。表 4,列出了切断 HCV 传播途径的方法。

【推　荐】

HCV 感染者应被告知如何避免 HCV 传播的途径与方法,如表 4 所示(Ⅰ类,C 级)。

表 4　避免 HCV 传播的方法

•劝告 HCV 感染者不能与他人共用牙刷和其他牙具及剃须用品,并应小心覆盖出血伤口以免其他人接触感染者的血液
•停止使用静脉违禁药品。警告仍继续使用静脉毒品者避免使用或共用针管、针头、水、棉签或其他随身用品,注射部位用新的酒精棉签消毒,使用过的一次性针管和针头收集于安全容器并统一处理
•禁止 HCV 感染者捐献血液、人体器官、其他组织和精子
•告知 HCV 感染者性传播风险低,无须因感染本身改变性生活习惯

4. 实验室检测　用于 HCV 感染的诊断和治疗的检测方法分为两类:血清学检测:检测 HCV 特异性抗体(抗-HCV)。分子检测:检测病毒核酸。这两种检测结果与疾病的严重程度或预后无关。

(1)血清学检测:抗-HCV 的检测可用于筛查和诊断 HCV 感染,可通过多种免疫方法自血清或血浆中检测到。已经被美国食品与药品管理局(FDA)批准用于临床的两种酶联免疫试验试剂盒是 Abbott HCV EIA 2.0 和 ORTHO HCV Version 3.0 ELISA,还包括一种增强化学发光免疫测定法检测抗-HCV 的试剂盒。目前应用的酶联免疫(EIA)法检测抗-HCV 的特异性高于

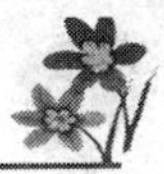

99%。假阳性多发生于丙型肝炎低流行地区人群的抗-HCV检测。免疫明显受抑制时，如HIV感染者、实体器官移植受体、低丙种球蛋白血症或无丙种球蛋白血症，或者血液透析患者，可出现抗-HCV假阴性。重组免疫印迹检测也通过FDA批准，其最初是作为一种更为特异性的补充检测，用于证实EIA检测的结果。然而，用第三代EIA的方法检测抗-HCV的特异性很高，超过了特殊的信号/临界比(如Ortho和Abbott EIA提到的3.8)。随着分子核酸的广泛应用，重组免疫印迹法验证试验不再用于HCV的诊断及治疗。

(2)分子检测:丙型肝炎病毒核糖核酸(HCVRNA)的定性或定量试验的商业试剂盒一览表，如表5和表6所示。从前大家普遍认为定性检测方法的敏感度高于定量检测，但随着实时定量聚合酶链反应(PCR)及以转录介导扩增(TMA)检测方法的应用，定量检测方法的敏感度可达到10～15 IU/mL，因此无需进行HCVRNA的定性检测。治疗期间使用敏感性更高，检测下限更低的方法用于监测是合适的。目前应用的检测方法均具有很好的特异性，高达98%～99%。1997年世界卫生组织首次建立了HCVRNA核酸检测技术的国际单位，现在以国际单位(IU)报告数据的结果较病毒拷贝数更为常用。为了达到疗效监测的目的，治疗前后应用相同的实验室检测方法很重要。

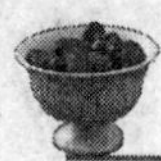

表 5　FDA 批准的定量检测 HCVRNA 试剂

试剂及制造商	方　法	检测下限 IU/ml	用　途
Amplicor HCV 2.0(Roche Molecular Systems)	手工 RT-PCR	50	诊断及检测
Cobas Amplicor HCV 2.0 (Roche Molecular Systems)	半自动 RT-PCR	50	诊断及检测
Ampliscreen(Roche Molecular Systems)	半自动 RT-PCR	<50	血液筛查
Versant HCVRNA 定量试剂(Siemens Healthcare Diagnostics)	半自动 RT-PCR	10	诊断及检测
Procleix HIV-1/HCV 试剂 (Chiron Corporation)	手工 TMA	<50	血液筛查

注:RT-PCR,逆转录多聚酶联反应;TMA,转录介导扩增

表 6　现有的用于检测血清/血浆 HCVRNA 的试剂

试剂(制造商)	方　法	IU/ml 换算因数	范围 (IU/ml)	FDA 批准
Amplicor HCV 检测 (Roche Molecular Systems)	手工 RT-PCR	0.9copies/ml	600～500000	是
Cobas Amplicor HCV v2.0 (Roche Molecular Systems)	半自动 RT-PCR	2.7copies/ml	600～500000	是
Versant HCVRNA 3.0 试剂(Bdna)(Siemens Healthcare Diagnostics)	半自动 b DNA 信号扩增	5.2copies/ml	615～7700000	是

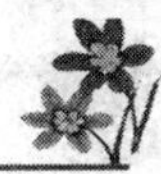

续表

试剂(制造商)	方　法	IU/ml 换算因数	范围 (IU/ml)	FDA 批准
LCx HCVRNA-定量试剂 (Abbort Diagnostics)	半自动 RT-PCR	3.8copies/ml	25～2630000	否
SuperQuant(National Genetics Institute)	半自动 RT-PCR	3.4copies/ml	30～1470000	否
Cobas Tapman HCV 检测 (Roche Molecular Systems)	半自动实时 RT-PCR		43～69000000	是
Abbott Realtime (Abbott Diagnostics)	半自动 RT-PCR		12～10000000000	否

(3)HCV 基因型检测:基因型对于丙型肝炎流行病学的研究具有重要作用,同时有助于对治疗应答情况的预测和确定疗程的优化。根据病毒间基因序列的 30%差异,丙型肝炎病毒至少被分为 6 个主要基因型(基因 1～6 型)。美国最常见的是基因 1 型(1a 和 1b 亚型),其次是 2 型和 3 型。随着美国的多元文化交流,少见的基因型(基因 4～6 型)也逐渐增多。一些商业检测试剂盒可直接对对 5′-非编码区序列检测来确定 HCV 基因型,包括 Trugene 5_NC HCV Genotyping 试剂盒(Siemens Healthcare Diagnostics Division,Tarrytown,NY),应用位于 5′-非编码区基因型特异性寡核苷酸探针上的逆转杂交技术(Inno LiPA HCV Ⅱ,Innogenetics,Ghent,Belgium)和斜向 HCV 基因型分析 2.0(Siemens Healthcare Diagnostics Division,Tarrytown,NY)。错误分型率

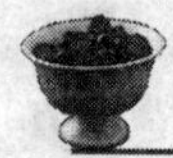

很低(<3%),混合基因型的出现少见。偶可出现样本无法分型情况(<5%),主要原因是病毒载量较低,检测方法中PCR扩增步骤有问题及HCV基因组内末端核苷酸的变异。

5. 急性和慢性HCV感染的诊断及对检测结果的说明 诊断急性或慢性HCV感染时,通常需要检测血清抗-HCV和HCV RNA水平。HCVRNA定量有助于丙型肝炎的治疗,因此推荐使用敏感度高的定量方法检测血清HCVRNA水平。

急性和慢性HCV感染的鉴别依赖于不同的临床表现:是否有黄疸出现,既往是否有ALT升高的病史,以及异常持续的时间等。急性暴露后(代表接触血液等成分后被感染的过程),HCV RNA的出现通常早于抗-HCV;急性暴露后2周,即可检测到血清HCVRNA,而抗-HCV在暴露8～12周前通常检测不到。HCV感染的这两个指标可有变化,需要进行认真分析以明确其诊断意义(表7)。

表7 HCV检测指标的意义

抗-HCV	HCVRNA	意 义
+	+	结合临床情况考虑急性或慢性HCV感染
+	−	HCV痊愈或急性感染后低病毒血症期
−	+	早期急性HCV感染;慢性HCV感染免疫抑制状态或HCVRNA假阳性
−	−	非HCV感染

一种模式HCVRNA及抗-HCV均为阳性,伴近期ALT升高,这种情况存在以下三种可能:①近期有明确高危暴露史诊为急性HCV感染。②慢性HCV感染急性加重。③慢性HCV感染者合并其他病原导致的急性肝炎。

另一种模式为抗-HCV阳性而HCVRNA阴性,提示:①急性

HCV 感染后 HCVRNA 的清除期。②假阳性或假阴性结果。③HCV 感染痊愈，建议 4～6 个月后再进行 HCVRNA 检测加以明确。抗-HCV 阴性而 HCVRNA 阳性这一模式常见于抗体产生之前的急性感染早期，或免疫抑制患者慢性 HCV 感染，也有可能为 HCVRNA 假阳性结果。出现以上所有情况时，建议 4～6 个月后复查抗-HCV 和 HCVRNA。最后，如患者 ALT 升高而抗-HCV 及 HCVRNA 均为阴性，可除外急性或慢性丙型肝炎并考虑其他诊断。推荐 4～6 个月后复查抗-HCV 以进一步明确。

【推 荐】

①疑有急性或慢性 HCV 感染者应首先检测抗-HCV(Ⅰ类，B 级)。

②下列情况时应进行 HCVRNA 检测

● 抗-HCV 检测阳性的患者(Ⅰ类，B 级)。

● 考虑进行抗病毒治疗的患者，应选择敏感的定量检测方法(Ⅰ类，A 级)。

● 抗-HCV 阴性的免疫受损患者，合并不明原因肝脏疾病或怀疑急性 HCV 感染者(Ⅰ类，B 级)。

③HCV 感染的患者在进行以干扰素为基础的治疗之前必须检测 HCV 基因型，以协助制定个性化治疗方案，选择合适的药物剂量和疗程并评估应答预测(Ⅰ类，A 级)。

6. 肝活检和无创肝纤维化检测的应用 肝活检的主要作用有以下 3 点：①帮助了解肝脏损伤程度。②鉴别肝脏损伤的病理特点以指导治疗。③及时发现晚期肝纤维化或肝硬化以便监测肝细胞癌(HCC)和/或筛选出静脉曲张患者。肝活检可对肝损伤程度进行分级、分期病理诊断，并可提供其他有关肝病进展的肝脏病理特点信息。分级是指炎症坏死的活动程度，分期则用于评估肝纤维化的程度及肝硬化的出现。已提出了几个评分系统，最为常用的系统有法国的 METAVIR 标准、Batts-Ludwig 标准、国际肝

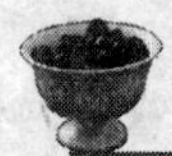

脏研究协会(IASL)标准及 Ishak 评分系统(表 8)。常见的可能影响疾病进展及治疗应答的两个因素为肝细胞脂肪变和肝细胞含铁量过高。这两种病理特点的出现并不妨碍丙型肝炎的初治,但对治疗应答的预测有参考价值。

表 8 组织学分期评分系统的比较

分 期	IASL	Batts-Ludwig	Metavir	Ishak
0	无肝纤维化	无纤维化	无纤维化	无纤维化
1	轻度肝纤维化	汇管区纤维化扩大	汇管区纤维化扩大	部分汇管区纤维化扩大±小的纤维间隔形成
2	中度肝纤维化	偶见桥接结构和纤维间隔形成	汇管区纤维间隔形成	广泛汇管区纤维化扩大±小的纤维间隔形成
3	重度肝纤维化	大量桥接结构和纤维间隔形成	小叶中心纤维间隔形成	广泛汇管区纤维化扩大并偶见汇管区间桥接结构
4	肝硬化	肝硬化	肝硬化	广泛汇管区纤维化扩大及明显的桥接结构(汇管区间及汇管区与小叶中心之间)
5				明显的桥接纤维化并偶见结节(不完全肝硬化)
6				肝硬化

肝活检被广泛视为确定肝脏损伤情况的"金标准",但因其本身的缺陷使其临床价值受到质疑。由于该检查具有如疼痛、出血和其他脏器穿孔等风险,且存在取样误差、需要专家给出组织学诊断、增加医疗费用及引起患者焦虑等不利因素。因此,专家正在寻找能够反映肝纤维化程度的无创血清学标志物。但这些血清学指

标只有利于评价肝纤维化的两个极端情况——轻微纤维化和肝硬化，对于评价处于中间阶段的纤维化或追踪肝纤维化进展的意义不大。近年来，新出现了利用超声和低频弹性波来检测肝脏弹性的肝纤维化无创诊断方法瞬时弹性成像（Fibroscan），已提高了不进行肝活检时鉴别肝纤维化程度的能力，尤其是结合其他无创肝纤维化指标时诊断意义更大。由于该方法尚未被 FDA 批准，且在肥胖患者中该方法诊断纤维化的成功率低，此外有证据表明，炎症坏死性高的急性病毒性肝炎患者，即使没有纤维化或纤维化程度极低时，瞬时弹性成像评分也会增高。因此，该方法尚不能替代肝活检。

基因 2 型和 3 型的丙肝患者，由于对标准治疗能获得 80％以上的持续病毒学应答（SVR），因此不需要进行肝活检。然而，对基因 1 型的丙型肝炎是否需要肝活检一直存有争议。基因 1 型的丙肝患者对标准治疗的应答率，在白人约为 50％、在非裔美籍人中 30％。对于感染了其他少见基因型（4～6 型）的丙肝患者是否需要肝活检仍无定论。

尽管肝活检以前被认为是明确基因 1 型患者纤维化程度的常规方法，现在的情况很可能有所改变。支持肝活检者根据当今抗病毒治疗的不同特性和较高的费用认为，如果肝组织学显示轻度到中度的纤维化（分期≤2）（表 9），尤其是当 HCV 感染时间较长者，应暂不治疗或延期治疗。这些患者通常肝脏疾病进展缓慢，不至于病情加重及死亡。但对于有晚期的纤维化（分期≥3）的患者仍应治疗。需要指出的是，尽管肝活检能够提供非常有用的信息，但它并不是决定治疗所必需的操作。肝活检后暂时不需要治疗者，通常的方法是在 4～5 年后重复肝活检并根据病情的进展情况再次考虑是否需要治疗。

早先的观点认为，基因 1 型和转氨酶始终正常者不需要肝活检，因为这些患者肝病轻微，治疗有害，且无效。目前认为这个说法不再正确。多达四分之一的类似患者有明显的纤维化，其治疗应答率与那些血清转氨酶异常的患者的应答率相同。因此，应根据病毒感染的大概时间及其他一些进展性肝病的表现情况(血小板计数)，病毒基因型和患者是否愿意做肝活检及治疗的意愿来决定是否需要肝活检。如果未行肝活检且未进行治疗，患者至少每年都要随访，当患者转氨酶异常或有其他进展性肝病的明显表现时，需要进行肝活检。

【推　荐】

①慢性 HCV 感染的患者，希望了解肝纤维化分期以评估预后或为指导治疗的患者可考虑进行肝活检(Ⅱa 类，B 级)。

②目前已有无创检测指标，可帮助判断 HCV 感染患者是否出现晚期肝纤维化，但在常规临床实践中并不能代替肝活检(Ⅱb 类，C 级)。

7. HCV 感染的初治

(1)治疗的理由：丙型肝炎自然史研究显示 55%～85%急性 HCV 感染的患者将转为慢性感染。与年龄较大的急性 HCV 感染的患者相比，婴幼儿及年轻女性感染后病毒自发清除率更高。慢性 HCV 感染与患者及其接触者有关；慢性感染者有可能进展为肝硬化和/或肝细胞癌，接触者通过接触病毒，有可能感染 HCV。这些患者经 25～30 年进展为肝硬化的危险为 5%～25%。多项的前瞻性研究结果提示，年轻女性和幼儿时期感染 HCV 者，随访 20～30 年后，肝硬化的发生率低(1%～3%)。回顾性研究显示：三级护理患者进展为肝硬化的比例较高(20%～25%)，数值较高有可能为选择偏差所致。高龄、肥胖、免疫抑制(如合并 HIV 感染)及每日饮酒达 50g 以上(尽管与肝纤维化进展相关的日饮酒量尚不明确)均可促进肝硬化的发生。丙肝肝硬化 10 年内发展成为失代偿肝病的可能性为 30%，肝细胞癌年发生率为 1%～3%。

明确患者是否存在疾病进展的危险尚有困难。目前，主要根据肝活检病理结果，应用有效的评分系统（如 Ishak，IASL，Metavir 或者 Batts-Ludwig 评分系统）进行肝纤维化程度的评估，从而了解肝脏损害程度进展的风险。没有或轻微肝纤维化的患者（Ishak 0～2 期；Metavir、IASL 和 Batts-Ludwig 0～1 期）10～20 年后发生肝脏并发症或肝脏导致死亡的风险较低。但是，桥接纤维化（如 Metavir3 期，表 8）的出现则将是肝脏损害进展为肝硬化的预兆。因此，一旦发现该病理变化则建议进行治疗。

HCV 感染还可以引起包括 2、3 型冷球蛋白血症在内的肝外病变。若出现有症状的冷球蛋白血症，则无论肝脏损伤分期结果如何均应进行抗病毒治疗（见伴肾脏疾病的治疗部分）。

（2）治疗目标和结果：治疗的目标为防止 HCV 感染相关的并发症和死亡发生。由于慢性 HCV 感染进展缓慢，很难证明治疗能够预防肝病并发症的出现。因此，治疗的应答仅界定为替代病毒学参数而不是临床终点。短期疗效以生化学（血清 ALT 水平正常）、病毒学（以灵敏的 PCR 方法检测血清 HCVRNA 转阴）及组织学（炎症坏死评分改善＞2 分并且纤维化程度无加重）等相关指标评价。治疗过程中依据治疗时间的不同，可能出现几种病毒学应答情况。最重要的是持续病毒学应答（SVR），指治疗结束后 24 周时，以灵敏的 PCR 方法检测血清 HCVRNA 为阴性（表 9 和图 6），即达到“病毒学治愈”。尽管如此，数年后仍可进展为肝细胞癌，尤其是获得 SVR 的肝硬化患者。

治疗终点应答（ETR）是指在 24 周或 48 周治疗结束时 HCVRNA 为阴性。ETR 不能准确预测 SVR。但要获得 SVR，首先得达到 ETR。

快速病毒学应答（RVR）是指治疗 4 周时血清 HCVRNA 水平低于 50IU/ml 的检测下限，是能达到 SVR 的良好预测因素。早期病毒学应答（EVR）是指治疗 12 周时血清 HCVRNA 转阴，或定量检测降低 2 个对数级以上。未能获得 EVR 是不能获得 SVR 的最准确的预测指标。因此,监测病毒学的应答情况对预测 SVR 非常有用。

病毒学突破是指治疗期间 HCVRNA 载量的阳转。而复发是指治疗结束时 HCVRNA 为阴性,获得 ETR,但停药后 HCVRNA 又转为阳性。无应答指治疗 24 周后血清 HCVRNA 水平降低未达 2 个对数级。其中,HCVRNA 水平下降 2 个对数级以上,但始终未能转阴称为部分无应答者。

表 9　治疗期间病毒学应答种类及定义

病毒学应答	定　义	临床应用
快速病毒学应答(RVR)	治疗 4 周时定量检测血清 HCV RNA 阴性	可缩短基因 2 和 3 型患者或低病毒载量的基因 1 型患者的疗程
早期病毒学应答(EVR)	治疗 12 周时 HCVRNA 较基线水平下降≥2 个对数级(部分 EVR)或转阴(完全 EVR)	SVR 阴性预测因子
治疗结束时病毒学应答(ETR)	在 24 周或 48 周治疗结束时 HCVRNA 为阴性	
持续病毒学应答(SVR)	治疗结束后 24 周 HCVRNA 仍为阴性	长期对治疗产生应答的最佳预测因子
病毒学突破	治疗期间再次出现 HCVRNA 阳转	
复发	治疗结束后再次出现 HCVRNA 阳转	
无应答	治疗 24 周后未能清除血清 HCV RNA	

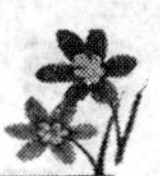

续表

病毒学应答	定　义	临床应用
无效应答	治疗 24 周血清 HCVRNA 降低＜2 个对数级	
部分应答	治疗 24 周 HCVRNA 下降 2 个对数级以上，但始终未能转阴	

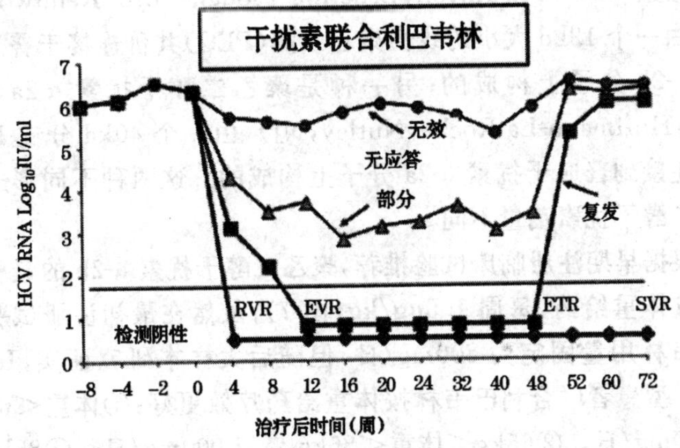

图 6　病毒学应答的图形显示

注：RVR，快速病毒学应答（使用敏感 PCR 试剂检测治疗 4 周时血清 HCVRNA 阴性）；EVR，早期病毒学应答（治疗 12 周时 HCVRNA 水平较基线水平下降≥2 个对数级或转阴）；SVR，持续病毒学应答（治疗结束后 24 周 HCVRNA 仍为阴性）；复发，治疗结束后再次出现 HCVRNA 阳转；无应答，治疗 24 周后未能清除血清 HCVRNA；部分无应答，治疗 24 周 HCVRNA 下降 2 个对数级以上，但始终未能转阴；无效应答，治疗 24 周血清 HCVRNA 降低＜2 个对数级

8. 慢性丙型肝炎的优化治疗

(1)聚乙二醇干扰素 α 和利巴韦林：目前，慢性丙型肝炎的推

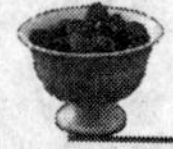

荐治疗方案为聚乙二醇干扰素 α 与利巴韦林联合治疗。选择这一治疗方案是根据 3 个关键性随机临床试验的结果证实，聚乙二醇干扰素 α 联合利巴韦林治疗优于普通干扰素和利巴韦林联合疗法。尽管不是直接比较，这 3 个试验给出了治疗的关键因素，即合适的药物剂量、治疗的最佳疗程，以及基因 1 型和基因 2、3 型患者的个体化治疗方案。

美国有两种聚乙二醇干扰素被批准用于临床，一种是聚乙二醇干扰素 α-2b（Peg-Intron，Schering Plough Corp，Kenilworth，NJ），由一个 12kd 大小的线性聚乙二醇（PEG）共价连接于普通干扰素 α-2b 分子上构成的；另一种是聚乙二醇干扰素 α-2a（Pegasys，Hoffmann-La Roche，Nutley，NJ），由一个 40kd 分支 PEG 共价连接到普通干扰素 α-2a 分子上构成的。这两种不同形式的聚乙二醇干扰素剂量不同。

根据早期注册临床试验推荐，聚乙二醇干扰素 α-2b 的最佳剂量为按体重给药，每周 1.5μg/kg（图 7）；虽然在最初注册试验中利巴韦林用量固定为 800mg/日，但随后大样本研究证实，HCV 基因 1 型患者联合利巴韦林按体重给药疗效更好：①体重＜65kg 者，800mg/日。②65kg＜体重＜85kg 者，1 000mg/日。③85kg＜体重＜105kg 者，1 200mg/日。④105kg＜体重＜125kg 者，1 400 mg/日。

聚乙二醇干扰素 α-2a 使用剂量固定为每周 180μg，皮下注射，联合利巴韦林 1 000mg/日（体重≤75kg）或 1 200mg/日（体重＞75kg）（图 7）。注册临床试验强调了利巴韦林的两个重要作用，一是能够促进 ETR，更重要的是，与聚乙二醇干扰素单药治疗相比，能够明显降低复发率。

第三个随机试验证实应根据病毒基因型确定最佳治疗疗程。根据试验结果制定疗程如下：HCV 基因 1 型患者，应用聚乙二醇干扰素 α-2a 联合按体重给药的利巴韦林治疗 48 周；HCV 基因 2

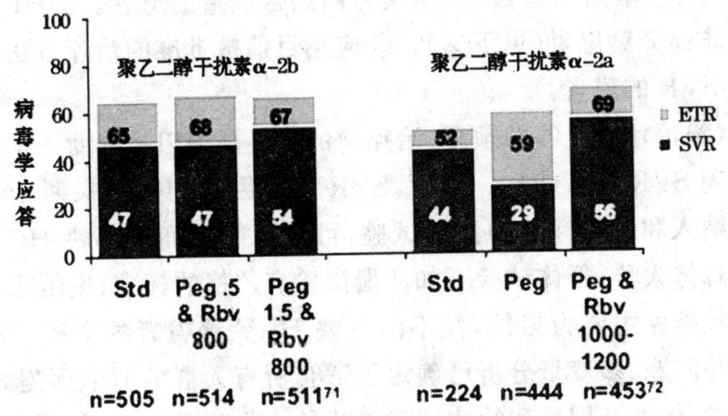

图 7 美国两项注册试验使用聚乙二醇干扰素联合利巴韦林的病毒学应答情况

注:ETR,治疗终点应答;SVR,持续病毒学应答

和 3 型患者,应用聚乙二醇干扰素 α-2a 联合小剂量利巴韦林(800mg/日)治疗 24 周。

对 HCV 基因 4 型患者而言,6 个随机临床试验经 metc 分析证实,聚乙二醇干扰素和按千克体重给药的利巴韦林联合治疗 48 周为最佳治疗方案。另外一个临床随机试验显示聚乙二醇干扰素 α-2b 和固定剂量的利巴韦林(10.6mg/kg/d)联合治疗,只要能获得 EVR,总疗程 36 周就足够了,但这一结果有待进一步证实。

由于全世界 HCV 基因 5 和 6 型病例数有限,因此在临床试验中并未提到这部分患者聚乙二醇干扰素和利巴韦林的治疗。最近,一项关于 HCV 基因 6 型患者治疗的回顾性研究显示,聚乙二醇干扰素 α 和利巴韦林联合治疗 48 周较治疗 24 周更佳、更有效。而用于 HCV 基因 5 型感染患者的治疗药物剂量和疗程推荐的数据不足。

目前,治疗的难点在于需要采用新的方法来提高下列患者的

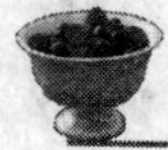

SVR 率：①基因1型HCV感染且高病毒载量的患者。②HCV感染的非裔美籍患者(见下文)。③应用目前被批准的治疗方法未能达到SVR的患者。

(2)治疗前应答的预测：治疗前的应答预测因素有助于了解是否出现SVR的可能性。然而，SVR预测因素的数据来源于具有严格纳入和排除标准的注册试验，可能不能准确地反映HCV感染的总体人群；群体试验不如注册试验有严格的标准；退伍军人服务部数据库主要为男性，并不能反映HCV感染者的全貌。尽管有这些问题，多变量分析已确定了适合所有人群的两个预测SVR的因素：病毒基因型和治疗前病毒载量。非基因1型(主要为基因2和3型)和病毒载量＜600 000IU/ml的患者SVR更高。还有其他一些结果不太一致的报道，即下列基线特征更易对治疗产生良好应答：聚乙二醇干扰素剂量(每周1.5μg/kg优于0.5μg/kg)和利巴韦林用量(＞10.6mg/kg)；女性；年龄小于40岁，非非裔；体重轻(≤75kg)；无胰岛素抵抗；ALT水平升高(高于正常值上限3倍)；肝活检结果显示无桥接纤维化或肝硬化。

9. 病毒动力学 检测血清病毒清除率有利于对治疗应答情况进行预测，有助于优化疗程，确定慢性丙肝患者的停药标准。因此须根据患者病毒动力学特征制订个体化的治疗方案，个体方案可缩短聚乙二醇干扰素联合利巴韦林治疗的疗程，一定程度上减少药物不良反应及医疗费用。

10. 早期病毒学应答(EVR) 丙肝患者未出现EVR是确定无应答最主要的表现。两个多中心回顾性临床试验结果显示，基因1型初治患者治疗12周时HCVRNA下降≤2个对数级者与无应答密切相关；未获得EVR的基因1型初治患者中，97%～100%均未能获得SVR。因此，未获得EVR的患者因无法获得SVR，可于早期停止治疗。相反，由于获得EVR的患者仅65%～72%最终获得SVR，因此EVR并不能准确地预测SVR出现。而

与不完全 EVR(治疗 12 周时 HCVRNA 水平下降 2 个对数级但并未转阴)相比,完全 EVR(治疗 12 周时 HCVRNA 转阴)是更好的 SVR 预测因素(83%vs21%)。对于基因 2 型和 3 型的丙肝患者来说,EVR 的意义不大,因为此类患者大部分在治疗 12 周时已清除病毒,对治疗已应答。

11. 快速病毒学应答(RVR)　监测治疗早期的变化以缩短疗程,减少不良反应。无论何种基因型和治疗方案,获得 RVR 是获得 SVR 的良好预测因素。但是仅有 15%～20%的 HCV 基因 1 型患者和 66%的基因 2 和 3 型的患者能获得 RVR。一项关于 RVR 预测价值的回顾性研究显示,HCV 基因 1 型患者使用聚乙二醇干扰素 α-2a 治疗时,若获得 RVR,则获得 SVR 率为 91%;若获得完全 EVR,则获得 SVR 率为 75%;若在治疗 24 周时 HCV RNA 转阴,则获得 SVR 率为 45%。

由于血清内病毒的快速清除,达到 RVR 的患者可以缩短疗程。与此相反,由于 RVR 的反向预测价值不大,因此未获得 RVR 并不能作为停止治疗的依据。

(1)基因 1 型患者 RVR 的应用:两项研究表明,获得 RVR 的 HCV 基因 1 型患者可将疗程由 48 周缩短为 24 周。一项临床试验对联合聚乙二醇干扰素 α-2a 和固定剂量或按公斤体重给药的利巴韦林(800～1 200mg/日)治疗 24 周或 48 周的患者进行调查。总体而言,2 组经 24 周治疗的基因 1 型患者,24%获得 RVR,其中 89%的患者最终获得 SVR,而未获得 RVR 的患者中 19%获得 SVR。治疗 24 周或 48 周的结果类似。研究发现,低病毒载量(≤200 000IU/ml)及 HCV 基因 1b 亚型为获得 RVR 的良好预测因素。

在另一研究中,低病毒载量(<600 000IU/ml)的 HCV 基因 1 型患者,使用聚乙二醇干扰素 α-2b(每周 1.5μg/kg)及不同剂量的利巴韦林(800～1 400mg/日)联合治疗 24 周。这些患者出现

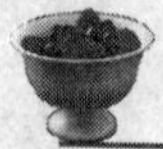

SVR率总体为50%。然而,47%获得RVR的患者最终获得SVR率为89%,而未获得RVR的患者中仅有20%获得SVR。这些结果表明,获得RVR的HCV基因1型患者经24周治疗疗程可获得痊愈。

(2)基因2型和3型患者RVR的应用:4项临床试验在HCV基因2型和3型患者中对RVR预测疗程的作用进行了研究,其将疗程从24周缩短至12～16周。由于使用了不同的入组标准、治疗方案和试验设计无法直接比较,但这些试验结果表明,基因2型和3型患者获得RVR者,可将疗程缩短至12～16周,因为在12～16周时SVR为62%～94%,与24周70%～95%的SVR率相当(表10)。但缩短疗程的方案复发率较高,治疗24周复发率为3%～13%,而治疗12～16周复发率为10%～30%,是24周治疗方案2倍以上。更为重要的是,经短疗程治疗后复发的基因2型和3型患者再次经过标准的24周治疗后,绝大多数仍可达到SVR。在一项研究的多元分析显示RVR不能作为预测SVR的指标。4项临床试验结果显示基因2型、低HCVRNA载量(≤800 000IU/ml)和无桥接纤维化或肝硬化为SVR的良好预测因素。未获得RVR的基因2和3型(绝大多数为基因3型、高病毒载量和桥接纤维化或肝硬化)患者治疗24周最终的SVR率很低,这些患者可能通过延长疗程改善疗效,但目前尚无前瞻性评估。

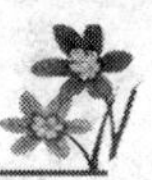

表 10　基于 RVR 基因 2 型和 3 型患者的缩短疗程及标准治疗的研究比较

试验/方案	[a] Peg-IFNα-2b 1μg/kg/周 & Rbv1000～1200mg/日			[b] Peg-IFNα-2a 180μg/kg/周 & Rbv800～1200mg/日			[c] Peg-IFNα-2a 180μg/kg/周 & Rbv100～1200mg/日		[d] Peg-IFNα-2a 180μg/kg/周 & Rbv800mg/日	
N	283			153			150		1.469	
Gt 2	76%			26%			100%		50%	
Gt 3	24%			74%			0		50%	
Rx 疗程	12[Ⅰ] 周	24[Ⅱ] 周	24[Ⅲ] 周	16[1] 周	24[2] 周	24[3] 周	16 周	24 周	16 周	24 周
n	113	80	70	71	71	11	50	100	732	731
RVR	100	0	64	100	100	0	86	87	67	64
ETR	95	68	79	94	85	72	100	98	89	82
SVR	85	64	76	82	80	36	94	95	62	70
REL	9	6	4	13	5	50	6	3	30	13

注：a 患者在基线水平被随机分配到标准 24 周治疗(Ⅲ组)，或根据治疗 4 周 HCVRNA 的结果改变疗程的治疗：HCVRNA 阴性-治疗 12 周(Ⅰ组)或 HCVRNA 阳性-治疗 24 周(Ⅱ组)

b 所有患者 4 周，获得 RVR 的患者(HCVRNA＜600IU/ml)被随机分配到 16 周(1 组)或 24 周(2 组)治疗。HCVRNA≥600IU/ml 患者治疗 24 周(3 组)

c 患者按 1∶2 随机分配到 16 周或 24 周疗程治疗

d 患者被随机分配到 16 周或 24 周疗程治疗

缩写：Gt，基因分型；n，样本数；Rx，治疗；REL，反弹

根据这些结果，基因 2 型或 3 型 HCV 感染者获得 RVR 者可缩短疗程至 12～16 周。而最近一项包括 1 469 例基因 2 型和 3 型患者的多国多中心临床试验得出的不同结果。患者随机分为聚乙二醇干扰素 α-2a(每周 180μg)及利巴韦林(800mg/日)治疗 16 周或 24 周，并不按 RVR 情况分组。与先前研究结果相反，试验结果证实，治疗 24 周要优于治疗 16 周(SVR 率为 76%比 65%，$P<0.001$)，即使获得 RVR 的患者也如此(分别为 85%和 79%)。导

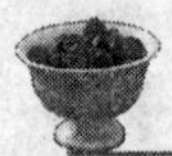

致这种不同结果原因可能是，这项试验应用了固定剂量的利巴韦林(800mg/日)，而其他试验的利巴韦林均按照千克体重给药。

因此，基因2型和3型不能耐受计划治疗24周的慢性丙肝患者，若能达到RVR，可将疗程缩短至12周和16周。但要告知患者该方案可能会增加复发率，一旦复发则建议治疗24周或48周。与基因2型或基因3型低病毒载量的患者相比，HCV基因3型患者应答率低。因此，建议高病毒载量的基因3型患者应延长疗程。尚未报道有关难治性HCV感染人群(包括非洲裔、肝硬化和HIV重叠感染的患者)的相关数据，因此以上治疗方案不适于这些人群。

(3)基因4型患者RVR的应用：有研究针对RVR对HCV基因4型患者的疗效预测作用进行了评估。这些患者联合应用聚乙二醇干扰素α-2b(每周1.5μg/kg)和利巴韦林(10.6mg/kg/日)治疗，固定疗程48周或按病毒清除时间不同制定不同的疗程(达到RVR者治疗24周；达到cEVR者治疗36周；病毒清除超过12周者治疗48周)。结果显示获得RVR的患者SVR为86%，获得cEVR的患者为76%，12周后病毒转阴的患者SVR为56%，而治疗48周患者SVR率为58%。这些试验结果显示获得RVR的基因4型患者可以缩短疗程。

(4)增加药量和延长疗程的作用：提高难治性患者SVR的方法包括增加聚乙二醇干扰素和/或利巴韦林的剂量，或者延长疗程。研究表明，大剂量干扰素诱导方案的效果并不理想。一项临床试验比较不同剂量聚乙二醇干扰素α-2b的疗效(大剂量诱导治疗组为3μg/kg/周治疗1周，1.5μg/kg/周治疗3周，1μg/kg/周治疗44周；小剂量为0.5μg/kg/周治疗48周)。与标准方案相比，大剂量诱导组病毒清除更快，治疗4周时病毒清除率为22%，而小剂量组仅为7%。但两组在治疗终点时HCVRNA清除率相似，分别为71%和61.5%，无明显差异。遗憾的是没有提供这部分患者SVR的相关数据。

对10名基因1型病毒载量＞800 000IU/ml的患者进行了大剂量利巴韦林(1 600～3 600mg/日)和标准剂量的干扰素联合应用的初步试验进行评价。90％患者获得SVR。虽然SVR明显提高，但安全性是这一疗法的主要关注点，因为所有患者均发生了严重贫血，所有患者均需要应用生长因子，2例需输血。

两个临床试验对延迟病毒学应答(治疗12～24周清除HCVRNA)的初治患者延长疗程的疗效进行了评估。一项试验将12周时未获得HCVRNA清除的患者随机分为治疗48周或72周。另一项研究则在基线时随机分组。研究的人群非均一样本，主要表现在基线的特征不同及应用方案不同。然而结果显示，将疗程从48周延长至72周有提高SVR的趋势；一项研究使SVR由18％提高至38％，另一研究由17％提高至29％。SVR的提高考虑为延长疗程至72周后复发率降低有关。另一项研究证明，未获得RVR(治疗4周时HCVRNA阴转)的患者将疗程从48周延至72周也可以获益。与治疗48周的SVR率(32％)相比，治疗72周的患者SVR率明显更高(45％)。基线时随机分为48周或72周的试验结果表明：并非所有患者均可通过延长疗程获益。两种的SVR无差别(分别为53％和54％)。因此，对于病毒学应答延迟(治疗12～24周清除HCVRNA)的患者，可考虑延长疗程。需要进一步研究以明确未获得RVR和EVR的患者延长疗程的治疗是否有益。

(5)不良反应：几乎所有聚乙二醇干扰素联合利巴韦林治疗的患者在治疗期间发生一种或更多的不良反应。不良反应是导致患者减药或完全停药的主要原因。注册试验结果显示，应用聚乙二醇干扰素α-2a或α-2b联合利巴韦林治疗的患者中，10％～14％的患者因为不良反应而终止治疗。最常见的不良反应为流感样副作用和精神症状。如半数以上患者会出现乏力、头痛、发热和寒战；22％～31％患者会出现抑郁、躁狂和失眠等精神症状。

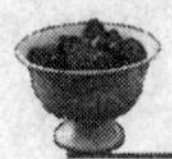

实验室检查异常是减量的最主要原因。这其中中性粒细胞减少症是最常见的[中性粒细胞绝对计数(ANC)<1 500/mm^3]。两个大型Ⅲ期临床试验结果显示 18%～20%的患者发生中性粒细胞减少症，其中 ANC<750/mm^3 的患者将药量减半，ANC<500/mm^3 者则停药。严重中性粒细胞减少症(ANC<500/mm^3)的发生率为 4%。尽管中性粒细胞计数有所下降，但严重感染并不常见，除晚期肝硬化患者外，很少需要应用粒细胞集落刺激因子治疗。此外，近 1/3 的患者出现贫血，在 6～8 周时最为严重。两项Ⅲ期临床试验数据显示：9%～15%的患者因贫血(血红蛋白水平<10g/dl)而将药物减量。促红细胞生成素及促红细胞生成刺激蛋白等生长因子可用于治疗聚乙二醇干扰素和利巴韦林相关性贫血。尽管生长因子改善了患者的自觉症状并能维持利巴韦林的剂量，但尚不能提高 SVR。有分析报道，生长因子的应用使治疗慢性丙型肝炎的经费增加了 1 倍。这些生长因子通常比较安全，但也可能发生严重不良反应，包括心血管和血栓事件、单纯红细胞再生障碍、某些癌症的进展，甚至死亡。

已有一项关于口服血小板受体生成素激动剂的报道，即刺激血小板生成的 eltrombopag。治疗 12 周后，基线血小板减低(20 000～70 000/mm^3)的 HCV 患者成功接受干扰素治疗，但是否被准许应用于整个疗程仍有待评估。因此，处理血细胞减少症的主要方法是减量，而不是常规应用生长因子。

神经精神方面的不良反应，包括抑郁、焦虑、失眠、情绪失常、胡言乱语、自杀或杀人倾向等。治疗前的情绪异常和焦虑症状是出现抑郁症的危险因素。女性、抑郁症病史和大剂量干扰素治疗也被认为是危险因素，但目前尚不肯定。

干扰素引起的抑郁症由两种重叠综合征构成。一种是抑郁为特征的综合征，主要表现为情绪异常、焦虑、认知障碍；另一种是以自主神经系统症状为特征的综合征，表现为乏力、厌食、疼痛和精

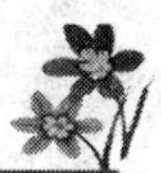

神运动迟缓。抗抑郁药对抑郁症状为特征者明显有效,但对自主神经系统症状无效。这类症状应用调节儿茶酚胺功能的药物治疗可能更加有效。选药时需注意药物间相互作用、肝功能情况和药物的肝毒性,以及其他的不良反应。应咨询并随诊于精神病医师(见精神类疾病的处理)。

聚乙二醇干扰素可能引起自身免疫功能紊乱,如自身免疫性甲状腺炎或使基础自身免疫性疾病恶化。因此,治疗前自身免疫系统异常为治疗的相对禁忌证。然而,颇为棘手的一个问题是慢性丙型肝炎可出现特发性自身免疫性肝炎的特征(如抗核抗体阳性)。这就提出了如何区分慢性丙肝和自身免疫性特征的问题,若为慢性 HCV 感染合并自身免疫特点,则应进行抗病毒治疗;但若为非丙型肝炎相关的自身免疫性肝炎合并 HCV 感染则应使用免疫抑制药治疗。既往自身免疫性肝炎病史、其他免疫系统异常的出现、特异性 HLA 特征,以及肝活检都有助于上述两种情况的鉴别。这类患者在开始治疗后,应进行个体化治疗和密切的监测。

利巴韦林最常见的不良反应为溶血性贫血。由于利巴韦林经肾脏清除,因此患有肾脏疾病或肾衰竭的患者应慎用。利巴韦林其他的不良反应还包括轻度淋巴细胞减少症、高尿酸血症、瘙痒、皮疹、咳嗽和鼻塞。动物实验报道,利巴韦林可导致胎儿死亡和畸形,因此使用利巴韦林的患者在治疗期间和停药后 6 个月应采取避孕措施。对患者和提供健康服务的医护人员进行药物不良反应及其处理方法的教育,是完整治疗的组成部分,并对治疗取得最终成功起到重要作用。

(6)治疗患者的选择:目前关于慢性 HCV 感染治疗人群选择的相关数据均来自于随机注册的临床试验。但这些试验通常受到严格排除标准的限制,因此并不能反映出需要治疗的所有人群。同时患有肾脏疾病、抑郁症和药物成瘾、儿童和重叠 HIV 感染的丙肝患者的相关数据还很匮乏。在选择治疗人群时最重要的是要权衡治疗的利弊。推荐建议的应用可有不同的意见，并可根据具体情况做适当调整(表11、表12、表13)。

必须再次强调的是，治疗患者的推荐方案是指导意见并非一成不变；同时应在考虑不同患者的具体表现，医生的临床经验及患者接受治疗意愿的程度等方面情况后再实施治疗。

表11　个体化方案治疗适应证

适合治疗条件
• 年龄≥18岁
• 血清 HCVRNA 阳性
• 肝活检提示慢性肝脏炎症和明显肝纤维化(桥接或更为严重的肝纤维化)
• 代偿性肝脏疾病(血清总胆红素<1.5g/dl；INR1.5；血清白蛋白>3.4g/dl；血小板计数>75000/mm³)并且无肝脏失代偿情况(肝性脑病或腹水)发生
• 血液及生化指标满足下列条件：男性 Hb≥13g/dl；女性 Hb≥12g/dl；中性粒细胞计数≥1500/mm³；血肌酐<1.5mg/dl
• 有治疗意愿并能够坚持完成治疗要求
• 无治疗禁忌证

表12　需个体化方案治疗的患者特征

患者特征
• 首次治疗失败(无应答或复发)
• 毒品或酒精成瘾但愿意进行戒断者(至少需戒断6个月)
• 肝活检提示无或轻度肝纤维化
• 急性丙型肝炎
• 合并 HIV 感染
• 年龄<18岁
• 慢性肾脏疾病(无论是否需要血液透析)
• 失代偿肝硬化
• 肝移植受者

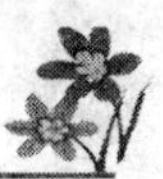

表 13　个体化方案治疗禁忌证

不适合治疗条件
• 患有严重的未得到控制的抑郁症
• 实体器官移植(肾脏、心脏或肺)
• 自身免疫性肝炎或患有其他可因聚乙二醇干扰素和利巴韦林的使用而导致恶化的自身免疫性疾病
• 未治疗的甲状腺疾病
• 孕妇或不愿进行避孕者
• 合并严重的内科疾病,如严重的高血压、心力衰竭、严重的冠心病、未得到控制的糖尿病及慢性阻塞性肺病
• 小于 2 岁
• 对 HCV 感染治疗的药物过敏

12. 治疗前评估及治疗期间与治疗后的监测　治疗前评估出现冠心病的风险,并控制已有基础内科疾病,如未得到控制的糖尿病和高血压。此外,还应在治疗前通过自评量表和医师评定量表来筛选所有患者的抑郁症状。

患者在治疗期间应监测对治疗的应答情况,以及药物的不良反应。合理的监测时间如下:治疗前 12 周每月随诊 1 次;之后每 8～12 周随诊 1 次直到治疗结束。每次随诊都应了解患者是否出现药物不良反应和抑郁症状,并应教育患者坚持治疗。实验室监测指标包括全血细胞计数、血肌酐、ALT 水平,并在第 4、12、24 周,之后每 4～12 周,治疗结束时及治疗结束后 24 周检测 HCV RNA 水平。治疗期间还应每 12 周监测甲状腺功能。

获得 SVR 的患者在肝组织学上和临床疗效将有所改善。但已出现肝硬化的患者尽管获得 SVR,仍存在短期内(5 年)发生肝脏失代偿、肝细胞癌,甚至死亡的风险。因此,治疗结束后仍应定期复查,包括筛查 HCC。获得 SVR 的患者治疗后的肝活检无明显意义。

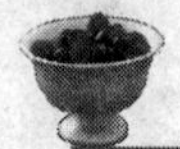

【推　荐】

①治疗与否应根据下列情况制定个体化决策，包括肝脏损害的严重程度、出现严重不良反应的风险、治疗应答的可能性、合并基础疾病的情况及患者对治疗的意愿等（Ⅱa类，C级）。

②肝组织学检查为桥接纤维化或代偿期肝硬化的患者，只要无禁忌证就应进行治疗（Ⅰ类，B级）。

③慢性HCV感染的最佳治疗方法为聚乙二醇干扰素α联合利巴韦林（Ⅰ类，A级）。

④应在治疗前或开始时及治疗12周时，采用高度敏感定量的检测方法监测HCVRNA水平（Ⅰ类，A级）。

⑤HCV基因1型和4型感染的患者疗程为48周。聚乙二醇干扰素α-2a每周180μg，皮下给药，联合利巴韦林剂量为1 000mg/日（体重≤75kg）或1 200mg/日（体重＞75kg）；或聚乙二醇干扰素α-2b每周1.5μg/kg，皮下给药，联合利巴韦林剂量为800mg/日（体重＜65kg）、1 000mg/日（65kg＜体重＜85kg）、1 200mg/日（85kg＜体重＜105kg）或者1 400mg/日（体重＞105kg）（Ⅰ类，A级）。

⑥未取得早期病毒学应答（EVR；治疗12周时HCVRNA下降≥2个对数级）的患者可考虑停止治疗（Ⅰ类，A级）。

⑦未取得完全EVR（治疗12周时HCVRNA转阴）的患者应在24周时复查，若HCVRNA仍为阳性则应停止治疗（Ⅰ类，A级）。

⑧HCV基因1型延迟病毒清除的患者（治疗12～24周之间HCVRNA转阴），可考虑将疗程延长至72周（Ⅱa类，B级）。

⑨疗程自48周延长至72周的基因1型患者，若治疗结束时应用敏感定量的方法检测HCVRNA为阴性，则应在24周后复查HCVRNA水平以评估持续病毒学应答（SVR；治疗停止后24周HCVRNA为阴性。）情况（Ⅰ类，A级）。

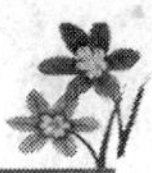

⑩HCV基因2型和3型感染的患者：聚乙二醇干扰素联合利巴韦林治疗，疗程24周，利巴韦林剂量为800mg/日（Ⅰ类，A级）。

⑪治疗24周时HCVRNA阴性的患者，应在治疗结束24周后复查HCVRNA以评估SVR情况（Ⅰ类，A级）。

⑫取得SVR的丙肝肝硬化患者无论何种基因型，应每6～12个月监测发展为HCC的风险（Ⅱa类，C级）。

13. 既往治疗失败患者的再次治疗 治疗失败与初始应答情况、初始治疗强度，以及宿主与病毒情况相关。20%～50%聚乙二醇干扰素联合利巴韦林治疗的患者不能够获得SVR。聚乙二醇干扰素联合利巴韦林治疗失败包括无应答、病毒学突破及复发几种情况。依从性差和不恰当的减量会降低应答率。诱导产生聚乙二醇干扰素抗体的情况只见于少数病例。

(1)无应答：近30%聚乙二醇干扰素联合利巴韦林治疗的患者不能清除血清中的病毒。对聚乙二醇干扰素联合利巴韦林治疗无应答者再治疗的选择方案是有限的。而应用相同的方案重复治疗获得SVR的几率<5%，因此不推荐。也没有明确证据显示更换聚乙二醇干扰素种类有效。在美国和欧洲，2项目前正在进行的临床研究和一项已完成随机试验对干扰素的维持治疗进行了评估，其试验目的是研究干扰素的维持治疗在延迟、阻止肝硬化和/或肝脏失代偿发生作用。HALT-C的临床试验是其中一个试验，其结果最近已报道。在这一试验中，虽然治疗组血清ALT水平、HCVRNA水平及肝脏坏死性炎症情况明显减低，具有统计学意义，但是临床失代偿肝病和进展为肝硬化的发生率在治疗组和非治疗组分别为34.1%和33.8%，并无显著差异（危险因子为1.01）。因此，根据HALT-C的临床试验结果，对已有桥接肝纤维化和肝硬化，并对聚乙二醇干扰素和利巴韦林常规疗程治疗无应答的慢性丙型肝炎患者，不推荐继续以低剂量聚乙二醇干扰素α-2a(90μg/周)维持治疗。在应用不同方案再治疗的数据公布前，

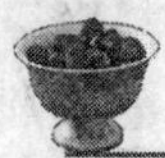

再治疗方案应个体化。建议对聚乙二醇干扰素和利巴韦林治疗无应答的晚期肝纤维化患者，根据 AASLD 指南推荐定期筛查 HCC 和血管静脉曲张，如果适合肝移植治疗，应进行肝移植的评估。而轻微纤维化（Metavir 和 IASL 评分≤1 或 Batts-Ludwig 和 Ishak 评分≤2）的患者可不治疗，但需定期监测疾病的进展情况。

对于普通干扰素联合或不联合利巴韦林治疗无应答的患者，重复应用聚乙二醇干扰素 α-2a 或 2b 治疗的三项临床试验结果显示，之前应用干扰素单药治疗的患者 SVR 明显提高（由 20%提高到 40%），而对联合利巴韦林治疗无应答者，重复治疗患者的 SVR 无明显提高（8%提高到 10%）。其中非 HCV 基因 1 型、基线 HCVRNA 水平低、肝纤维化程度轻、白人和先前使用干扰素单药治疗的患者更容易获得 SVR。

（2）复发：在大多数情况下，病毒复发多发生在治疗首个 12 周内和 12 周后，24 周以后复发少见。病毒学复发的患者再次给予相同方案治疗仍能产生应答，但有可能会再次复发。对于标准干扰素联合利巴韦林治疗后复发患者，有两种治疗方案进行了评估。一组为应用大剂量聚乙二醇干扰素 α-2b（每周 1.5μg/kg）联合固定剂量利巴韦林（800mg/日）；另一组为小剂量聚乙二醇干扰素 α-2b（每周 1μg/kg）联合按体重给药的利巴韦林（1 000～1 400mg/日）。结果显示，所有患者 SVR 为 42%。尽管大剂量治疗组 SVR 率（50%）较小剂量组 SVR 率（32%）高，但试验组样本量过小，无法得出有明确意义的结论。关于对聚乙二醇干扰素联合利巴韦林治疗复发患者的再治疗数据尚未见到报道。

【推 荐】

①聚乙二醇干扰素联合利巴韦林足疗程治疗后复发的患者，不推荐继续联合治疗，包括更换聚乙二醇干扰素种类（Ⅲ类，B级）。

②曾用非聚乙二醇干扰素联合或未联合利巴韦林或者仅用聚

乙二醇干扰素单药治疗无应答和复发的患者，可考虑再次应用聚乙二醇干扰素和利巴韦林治疗，尤其是已有桥接肝纤维化或肝硬化的患者（Ⅱa类，B级）。

③聚乙二醇干扰素联合利巴韦林治疗失败的桥接肝纤维化或肝硬化患者，不推荐维持治疗（Ⅲ类，B级）。

14. 特殊患者群

(1)血清转氨酶正常患者的治疗：既往对HCV感染转氨酶正常者，尤其是ALT正常的患者的处理不很明确。一种观点对ALT水平多少才算正常提出质疑，另一种观点也提出对转氨酶正常进行治疗是否恰当的疑问。

至于ALT正常值上限一般由不同实验室通过假定健康志愿者筛查后按平均值±2标准误而定。然而，ALT水平因年龄、种族、性别、体重指数的因素而有所不同。考虑这些因素，近年来认为：ALT水平的上限值男性为30IU/L，女性为19IU/L，但许多实验室仍采用40IU/L作为上限值。因此，既然ALT水平随时间变迁有所波动，持续转氨酶正常的定义应明确为：至少1～6个月时间内进行2～3次检测转氨酶水平小于40IU/L。

一般而言，持续ALT正常的患者较ALT异常的患者肝纤维化程度轻。据报道，ALT正常患者有明确纤维化为5%～30%，肝硬化1.3%。因此，如果ALT正常患者肝活检有明显的纤维化，也需治疗。已有许多研究报道表明，ALT正常患者经标准抗病毒治疗后获得SVR与ALT异常者相同，并且治疗同样安全。

【推　荐】

①无论血清ALT水平如何，HCV感染患者应根据肝的病理损伤程度、潜在严重不良反应的风险、治疗应答的可能性，以及合并基础疾病的情况来决定治疗的个体化方案（Ⅰ类，B级）。

②血清转氨酶正常的HCV感染患者治疗方案应与转氨酶升高的患者相同（Ⅰ类，B级）。

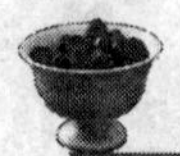

(2)HCV 感染儿童患者的诊断和治疗：美国儿童 HCV 的确切感染率尚不清楚。近期全国普查结果显示美国儿童慢性 HCV 感染人数在 23 048～42 296 人，每年有 7 200 例新发病例，大部分为垂直传播。年龄越大，血清抗-HCV 阳性率越高：6～11 岁儿童为 0.2%，12～19 岁儿童为 0.4%。随后的研究报道，城市 6 岁以下无 HIV 感染的儿童 HCV 的感染率较低(0.1%)。

由于 1992 年以来普遍筛查献血者抗-HCV，母婴(垂直或围产期)传播已取代输血传播丙型肝炎，并成为美国儿童丙肝传播的主要方式。育龄期女性 HCV 的感染率为 1.2%，有静脉吸毒或合并 HIV 感染者感染率更高。然而，并不推荐对所有孕妇筛查抗-HCV。根据高危人群，主张对部分而不是全部 HCV 感染者进行选择性检查。

围产期 HCV 感染率为 4%～6%，母亲为 HIV/HCV 重叠感染者高出 2～3 倍。一些儿科医生认为对 HCV 感染的母亲应取消胎头监测并建议破膜 6 小时内分娩以避免传染。对感染 HCV 的母亲采用剖宫产的数据很少，大多数专家不予推荐。同样，尽管 HCV 感染母亲的乳汁中含有 HCV，但尚无数据显示乳汁传播 HCV。因此，HCV 感染的母亲不被禁止哺乳。此外，美国儿童间的水平传播罕见。因此，美国儿科学会建议不限制慢性 HCV 感染儿童参与或参加包括运动在内的常规活动。

由于围产期存在感染的危险，对 HCV 感染母亲分娩的婴儿进行检查必不可少，但何时检测仍有争议。因为母体的抗体被动转入新生儿的时间可长达 18 个月。因此，近期的推荐主张推迟到 18 月龄时检测抗-HCV。如果希望早期诊断，则应在 1～2 月龄时或之后的第一次婴儿健康随访时检测 HCVRNA。然而，此时 HCVRNA 的敏感性低。阴性结果应该在一段时间后复查。当 HCVRNA 检测的敏感性有改善时，应在 6 月龄内复查。

儿童 HCV 感染有其许多特征，与成人有所不同。儿童急性

感染 HCV 与成人类似，通常无症状，但更容易出现自发清除病毒，更容易 ALT 复常。一项近期对 157 例 1990～2001 年感染 HCV 患儿的结果报道，28%在 10 年的随访中清除病毒，25%新生儿在 7.3 年自发清除病毒。随访时年龄更小的患儿及 ALT 正常者易出现自发清除（$P<0.0001$）。

无论感染方式如何（垂直及输血），慢性 HCV 感染的患儿在其 5～20 年的随访中进展缓慢。肝活检结果显示，患儿在感染 15～20 年中通常纤维化轻，肝硬化少见。然而，一项 60 例患儿的报告显示不同结论。在平均感染 13 年后的肝活检显示，12%有桥接肝纤维化，两例在随访期行肝移植，其中一例为未能诊断的肝细胞癌（HCC）。

迄今为止，有关儿童感染后一生中可能出现肝病相关的发病率和死亡率的数据为数甚少。一项儿童时感染 HCV 的老年亚洲患者的回顾性研究显示，71%感染超过 60 年的患者肝活检显示肝硬化。但可惜的是研究未涉及有关是否存在非酒精性脂肪性肝病、糖尿病、滥用酒精或其他病毒性肝炎等信息。

如成人一样，最主要的问题是确定治疗的合适人选。有观点认为，大部分患儿处于感染早期，病情相对较轻，且今后可能存在更完善的治疗方案，故不赞成其接受常规治疗；然而，同样有理由认为如患儿平均感染时间可能超过 50 年，仍应进行常规治疗。

对 HCV 感染患儿治疗的早期研究局限于单用干扰素，因为动物实验认为利巴韦林可能对人类胚胎有潜在的致畸性。干扰素加利巴韦林较单用干扰素能明显提高 SVR 率。自聚乙二醇干扰素联合利巴韦林作为成人 HCV 感染的标准治疗方案后，近期大多数研究对患儿也采用聚乙二醇干扰素加利巴韦林治疗。一项研究报道，62 例儿童及青少年以聚乙二醇干扰素 α-2b1.5mg/kg/周联合利巴韦林 15mg/kg/日治疗 48 周，59%获得 SVR。一项试验分析报道，与成人相同，基因 2 型和 3 型患儿获得 SVR 明显高于基因1型(分别为100%和48%);因不良反应导致减量占31%,停药7%;后的研究报告也得到了相同结果。总的SVR为50%,其中23%因粒细胞减少症致干扰素减量。

近期数据显示HCV感染患儿的聚乙二醇干扰素联合利巴韦林治疗是安全的,SVR高于普通干扰素联合利巴韦林。因此,聚乙二醇干扰素α-2b联合利巴韦林已被FDA批准用于患儿的治疗。治疗基因1型患儿的疗程为48周。但现有的数据不足以推荐基因2型或3型的患儿治疗24周。

【推　荐】

①疑似HCV感染儿童的诊断和检查可参照成人指南(Ⅰ类,B级)。

②由于易受母亲抗-HCV被动转移的影响,不推荐新生儿检测抗-HCV,可于18月龄或更大时再行检测(Ⅰ类,B级)。

③为获得早期诊断,HCV感染母亲的新生儿可于出生1~2月龄时检测血清HCVRNA(Ⅱ类,B级)。

④2~17岁的丙肝患儿应按照成人标准考虑是否应进行治疗(Ⅱa类,B级)。

⑤治疗方案为聚乙二醇干扰素α-2b(60μg/kg/周)联合利巴韦林(15mg/kg/日),疗程为48周(I类,B级)。

(3)合并HIV感染患者的诊断、自然病程和治疗:在西方,约25%HIV感染者有慢性HCV感染;在美国,多达8%的慢性HCV感染者同时感染HIV。自从1996年研制出高活性抗逆转录治疗(HAART)以来,HCV相关肝病正日益成为HIV感染者发病率和死亡率上升的重要原因。

鉴于HIV/HCV同时感染的高流行率,又因为两种感染病毒的处理不同,故所有HIV感染者均应该检测HCV,所有HCV感染具有HIV高危因素的患者应检测HIV,对无HIV感染者来说,首先检测抗-HCV,再用高敏感的方法确认阳性结果。然而,

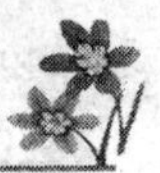

大约6%HIV阳性患者不能产生丙肝抗体，因此对抗-HCV阴性伴不能解释肝病病因的HIV阳性患者应检查HCVRNA。

HCV/HIV共同感染患者的治疗比仅为HCV感染者更为紧迫。因为其肝病进展更快，进展为肝硬化的危险成倍增加。成功治疗丙肝可减少HAART肝毒性的危险，从而更易耐受HAART治疗。

HIV/HCV共同感染患者获得SVR的可能性较HCV单一感染者低。SVR降低的原因部分是因为HIV感染者HCVRNA水平高于HCV单一感染者。

聚乙二醇干扰素联合利巴韦林是FDA批准用于HIV感染者丙型肝炎的治疗方案。聚乙二醇干扰素联合利巴韦林治疗的优势参见四项大型研究（表14）。在最大型的研究（APRICOT）中，868例患者随机接受普通干扰素α-2a（3MU每周3次）联合利巴韦林（800mg/日），聚乙二醇干扰素α-2a 180μg/周联合安慰剂或聚乙二醇干扰素加利巴韦林800mg/日，治疗48周，总SVR分别为12%，20%和40%。聚乙二醇干扰素联合利巴韦林组，基因1型SVR为29%，基因2型或3型为62%。除基因型外，治疗前HCVRNA低水平（≤5.7 log 10IU/ml）也与获得SVR相关。与无HIV感染者相同，聚乙二醇干扰素联合利巴韦林组，未获得EVR者（85/289）罕见能获得SVR（2/85）。聚乙二醇干扰素联合利巴韦林组停药者占25%，15%缘于不良反应的产生，860例患者有14例出现肝脏失代偿。14例于治疗前已有肝硬化，7例CTP得分为7分或更高。与失代偿相关的有其他肝硬化指标，如血小板计数减少和应用去羟肌苷（ddI）。总之，其他三项大型研究包括两项应用聚乙二醇干扰素α-2b的应答率和毒性反应也与上述结果相似。

表 14　四项 HIV 感染的慢性丙肝患者治疗的关键研究

特征	APPICOT	ACTG 5071	RIBAVIC	Barcelona
纳入病人数	868	133	412	95
聚乙二醇干扰素	2a	2a	2b	2b
利巴韦林	800mg	600mg-1g	800mg	0.8g,1g,1.2g[1]
HIV 及 CD4+ 的情况	>200/mm³ 或 100～200/mm³，HIVRNA <5000c/ml	>200/mm³，HIVRNA <10000c/ml	>200/mm³	>250/mm³，HIVRNA <10000c/ml
ALT	升高 2 倍	NA	NA	4.5ULN
基因 1 型[2]	60%	77%	48%	55%
桥接纤维化或肝硬化[2]	12%	11%(肝硬化)	39%	29%
基因 1 型 peg-RBV SVR 率	29%	14%	17%	38%

注：缩写：ALT，丙氨酸氨基转移酶；ULN，正常值上限；c/ml(copies/ml)；NA，无数据。表格引自 Thomas，HEPATOLOGY，2006；43：S221-S229.

①基于体重标准<65kg，65～75kg，>75kg

②来源聚乙二醇干扰素联合利巴韦林方案；肝硬化定义为 MHAI(F4-6)或 Metavir and Scheurer(F3-4)

③参考 HIV 感染患者使用聚乙二醇干扰素联合利巴韦林的 SVR 率，适用于基因 1 型 HCV 感染者，除外 RIBAVIC 及 Barcelona 研究中分组的基因 1 和 4 型

对于同时感染者治疗的药物剂量及疗程尚无数据推荐。等到相关数据报道后，可推荐如同 HCV 单一感染者一样，采用聚乙二醇干扰素加利巴韦林治疗 48 周。

HIV/HCV 同时感染治疗中应更加关注的一个问题是其安全性。利巴韦林相关的贫血在共同感染时较单一感染更加明显。在服用齐多夫定(AZT)患者中尤为常见且严重。利巴韦林通过

抑制次黄嘌呤核苷-5-磷酸盐脱氢酶加强去羟肌苷抗 HIV 活性并增加毒性，此作用又能激发 ddI 的毒性。由于曾报道有患者服用利巴韦林及 ddI 后，出现明显症状并发生致命性的乳酸性酸中毒。故服 ddI 的患者不应同时服用利巴韦林。

α干扰素治疗可导致剂量相关的白细胞计数和 $CD4^+$ 淋巴细胞绝对数下降，但 $CD4^+$ 细胞的百分比仍未改变。这种情况的出现并不增加感染的机会。

实际上，聚乙二醇干扰素α治疗能使 HIV-RNA 水平下降大约 0.7 个对数级。故被认为对 HIV 复制有潜在的疗效。但停药后此疗效未能持续。

由于需将出现肝硬化的风险与治疗后获 SVR 低及其他治疗安全性进行权衡考虑，HIV/HCV 共同感染患者是否应该抗-HCV 治疗仍有争议。与未感染 HIV 患者一样，治疗与否应考虑肝病的分期(见肝活检)。在 HIV/HCV 共同感染患者刚开始抗逆转录病毒治疗时，无足够的资料推荐多久以后再开始抗-HCV 治疗。此外，$CD4^+$ 淋巴细胞计数＜$200/mm^3$ 的 SVR 也知之甚少，$CD4^+$ 淋巴细胞计数的最低值及开始抗-HCV 治疗时的 $CD4^+$ 淋巴细胞计数值两者哪一个更有意义也尚不明确。大多数专家建议抗-HCV 治疗前至少等待几个月。这样，抗逆转录病毒治疗的不良反应不会与聚乙二醇干扰素和利巴韦林的不良反应相混淆。如有必要，抗-HCV 治疗前的 HIV 治疗应该优化。对 HIV/HCV 共同感染患者，不符合 HIV 治疗标准者(如 $CD4^+$ 淋巴细胞＞$350/mm^3$)，对抗逆转录病毒治疗是否有效或提高 SVR 可能或阻止 HCV 进展仍有争议。失代偿肝病患者(CTP 分级 B 或 C)不宜抗病毒治疗，应考虑肝移植。

HIV 感染者肝移植的结局尚不清楚。HIV/HCV 共同感染患者较 HCV 单一感染者更容易进展为肝纤维化和肝硬化。此外，两种药物之间的相互作用，以及线粒体毒性仍有待确认。

【推　荐】

①所有 HIV 感染者均应检测抗-HCV(Ⅰ类,B 级)。

②HIV 感染者中抗-HCV 阳性或抗-HCV 阴性,但合并原因不明肝脏疾病的患者,应检测 HCVRNA 以明确是否合并 HCV 感染(Ⅰ类,B 级)。

③当治疗获益大于不良反应时,可能出现严重肝脏损害的 HIV/HCV 同时感染患者应进行抗-HCV 治疗(Ⅰ类,A 级)。

④合并 HIV 感染的丙肝的初始治疗方案为聚乙二醇干扰素 α 联合利巴韦林,疗程为 48 周,药物剂量与 HCV 单独感染患者推荐剂量相同(Ⅰ类,A 级)。

⑤条件许可的话,接受齐多夫定(AZT)和去羟肌苷(ddI)治疗的 HIV 感染患者,在应用利巴韦林治疗 HCV 感染前应将 AZT 或 ddI 更换为其他等效的逆转录酶抑制药物(Ⅰ类,C 级)。

⑥发生失代偿肝损害(CTP B 或 C 级)的 HIV/HCV 同时感染的患者,不可应用聚乙二醇干扰素和利巴韦林治疗,而应考虑肝移植(Ⅱa 类,C 级)。

(4)合并肾脏疾病患者的治疗:丙型肝炎影响肾脏至少有两种方式。首先,慢性肾病(CKD)需血液透析的患者是感染 HCV 的高危人群。血透时间越长,感染机会越大。来自 7 个国家资料揭示,对 8 615 例血透患者进行筛查后证实,丙肝平均的流行率为 13.5%,从英国的 2.6%到西班牙的 22.9%,美国为 14.9%。在一些发展中国家,血透 HCV 感染率甚至更高。美国 2000 年全国的血透中心调查显示患者丙肝流行率为 8.4%,医务人员为 1.7%。HCV 高传播率缘于感染血液直接经皮暴露而未能采取适当的防护;由于缺乏消毒治疗设备致使患者间交叉感染;共用肝素、血液外溢未能及时清除。阻止传播需要严格遵循感染控制手段,并监测 HCV 阴性的患者。如果能坚持做到这些,不必隔离 HCV 阳性患者,甚至也无需采取分机血透的方法。

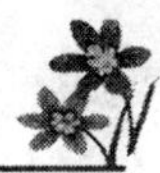

其次，HCV 感染可能与并发许多肝外疾病相关。最为严重之一的是混合性（Ⅱ型）冷球蛋白血症。它的主要特征是系统性脉管炎。临床表现为接触性紫斑、关节运动障碍和关节炎、乏力、周围神经炎及肾小球肾炎。最常见的病理类型为弥漫性膜增生性肾小球肾炎。较为少见的是非冷球蛋白血症、膜增生性肾小球肾炎、局灶性或节段性肾小球硬化、纤维性和免疫性肾小球病。大部分 HCV 感染者为混合性冷球蛋白血症。由于冷球蛋白血症早期表现为单纯的蛋白尿和肾功能不全（无冷球蛋白血症或肝病的症状），即便缺乏肝病的临床和/或生化表现，所有伴蛋白尿和冷球蛋白血症的患者都应该筛查 HCVRNA。

HCV 感染严重影响 CKD 患者的健康。感染 HCV 的血透患者比非血透感染患者死亡率更高，其原因是进展为肝硬化和/或原发性肝癌的发生率明显增加。HCV 感染者行肾移植的生存率降低，移植物存活时间缩短。此外，仍为 HCV 阳性的肾移植受体是发展为移植后糖尿病及新发移植后膜性肾小球肾炎的高危因素。因此，通常认为感染 HCV 的 CKD 患者，如果符合抗病毒要求，应该在肾移植前进行治疗。

尽管 HCV 感染严重影响 CKD 患者，但这类病人的血清 ALT 水平通常较肝病程度相当但无肾病患者要低一点。一项研究显示，ALT 水平与组织学损伤差异较大。因此，对这类患者进行肝活检颇为重要。更应关注的是 CKD 伴尿毒症的患者血小板功能差。进行肝活检时应注意出血。然而，CKD 进行血透患者进行肝活检通常不会增加出血的并发症。因此，针对肾功能不全患者就应按照指南的建议，与不伴 CKD 患者相同，进行肝活检。

检测 HCV 感染，首先检测抗-HCV，随之以高敏感方法检测 HCVRNA。由于 HCV 感染的高流行率及对人体的损伤作用，所有伴 CKD 患者无论肾病的严重程度如何或 ALT 水平高低与否均应检测 HCV 以便管理及治疗。如果未检测过的话，CKD 患者应在血透前、肾移植前及肾移植后检测血清 HCVRNA。血透患者伴不明原因肝生化检查异常的患者也应筛查 HCV 感染。血透患者应该每月检测 ALT，每 6 个月检测抗-HCV。如果怀疑有新近感染，重新复检 HCVRNA。

CKD 患者若明确感染 HCV，应考虑抗-HCV 治疗。但应根据肾病的不同情况制订不同的方案。CKD 可被分为以下 4 种情况：①CKD 早期伴肾小球滤过率(GFR)降低尚无需透析者。②需要透析的患者。③患者拟行肾移植术。④伴 HCV 相关的肾小球肾炎，大多为冷球蛋白血症的患者。

决定治疗与否应兼顾 CKD 与慢性肝病的程度及治疗的风险。血透是否能完成，是否存在并发症，如心血管疾病。肾脏对干扰素和利巴韦林的代谢及排泄起重要作用。因此，这两种药物的清除会影响肾功能。肾衰竭患者聚乙二醇干扰素的清除减少，尽管血透不影响其清除。利巴韦林通过肾脏过滤，因此晚期肾病患者对利巴韦林的清除下降，透析也不能将其排除。这种情况导致已存在贫血的患者因出现溶血性贫血而使得病情进一步加重。故当肾功能恶化时，干扰素加利巴韦林必须减量。当血清肌酐清除率$<$50ml/分钟时，应该慎用利巴韦林。少数研究显示，即便肌酐清除率低，仍有小剂量利巴韦林联合普通干扰素或聚乙二醇干扰素治疗的报道。这些治疗方案不良反应发生率高，应密切监测并加用生长因子。治疗方案及剂量应顾及 CKD 的情况。

治疗方案应根据肾病的严重程度而有所不同。轻微到轻型肾病(GFR$>$60ml/分钟)患者(相当于 CKD 1 期和 2 期)(表 15)与无肾病的 HCV 感染者实施相同的治疗方案。肾功能恶化未透析的患者(CKD 3～5 期)治疗的试验较少，无相关信息可推荐。然而，大多数专家认同慎用聚乙二醇干扰素，并根据肾功能的情况调整剂量。此类患者的推荐剂量为聚乙二醇干扰素 α-2b 1μg/kg，皮下注射，每周 1 次；或聚乙二醇干扰素 α-2a 135μg，皮下注射，每周

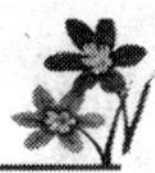

1次;联合利巴韦林每日200～800mg,分2次服用。开始用小剂量,只要不良反应轻微可控,可以逐渐加量。

表15 合并不同阶段慢性肾病患者HCV感染的治疗

分 期	描 述	GFR(ml·min^{-1}·1.37m^{-2})	治疗推荐
1	GFR正常或升高的肾损害	≥90	A
2	GFR轻度下降的肾损害		
	60～90ml/s	A	
3	GFR中度下降		
	30～59ml/s	B	
4	GFR严重减低	15～29	B
5	肾脏衰竭	<15	B
5D	透析(经血液或腹膜)		C

注:A根据病毒基因型制订的常规联合治疗方案

B聚乙二醇干扰素α-2b(每周1μg/kg),或者聚乙二醇干扰素α-2a(每周135μg,皮下注射),联合利巴韦林(200～800mg/d)治疗,小剂量起始逐渐加量

C尚有争议:普通干扰素2a或2b(3MU,每周3次),或者聚乙二醇干扰素α-2b(每周1μg/kg),α-2a(每周135μg),±减量利巴韦林治疗

缩写:GFR,肾小球滤过率

有不少(大部分为小型)研究报道血透(CKD 5期)伴HCV感染者的治疗情况。普通干扰素单一治疗的SVR为33%～37%,其中基因1型为26%～31%,但治疗脱落率高。值得注意的是,普通干扰素单一治疗的SVR高于无肾脏疾病的患者。在普通干扰素联合小剂量利巴韦林,单用聚乙二醇干扰素或聚乙二醇干扰素联合利巴韦林治疗正在血透患者的HCV感染的几项研究也见到了较高的应答率;但与此同时可见不良反应增多,需要应用生长因子治疗贫血及粒细胞减少症,脱落率高,治疗结束后复发率高。

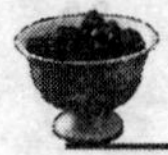

显然，血透患者的丙肝治疗困难重重，需要审慎处理不良反应的发生。

一个肾病与肝病的国际专家小组推荐，如果 HCV 感染的血透患者考虑治疗的话，可选择普通干扰素 α-2a 或 α-2b，最好不用聚乙二醇干扰素，不加利巴韦林。此推荐的合理性在于在透析患者中普通干扰素与聚乙二醇干扰素具有相同的疗效，因为这类患者的排泄减少，不良反应少，处理聚乙二醇干扰素所致不良反应较普通干扰素更加困难。

有关肾移植后 HCV 感染的治疗也有少量研究报道。因为这类患者较未感染 HCV 肾移植患者的死亡率更高。试验包括单用干扰素，干扰素联合小剂量利巴韦林或单用利巴韦林。结果为应答率低，同时出现移植物排异反应等问题。因此，常规基于干扰素的抗病毒治疗移植后的 HCV 感染不被推荐。仅当出现移植后纤维化胆汁性肝炎后才考虑治疗。

冷球蛋白血症相关的肾小球肾炎的治疗也具挑战性。干扰素治疗可能加重脉管炎。因此，治疗仅局限于症状明显的患者，并应仔细监测肾功能以保证肾脏疾病不至于加重。伴随进行性肾衰竭的患者通常需要用环磷酰胺或利昔妥单抗，血浆置换及激素冲击等免疫抑制药治疗。冷球蛋白血症患者基于干扰素的抗 HCV 治疗的作用仍被肯定，但被认为对轻到中度肾病或急性复发经免疫抑制治疗好转后才能见到疗效。单用干扰素、干扰素联合利巴韦林及聚乙二醇干扰素的临床试验产生了不同的结果。由于大部分研究规模较小并为非对照试验，无循证数据以明确推荐。因此认为，伴中度蛋白尿及进展缓慢肾病可用普通干扰素或小剂量聚乙二醇干扰素治疗 12 个月，治疗后通常能使冷球蛋白血症消失。以聚乙二醇干扰素加利巴韦林治疗者，能获得较高的 SVR (62.5%)。

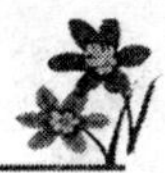

【推 荐】

①所有等待肾脏替代治疗的慢性肾病患者(血液透析或肾移植),应筛查 HCV 感染以便进一步管理及治疗(Ⅰ类,B 级)。

②根据治疗和明确肝脏损害程度的需要来具体考虑合并慢性肾脏病的患者是否进行肝活检(Ⅱa 类,C 级)。

③慢性 HCV 感染合并轻度肾脏疾病(GFR>60ml/分钟)的患者可采用与无肾脏病患者相同的抗病毒治疗方案(Ⅱa 类,C 级)。

④合并严重肾病但尚未进行血液透析的 HCV 感染患者,可在严密监测不良反应的情况下,使用小剂量聚乙二醇干扰素(α-2a,每周 135μg 或 α-2b,每周 1μg/kg)联合利巴韦林(200～800mg/日)进行治疗(Ⅱa 类,C 级)。

⑤进行透析的丙肝患者可考虑应用普通干扰素 2a 或 2b (3MU,每周 3 次),或小剂量聚乙二醇干扰素(α-2a,每周 135μg 或 α-2b,每周 1μg/kg)治疗(Ⅱa 类,C 级)。在密切监测贫血等不良反应的同时可联合减量的利巴韦林治疗(Ⅱb 类,C 级)。

⑥已行肾移植的患者不推荐进行慢性 HCV 感染的治疗,除非患者进展为纤维化性胆汁淤积性肝炎(Ⅲ类,C 级)。

⑦肾脏疾病进展缓慢,表现为轻到中度蛋白尿的冷球蛋白血症患者,可应用普通干扰素或小剂量聚乙二醇干扰素 α 联合利巴韦林治疗(Ⅱa 类,C 级)。

⑧表现为明显蛋白尿的冷球蛋白血症患者,存在肾脏疾病进展证据或急性冷球蛋白血症发作的患者可应用利妥昔单抗、环磷酰胺和甲基泼尼松龙治疗或进行血浆置换。急性期过后可应用基于干扰素的抗 HCV 治疗(Ⅱa 类,C 级)。

(5)非裔美籍人丙肝治疗:非裔美籍人 HCV 流行率为 3.2%,较非西班牙裔白人(1.5%)及西班牙裔白人(1.3%)要高。与白人相比,非裔美籍人在组织学炎症相同的情况下,ALT 水平较低;发展为肝细胞癌的比例较高。尤其值得关注的是,非裔美籍人较白人对干扰素治疗应答差。

两项已发表的应用聚乙二醇干扰素联合利巴韦林用于比较非裔美籍人与非西班牙裔白人之间应答率的不同，在这两项研究中，基因1型非裔美籍人的SVR为19%和28%，而西班牙裔白人则均为52%。一项研究采用低剂量利巴韦林(前12周每日1000mg，以后每日800mg)；另一项按体重应用利巴韦林。第三项试验基于社区随机试验比较小剂量利巴韦林(800mg/日)与按体重应用利巴韦林联合聚乙二醇干扰素的疗效，病例数较多足以对治疗应答情况进行进一步分析。在接受按体重应用利巴韦林的方案中，非裔美籍人与白人的SVR分别是21%和37%，基因2型和3型的应答率，非裔美籍人也较白人低。

导致与非西班牙裔白人之间明显不同应答率的原因尚不清楚。在国立卫生院发起的研究中，低应答率与体重指数、糖尿病、病毒亚型(1a和1b)、病毒水平、肝病的严重程度，以及接受聚乙二醇干扰素和利巴韦林的剂量或顺应性等方面相关。非裔美籍人的早期病毒应答和ETR低，或许是对干扰素或利巴韦林抗病毒治疗效果差的问题所在。

基线时粒细胞减少症在非裔美籍人中较白人更为常见，故更应关注安全性问题。尽管如此，非裔美籍人在聚乙二醇干扰素和利巴韦林治疗中，并非增加严重感染的危险或不良反应。由于维持足量的聚乙二醇干扰素对获得SVR至关重要，有专家推荐除非粒细胞值$<500/mm^3$，不要减少非裔美籍人聚乙二醇干扰素初始治疗中的剂量。

尽管非裔美籍人应答率低，但其处理原则与白人完全相同。由于非裔美籍人HCV的高感染率及低应答率，在今后评估治疗慢性HCV感染的新药时应给予充分评价。

【推　荐】

①HCV感染的非裔美籍人具有治疗指征的患者应采取目前

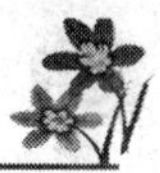

优化的方案进行治疗，即聚乙二醇干扰素联合利巴韦林治疗（Ⅰ类，A 级）。

②治疗前合并中性粒细胞减少症（ANC≤1 500/mm³）的非裔美籍患者，不作为丙型肝炎治疗的禁忌证（Ⅱa 类，B 级）。

(6)代偿期和失代偿肝硬化患者的治疗：凭借 CTP 的评分系统，一般就能区分代偿期肝硬化与失代偿期肝硬化（表 16）。在早期的注册试验中，丙肝相关代偿期肝硬化也可获得 SVR，但其比例低于无肝硬化者。随后又有两项专门研究代偿期肝硬化治疗的报道。第一项试验单用聚乙二醇干扰素 α-2a 治疗，30%获得 SVR，10%出现中性粒细胞减少症（停药后可逆）。第二项试验应用聚乙二醇干扰素 α-2a 联合两个不同剂量的利巴韦林（1 000～1 200 mg/日或 600～800mg/日）治疗，正常剂量利巴韦林组的 SVR 为 52%，低剂量利巴韦林组的 SVR 为 38%；两组严重不良反应的发生率分别是 14%和 18%，两组在治疗中需要减少剂量的分别为 78%和 57%。因此，丙肝相关代偿期肝硬化可以有效治疗，但不良反应发生率较高。

表 16　改良的 Child-Turcotte-Pugh 肝脏疾病严重程度评分

变　量	1	2	3
血清胆红素水平，mg/dl	<2.0	2.0～3.0	>3.0
血清白蛋白水平，g/dl	>3.5	2.8～3.5	<2.8
INR	<1.7	1.7～2.3	>2.3
腹水	无	容易控制	难以控制
肝性脑病	无	轻度	晚期或昏迷

注：分数计算为五项变量计分之和（5～15 分），A 级：5～6 分；B 级：7～9 分；C 级：10～15 分

失代偿期肝硬化表现为并发一个或多个并发症，如腹水、肝性

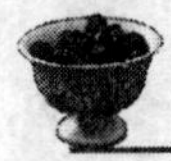

脑病、静脉曲张出血和/或肝脏合成功能的损害，这类患者的治疗问题更为复杂。尽管静脉曲张出血可用非手术的方法治疗，并在其后可以稳定一段时间，但仍应选择肝移植作为治疗的方法。对进行肝移植患者而言，通常情况下都会出现移植肝脏的 HCV 再感染并发生进展性肝病。因此，移植前病毒的清除与移植后低感染率呈正相关，只要患者能耐受移植前治疗，就应强化移植前抗 HCV 感染治疗。然而，治疗通常引起严重不良反应，如致命性感染并有可能加重肝脏失代偿。

至少有五项研究评估失代偿期肝硬化拟行肝移植患者的治疗情况。在最早期的研究报道中，32 例等待肝移植进行抗病毒治疗，但由于伴中性粒细胞减少症，一半以上患者不符合治疗标准。纳入治疗的患者以普通干扰素 α-2b 标准剂量或小剂量或者应用小剂量干扰素和利巴韦林，33%患者 HCVRNA 阴转。几乎所有患者出现不良反应，大部分较为严重。第二项研究共 30 例 HCV 相关肝硬化准备肝移植患者(一半患者 CTP 评分为 A 级)，采用普通干扰素 α-2b 3MU/日联合利巴韦林 800mg/日治疗。在平均 12 周的治疗后，30%出现治疗应答并成功移植，其中 2/3 患者在平均 46 周的随访期间，HCVRNA 仍保持阴性。同年又报道一项 20 例患者的结果，大部分为基因 1 型，移植前应用 α-2b 5MU/日治疗平均 14 个月。移植时，60%患者 HCVRNA 阴性，但移植后只有 20%保持阴性。第四项研究报道 124 例进展性肝硬化患者(CTP 评级为 A，B 和 C)主要采用普通干扰素联合利巴韦林治疗；初治剂量为半量，如能耐受 2 周后逐渐加量(小剂量逐渐加量方案)，如有需要，可用生长因子。基因 1 型患者获 SVR 为 13%，非基因 1 型为 50%。不良反应常见，需要减量或终止治疗，但移植前 HCVRNA 明确阴转者，其中 80%移植后保持阴性达 6 个月或更长的时间。最新的报道包括非治疗(这些患者不愿参与研究)为对照的一项研究，予以聚乙二醇干扰素 α-2b 1μg/kg/周加利巴韦

林800～1 000mg/日 治疗24周，基因2型或3型的SVR为44%，基因1型或4型为7%。20%患者终止治疗，39%减量，41%能耐受治疗。在30个月以上的随访期，对照组83%的患者出现失代偿，62%无应答，23%患者出现SVR。这项研究的结论是抗病毒治疗拯救了生命，改善了肝脏功能，对基因2、3型尤其是CTP评分为A和B级肝硬化患者更为适合。

肝硬化尤其是失代偿肝病患者比非肝硬化患者更易出现血液方面的不良事件，包括贫血、中性粒细胞减少和血小板减少(见不良事件)。

【推 荐】

①丙肝相关的代偿期肝硬化(CTP A级)可应用聚乙二醇干扰素联合利巴韦林的标准治疗方案治疗，但需密切监测药物不良事件(Ⅰ类，A级)。

②失代偿期肝硬化患者应考虑进行肝移植(Ⅰ类，B级)。

③在有经验的内科医师指导下，严密监测药物不良反应的同时，可考虑对失代偿期肝硬化患者(CTP B级或C级)，特别是肝移植候选者，开始小剂量干扰素的治疗(Ⅱb类，B级)。

④对于治疗引起的贫血和白细胞减少症，可应用生长因子治疗，以提高失代偿期患者的生活质量并减少因不良反应导致的减药(Ⅱb类，C级)。

(7)实体器官移植后患者的治疗：接受实体器官移植患者中HCV感染率的高低取决于所接受的器官。现有40%～50%肝移植患者感染HCV，而心脏、肺、肾移植患者中的感染率则相对较低。心脏、肺、肾移植患者在移植后感染HCV可能是在移植前已被感染或经供体器官感染或输注血液及血制品(尤其在1992年前尚未筛查HCV)。1992年以后，移植前后感染HCV的危险性明显降低。大部分移植前HCV感染的患者在移植后仍持续存在病毒血症，同时进展性肝病可影响实体移植后的存活。已发现实体

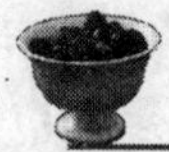

器官移植后，防止移植器官排斥使用的免疫抑制药可能加速 HCV 感染患者移植后肝病的进展。

(8)心脏、肺移植：接受 HCV 阳性或阴性捐赠者心脏移植患者的短期结局与患者的生存率，已有的报道有所不同。早期的报道显示：接受抗-HCV 阳性捐赠者心脏或移植后感染 HCV 与接受抗-HCV 阴性捐赠者心脏或移植后未感染 HCV 的患者，比较 5 年生存率相似(分别为 71%和 86%)。然而后来的报道显示：接受 HCV 阳性捐赠者心脏移植患者与接受 HCV 阴性患者比较，HCV 阳性组由于肝病进展导致死亡率及由于冠状动脉病变加重了移植物的损伤率明显增加。报道结局的不同可能与不同的免疫抑制方案，供体与受体 HLA 匹配不佳，受体的年龄及肝病的严重程度等方面有关。

抗-HCV 阳性受体肺移植患者的结局仅见于个案报道。在一篇报道中，6 例慢性 HCV 感染者(1 例肝活检为肝硬化)实施了肺移植。2 例分别在 8 个月及 2 年死亡，死亡原因与肝病无关。

心脏和肺移植患者感染 HCV 治疗的数据来源于少数个案报道。认为干扰素治疗安全并可耐受，但应答率低。等待有更多的临床资料，以便推荐心脏和肺移植患者感染 HCV 的抗病毒治疗实施的个体化方案。

(9)肝移植：慢性 HCV 感染是美国成人肝移植的主要适应证。移植肝再感染非常普遍，因丙肝复发致移植肝功能丧失占 25%～30%。肝移植后复发性丙型肝炎纤维化进展迅速，6%～23%的患者在平均 3.4 年发展为肝硬化。肝移植后复发性丙型肝炎的生存率较其他适应证的肝移植患者降低。由于此类患者与免疫正常患者比较，HCV 相关肝病加重较快，生存率较低，许多专家主张基于干扰素的抗病毒治疗。然而，肝移植后复发性 HCV 感染治疗的适应证、最佳的治疗时机、剂量及疗程尚不清楚。

对复发性肝炎组织学和生化学异常前就可开始抢先治疗，或

一旦有临床表现立即治疗。对这种复发性肝炎的研究分析比较滞后，原因是在每个中心注册的患者样本量少，这些患者采用不同的免疫抑制方案(对肝移植后加速肝病的进展起一定作用)，不同的启动治疗及终止治疗标准，不同中心有不同的治疗方案。

抢先治疗方案引人注目，当病毒较低或在移植肝损伤前即启动治疗，理论上可产生较高的 SVR。然而，由于在肝移植后的早期阶段，患者需要使用大量的免疫抑制药，存在血细胞减少症，轻度肾功能不全及其他临床问题，真正能进行治疗的患者只占40%～60%。从随机对照试验结果分析，单用普通干扰素或聚乙二醇干扰素治疗获得 SVR 差，分别为 0%和 8%，故不建议单独使用。尽管联合利巴韦林能提高应答率，但利巴韦林在移植后早期耐受性差，常需减量。小型无对照的聚乙二醇干扰素联合利巴韦林试验报告显示 SVR 达 18%～19%。所有研究的结果分析，抢先治疗不良反应发生率高，包括排异反应和非相关性的死亡，大多数患者需要减量。因此，由于会产生这些不良反应，SVR 较低，不能改善移植物的丧失或死亡等问题，抢先治疗目前不能被普遍推荐。

大部分移植中心趋向于延迟治疗方案，即当复发性肝病明确时启动治疗，如不明原因的 ALT 持续升高，或肝活检显示明显的纤维化(Metavir 和 IASL 分期≥2 或 Batts-Ludwig 和 Ishak 分期≥3)。因此，与无移植患者不同的是，移植患者进行肝活检的要求更低。启动治疗的决定应权衡利弊，有利方面包括能获得 SVR，组织学有可能改善；不利方面包括触发急性细胞排异反应及治疗的不良反应。肝移植后基于干扰素治疗的早期经验源于小型，非对照观察性研究结果，采用单用普通干扰素或联合利巴韦林，结果普遍不佳(表 17)。

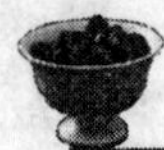

表 17　肝移植术后治疗试验汇总

试验/参考	N	方　案	SVR	组织学反应	D/C (%)	剂量减少 %	排异
IFN vs RBV 单药(1998)	30	IFN-α 3MU，2/周 24 周；RBV 1.0-1.2g,1/日	0 0	无变化 小叶炎症改善	0 24	21 50	
IFN&RBV OL(2002)	54	IFN-α 1.5～3MU,2/周；RBV 800～1000mg，1/日，48 周	30		6	72	6
IFN&RBV vs 未治疗,RCT	52	IFN-α 3MU，2/周；RBV 800～1000mg，1/日，48 周	21	随访至治疗结束，组织学无改变	43		4
IFN&RBV OL(2003)	54	IFN-α 3MU，2/周；RBV 1000mg，1/日，48 周	0 26 13		11		2
IFN/Peg-IFN&RBVOL(2006)	31	IFN/RBV			40	57*	3
	36	Peg IFN/RBV	50				14
IFN&RBV OL(2004)	24	IFN-α 3MU，2/周；RBV 1000mg，1/日，12 周 RBV 600～1200mg/6 周	13		29	88	
IFN&RBV OL(2005)	38	IFN-α 3MU，2/周；RBV 800～1000mg，1/日，48 周		纤维化程度无改善	37	71	

续表

试验/参考	N	方　案	SVR	组织学反应	D/C (%)	剂量减少 %	排异
Peg-IFN/RBV OL(2005)	32	Peg-IFN 180μg，1/周；RBV 1000～1200mg，1/日 12月	34		16	65	
Peg-IFN/RBV OL(2004)	20	Peg-IFN 0.5～1μg，1/周；RBV400～800mg，1/日	45	改善	20	65	25
Peg-IFN/RBV OL(2005)	24	Peg-IFN 1.5μg，1/周；RBV400～800mg，1/日 48周	35		13	58	
Peg-IFN/RBV OL(2006)	25	Peg-IFN 1μg，1/周；RBV 600mg，1/日 48周	36	纤维化程度加重	4	52	0
Peg-IFN/RBV OL(2006)	55	Peg-IFN 180/1.5μg/kg，1/周；RBV 11mg/kg/日 48周	44	炎症改善，纤维化程度无变化	7	29	2
Peg-IFN/RBV OL(2007)	35	Peg-IFN90-180/0.5～1.5μg/kg/周；RBV 800mg，1/日 48周	37		43	74	11

注：* 两组合计

在肝移植后 HCV 感染患者中，聚乙二醇干扰素联合利巴韦林未显示优于单用聚乙二醇干扰素治疗。联合组 SVR 为 33%与

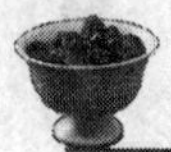

单用组 38%疗效相似,这可能是因为移植后患者对利巴韦林耐受性差,初始剂量小并需要频繁减量。研究认为,组织学改变轻的患者较有进展性肝病患者应答更佳。在一项研究中,轻度复发性 HCV 感染的患者(Metavir F0～F2)随机接受聚乙二醇干扰素(Peg-IFNα-2b)α-2b 联合利巴韦林治疗 48 周或不治疗。重度复发性丙肝患者(Metavir F3,F4 和淤胆型肝炎)也进行治疗。结果是 48%轻度复发性丙肝患者和 19%重度复发性丙肝患者获得 SVR,而未治疗组 SVR 为 0%。因此,建议进行肝活检密切监测肝移植后患者,一旦出现晚期肝纤维化,立即启动治疗。

肝移植后治疗应答的预测因素尚不明确。一项 35 例肝移植后复发性丙肝患者,给予 48 周聚乙二醇干扰素联合利巴韦林的回顾性研究分析显示 HCVRNA 基线值低,治疗 12 周时 HCVRNA 阴转,能坚持治疗方案者是获得 SVR 的预测因素。

所有临床试验显示,肝移植后复发性丙肝患者治疗的不良反应较为常见,报道最多的是血细胞减少症。应重点关注难于评估的急性细胞排异反应的危险。非对照研究报道其发生率为 11%～30%。但对照研究报道发生率低(0%～5%)。在病毒清除后可能会出现少见的相当棘手的移植肝功能丧失,其处理必须明确。今后需明确肝移植后复发性丙肝患者在肝病加重前的诊断与治疗标准,明确治疗的最佳时机、疗程及剂量。一旦进展为肝硬化,则很容易进展为失代偿,再移植的结局普遍较差。

【推　荐】

①在密切监测及富有肝移植经验医师的管理下,肝移植后再次出现 HCV 相关的肝组织学损伤证据的患者应进行治疗(Ⅱa 类,A 级)。

②肝移植术后丙型肝炎患者的治疗应首选聚乙二醇干扰素 α 联合或不联合利巴韦林(Ⅱa 类,B 级)。

③除进展为纤维化性胆汁淤积性肝炎的患者外,心脏、肺及肾

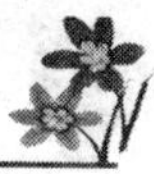

脏移植的患者不应进行主要为干扰素的抗-HCV 治疗（Ⅲ类，C 级）。

(10)急性丙型肝炎患者的治疗：急性 HCV 感染患者对治疗的应答率高于慢性 HCV 感染。但最佳治疗方案及启动治疗的时间仍不确定。

确切的证据提示，急性丙型肝炎的治疗能够降低慢性化的比例。一些研究中应用大剂量干扰素（5～10MU/日）治疗至少 12 周，或持续到血清酶学水平正常，结果显示 SVR 达 83%～100%，明显高于自发病毒清除或慢性 HCV 感染。一项总结了 16 项临床试验的荟萃分析比较了急性丙型肝炎治疗和自发病毒清除的情况。结果显示，治疗对于预防急性 HCV 感染慢性化具有明显优势。总之，疗效的综合评估显示危险差为 49%（可信度 33%～65%），表明急性丙型肝炎的治疗减少了慢性感染的风险。

急性 HCV 感染的最佳治疗方案尚未最终确定。德国的一项研究结果是目前治疗急性丙型肝炎患者（共 60 例）的最佳方案。大部分患者（85%）出现自觉症状，无症状的急性丙肝患者未能自发清除病毒，而 52%伴自觉症状的患者通常在 12 周内自发清除病毒。对未能自发清除病毒的患者在发病后 3～6 个月开始治疗，81%的患者获得 SVR。包括治疗阴转和未治疗的自发病毒清除的总阴转率为 91%。其结论为伴自觉症状急性丙肝患者的治疗可延迟至 12 周后进行。进一步支持延迟到 12 周以后治疗的资料来自于另一项多中心急性丙肝的研究，在明确诊断后 8～12 周随机接受聚乙二醇干扰素 α-2b 治疗 12 周，获 SVR 高于 90%。另一项研究于明确诊断后 20 周接受聚乙二醇干扰素治疗，获 SVR 较低（76%）。另一项来自日本的研究报道，13/15 患者在确诊后 8 周治疗获 SVR，而确诊后 12 周治疗只有 8/15 患者获 SVR。这些数据表明在确诊为急性丙型肝炎后 8～12 周内启动治疗是合理的。因此，这些患者必须每月复查。在此时间内，患者如出现黄疸

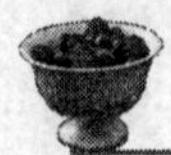

及病毒反复波动(这些与自发病毒清除相关),启动治疗的时间可以更长一些。而早期治疗更适合于基因 1 型高病毒载量(>800 000 log 10IU/ml) 的患者。

很少有研究涉及治疗方案,剂量或疗程。少数个案报道使用不同剂量的聚乙二醇干扰素 α-2b 治疗 12 周,在接受大剂量(>1.2～1.33μg/kg/周)患者 SVR 高。然而,除了趋向于使用大剂量干扰素,目前急性丙型肝炎同时使用大剂量利巴韦林是否能提高 SVR 尚不明确。现有的数据也未提示 12 周以上的聚乙二醇干扰素治疗是否较 12 周更好。尽管大部分丙肝患者通常在感染后 8～16 周自发清除血液中的 HCVRNA,但通过静脉注射药物感染 HCV 的患者自发清除病毒长达 48 周。因此,本指南提出的推荐意见是临床方案需要积累更多的资料来加以修正。

【推　荐】

①急性 HCV 感染的患者应考虑基于干扰素的治疗(Ⅰ类,B级)。

②可将治疗推迟至急性肝炎发作后 8～12 周进行(Ⅱa 类,B级)。

③即使单用普通干扰素治疗能获得良好的效果,仍可考虑使用给药方便的聚乙二醇干扰素(Ⅰ类,B 级)。

④治疗急性丙型肝炎的最佳疗程仍无明确推荐,仍需更多临床信息。但至少为 12 周,也可考虑治疗 24 周(Ⅱa 类,B 级)。

⑤是否联合利巴韦林治疗尚无明确推荐,应根据具体病例具体分析(Ⅱa 类,C 级)。

(11)**静脉注射毒品患者的治疗**:静脉注射违禁药品是 HCV 传播的主要方式,在西方国家 60%以上的新发病例由此引起。许多因注射违禁药品而感染 HCV 的患者在他们接受 HCV 治疗许多年之前就已经中断了(注射),对于这部分患者应按前面提供的

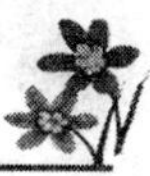

标准指南建议来进行治疗。然而违禁药品的使用范围大，使用者包括社会经济的各个层面，使用方式也千变万化，如药物的使用是否发生在很久以前偶然使用或每天必用，使用海洛因、可卡因或其他毒品，是通过注射或其他方式等。此外，许多使用者也在不断地变化。因此，对这些违禁药品使用者进行抗 HCV 治疗结果的每一个可能影响因素进行考虑是非常重要的，其重要性超过了仅仅提供分类性指导意见。

使用美沙酮、纳曲酮或丁丙诺啡是一种有效减少违禁药品使用及其并发症的方法。尽管一些体外试验研究表明鸦片类制剂可减少内源性干扰素的产生，一些采用美沙酮的研究提示，美沙酮不仅不影响 SVR，也不改变干扰素或利巴韦林的剂量。因此，美沙酮的使用不会影响 HCV 感染的治疗。

在人体和黑猩猩中进行的实验表明，如自行恢复后被再感染，则治疗效果不很理想。使用违禁药品感染 HCV 的患者经治疗获 SVR 后，再感染危险的数据不清。一项研究对 18 例注射违禁药品获 SVR 的患者进行随访，2 例再次发现 HCVRNA 阳性。

许多违禁药品的积极使用者都不太愿意进行抗 HCV 治疗，即便是接受该治疗，也不能坚持，同时也不能坚持进行避孕和接受定期随访。例如，在一项多中心研究中，近一半的违禁药品注射感染丙肝的年轻患者有中度或严重抑郁症。然而，一些违禁药品使用者，即便是违禁药品注射者，都愿意并能够接受抗 HCV 治疗。如在一项研究中，76 例服用美沙酮替代海洛因成瘾的患者减少了治疗的障碍。21/76 例患者获得 SVR，这个结果对于治疗前伴随精神疾病又不能有效治疗者可能性较小。

有许多因素决定在违禁药品使用者中进行抗 HCV 治疗的利弊。因此，决定治疗方案需要个体化。许多因素诸如丙肝病毒的基因型、肝病的阶段在这类患者中的作用等同于不使用违禁药品的患者。对于具体的患者，应特别关注增加再感染的危险及使用

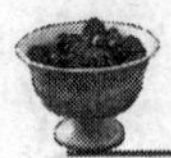

针头引起违禁药品的再次使用。对于继续注射违禁药品的人，尤其是与他人共用针头和其他器具者，通常应该注意成瘾治疗。理论上，HCV 的处理应与成瘾治疗相结合，并包括多学科综合治疗，包括药物滥用和心理咨询服务。

【推　荐】

①正在使用违禁药品或以美沙酮维持治疗的丙肝患者，如果愿意接受治疗并严密监测及坚持避孕，可考虑抗 HCV 治疗（Ⅱa 类，C 级）。

②违禁药品使用者抗-HCV 治疗中，药物滥用和心理学方面的咨询是重要辅助手段（Ⅱa 类，C 级）。

(12)精神疾病患者的治疗：慢性 HCV 感染者精神疾患的发生率较美国普通人群高。慢性 HCV 感染者伴随心理或精神疾病的发生率为 8%～31%，是美国普通人群(1.8%)的 4～20 倍。心理或精神疾病的出现明显妨碍了对慢性 HCV 感染者的治疗。对这类人群的治疗有争议是因为干扰素联合利巴韦林治疗本身就会引起神经精神不良反应，如抑郁、易激惹、自杀倾向、躁狂、情绪不稳及药物或酒精滥用的反复等。伴心理或精神障碍患者接受抗病毒治疗后更容易发生此类不良反应。干扰素治疗引起慢性抑郁症状者占 21%～58%。然而，近期的一项前瞻性对照试验结果显示：采用多学科方案处理合并精神障碍的 HCV 感染者，同时治疗神经精神方面的不良反应，所获得的 SVR 率与没有精神障碍者相似。

大多数精神类药物可安全用于治疗慢性丙肝患者合并有精神疾病。但需要注意的是，在晚期肝病患者中要考虑到药物间相互作用并减少药物的剂量。尽管伴心理和精神疾病患者抗 HCV 治疗有难度，但已有的数据表明，只要治疗前有全面心理评估并进行权衡治疗的利弊，抗病毒治疗期间由多学科跟踪随访并处理神经精神症状，干扰素联合利巴韦林治疗是可以安全使用的。

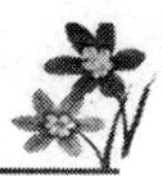

【推　荐】

①伴有心理及精神障碍的 HCV 感染患者可应用现有准许的方案进行治疗(Ⅱa 类,C 级)。

②当治疗伴有精神障碍的 HCV 感染者时,必须得到包括精神专科医师在内的多学科团队的支持(Ⅱa 类,C 级)。

(13)全面管理:除 HCV 感染的治疗外,为减少或防止肝纤维化的进展,长期给予患者相关有益措施的建议非常重要,如重视强调酒精的潜在损害作用。

部分研究报道,过度饮酒与肝纤维化进展甚至发展为 HCC 密切相关。此外,过度饮酒还可能增加 HCVRNA 的复制并影响对治疗的应答。但对饮酒量多大时才明显对 HCV 感染者有害仍有争议。目前得到公认的是每日饮酒达 50g 以上则很可能使肝纤维化程度加重。但少于 50g/日也能使肝病加重。

对于酒精成瘾的患者,应在开始 HCV 感染治疗前进行酒精成瘾的治疗。但偶尔饮酒和既往饮酒史并不是治疗的禁忌证。虽然尚无一致意见,仍建议在治疗期间应完全戒酒或限制偶尔饮酒。

肥胖及与其相关的非酒精性脂肪性肝病与 HCV 感染患者的肝纤维化进展及治疗应答有关。因此,有必要劝告超重(BMI＞25)的 HCV 感染者减肥。此外,减肥和胰岛素抵抗的改善可能提高聚乙二醇干扰素联合利巴韦林治疗的应答。这是一个合理的建议,因为其不仅可对肝病产生正面影响,而且对于与超重相关的其他问题也可产生积极作用。

有单个报道显示,慢性 HCV 感染患者重叠甲型肝炎病毒感染时可能导致暴发性肝炎的发生。因此,推荐无 HAV 抗体的慢性 HCV 感染患者应接种甲型肝炎疫苗。尽管对接种乙型肝炎疫苗无特殊的推荐意见,但有证据表明 HCV 和 HBV 同时感染的患者预后较 HCV 单独感染差,因此建议缺乏 HBV 抗体并可能暴露于 HBV 的患者接种乙型肝炎疫苗。

包括丙型肝炎在内的慢性肝炎患者常常服用草药治疗。一项前瞻性研究显示，42%慢性 HCV 感染者使用一种或一种以上草药治疗。报道中使用最多的是水飞蓟素，占服草药总人数的72%。同样，约 40%进展性慢性丙肝患者或既往对抗病毒治疗无应答并加入长疗程 HALT-C 治疗试验的患者在基线随访时发现过去曾用草药治疗，或在加入长疗程聚乙二醇干扰素治疗中继续使用草药。水飞蓟素仍是最为常用的草药。水飞蓟素或其他草药对慢性丙肝患者的疗效未被全面研究或明确。目前，国立卫生院在进行一项设计良好科学研究，使用水飞蓟素的标准化成分以明确对慢性丙肝曾对常规治疗无应答患者及非酒精性脂肪性肝病(NASH)患者的疗效。当然，部分草药(尤其是草药混合物)有肝毒性，并可出现暴发性肝炎，甚至死亡。因此，慢性 HCV 感染者在开始应用草药治疗前应寻求医生的建议。同样，对尤其伴有肝硬化的患者应尽量少用草药。

慢性 HCV 感染者不能与他人共用剃须刀和牙刷等个人卫生用品。

【推　荐】

①无甲型肝炎和乙型肝炎保护性抗体存在的慢性 HCV 感染患者应接种疫苗以预防上述两种病毒的感染(Ⅱa 类，C 级)。

②慢性 HCV 感染的患者必须戒酒(Ⅱb 类，C 级)。

③由于目前缺乏草药产品能够治疗急性或慢性 HCV 感染的证据，因此不推荐使用(Ⅲ类，C 级)。

(14)总结：以上详细介绍了慢性 HCV 感染患者的检测、诊断、治疗决定和推荐治疗方案方面的建议。图 8 和图 9 是对慢性丙肝感染者治疗步骤的简要总结。如前所述，这些推荐意见仅为现行的指南；必须承认只要是在这些方案可接受的标准范围内，有经验的医生可能采用与之稍有出入的治疗方案。

在慢性 HCV 感染治疗领域中，临床试验如火如荼，新的信息

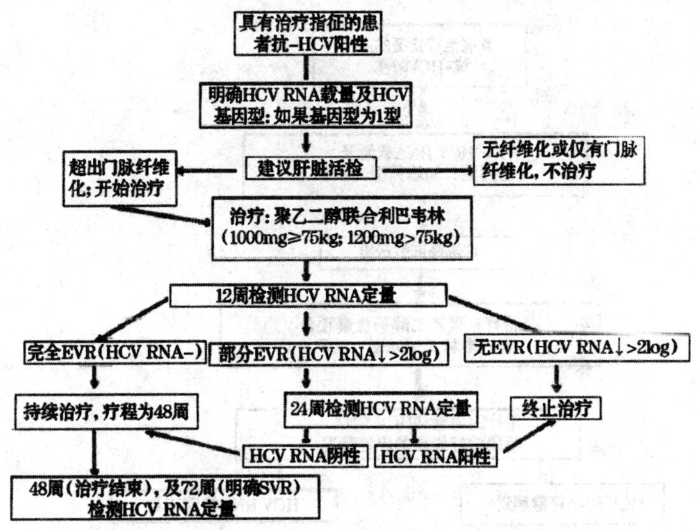

图 8 感染基因 1 型慢性丙肝患者的治疗路线图

SVR,持续病毒学应答;EVR,早期病毒学应答;RVR 因尚无充分的评估,在此流程图中被省略。HCVRNA 的检测应使用敏感试剂(10～50IU/ml)

源源不断。本文是目前管理和治疗慢性 HCV 感染的指南。但是,随着将来重要关键信息的不断提供,这些推荐建议需作修订及更新。

译自《Ghanymg, Strader DB, Thomas DL, Seeff LB. AASLD PRACTICE GUIDELINES: Diagnosis, Management, and Treatment of Hepatitis C: An Update. Hepatology, 2009, 49(4), 1335-1374》

张 宁 吴 欣 宫 嫚 张 弢 刘红虹 周 超 翻译

罗生强 胡 敏 审校

张玲霞 王永怡 终审

【编译者体会】

美国肝病学会 2009 年公布的“丙肝诊治、管理指南”更新版的

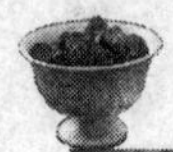

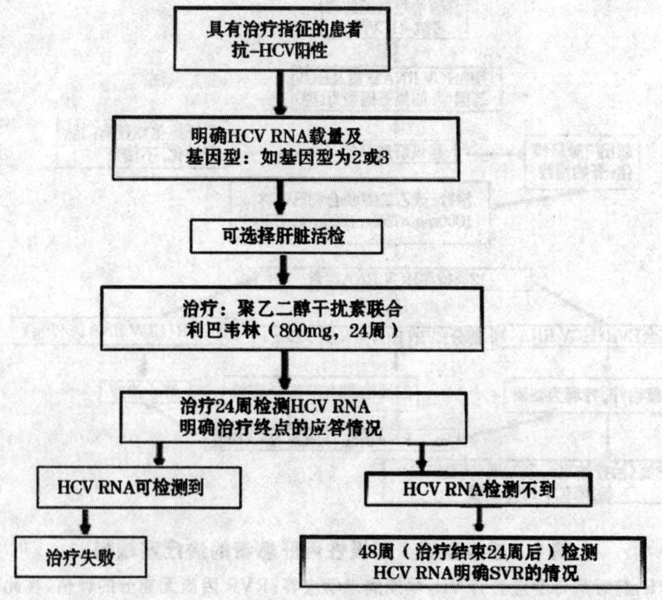

图 9　感染基因 2 型或 3 型慢性丙肝患者的治疗路线图

EVR，早期病毒学应答；ETR，治疗结束病毒学应答；SVR，持续病毒学应答。RVR 因尚无充分的评估，在此流程图中被省略。HCVRNA 的检测应使用敏感试剂（10～50IU/ml）

特点是：①以全球与丙肝相关的、有规范化的文献综述和临床经验为基础。②采用以循证医学，大样本科学实验获得的数据，以统计学对比分析的资料为蓝本。③由美国肝病学会联合胃肠病学会特聘的著名专家共同协作编写而成的。旨在为全球临床各专业的医务人员、防治和管理人员推荐正确预防、诊治、管理丙肝病毒感染的最新建议，以便为感染病或传染病，消化科专业的医生，为丙肝患者的个性化治疗提供更科学、更正确、更有疗效的实施方案。

我们全文翻译的目的是借鉴运用美国专家的成熟经验更好地为亚洲人，特别是全球华人的丙肝患者服务；并弥补 2004 年我国

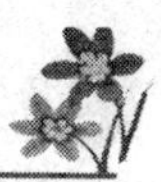

已颁布的《丙型肝炎防治指南》中的不足。

三、欧洲肝病学会临床实践指南

丙型肝炎病毒感染的管理

1. 序言　丙型肝炎病毒(HCV)感染是全球导致慢性肝病的主要病因之一。HCV 感染对肝脏的长期影响差别显著:从肝脏轻度损伤、慢性肝炎、广泛纤维化到肝硬化伴或不伴肝细胞癌。全球慢性感染者总数可能超过 2 亿人,但是大多数感染者对其被感染及随之的肝脏状况所知甚少。过去 20 年,针对 HCV 相关肝病的发生机制、诊断步骤、治疗及预防措施方面均取得显著进展,使得临床治疗取得了很大进展。但仍有许多问题尚待解决。

欧洲肝病学会(EASL)临床实践指南(CPGs)旨在帮助临床医生、其他医疗服务的从业者、患者及对此病关注的人士提供对急性或慢性 HCV 感染者的最佳管理方案以助于采取临床诊治决策步骤。本指南在出版之时已获批准应用于临床治疗。其他一些已经完成基因 1 型感染者新治疗方案的Ⅲ期临床研究,目前正等待欧洲和美国的批准。因此,欧洲肝脏病学会有关 HCV 感染管理的临床实践指南将会根据新治疗手段的获准情况不断定期更新。

2. 正文

(1)流行病学和公共卫生负担:据估计全球有 1.3 亿～2.1 亿人为慢性 HCV 感染者,约占总人口的 3%。在被评估的人群中,感染率随着地域不同而显著不同。在西欧,HCV 感染的流行率为 0.4%～3%;东欧和中东地区感染率略高,但无精确数据;埃及的感染率为全球之最,全国感染率为 9%,在某些乡村地区,由于特殊的感染方式,感染率高达 50%。20 世纪 90 年代前,HCV 感染主要是通过输血、不安全的注射和静脉滥用毒品传播。在工业

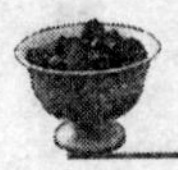

化的国家，大约 70%的病例是通过上述传播途径感染。通过酶联免疫法（许多欧洲国家采用核酸检测法）筛查血制品的 HCV 感染基本根除了丙型肝炎的输血传播。目前，新的 HCV 感染主要是通过静脉或经鼻的毒品滥用传播，少部分为不安全的医疗或外科操作传播。使用不安全的材料文身或针灸偶尔也能传播。围产期和异性恋传播的风险较低，但最近的数据表明男性同性恋的滥交行为与 HCV 感染相关。

HCV 共 6 种基因型，命名为 1～6 型，并有许多亚型。这些亚型的 HCV 起源于非洲和亚洲的不同地区，一部分病毒在全球内广泛传播。基因 1 型（1a 和 1b 亚型）是至今全球流行最广的基因型，1b 型主要分布在欧洲，1a 型主要分布在美国，3a 型在欧洲静脉毒品滥用者中流行率较高。这组人群目前感染基因 4 型 HCV 的发病率及流行率均呈上升趋势。基因 2 型存在于地中海地区的人群中，而 5 型和 6 型较为少见。

（2）自然史：50%～90%的急性 HCV 感染者无症状。由于感染途径、肝炎出现症状与否和感染时的年龄情况，50%～90%感染者不能自发清除 HCV。在欧洲，大约 10%的急性肝炎病例是由 HCV 感染所致。急性 HCV 感染的发病率已经降低，目前每年的发病率大约为 1/100 000，但这一数据可能被低估，原因是排除了无症状感染者。不管基因型和病毒载量如何，慢性 HCV 感染伴随不同程度的肝脏炎症和纤维化进程，只有极个别自行恢复。肝病的进程迁延几十年，当存在复杂因素时，如饮酒、糖尿病（HCV 感染本身易患）、感染 HCV 时年龄较大、重叠人类免疫缺陷病毒（HIV）或其他嗜肝病毒感染，病程可加速进展。出现上述因素时，有 10%～40%的慢性 HCV 感染者可发展为肝硬化。每年约有 4%的肝硬化患者死于相关的并发症，有 1%～5%的肝硬化患者发生肝细胞癌。诊断肝细胞癌患者的第一年死亡率约为 33%。

HCV 感染已成为欧洲原发性肝癌的主要病因。基于来自法

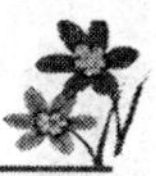

国的样本预测 HCV 相关肝细胞癌的死亡率，死亡高峰早于我们的预测，现有的治疗对死亡率影响不大。这些结果可能也适用于其他大多数欧洲国家。

肝外表现可能出现冷球蛋白血症、扁平苔藓、迟发性皮肤卟啉症、淋巴细胞涎腺炎和膜型肾小球肾炎。非霍奇金淋巴瘤与 HCV 感染也具有相关性。

(3)诊断、评估病情严重程度及监测的可用手段

①病毒学方法。慢性 HCV 感染诊断是基于酶免法检测丙肝病毒抗体(抗-HCV)和分子方法检测丙肝病毒核糖核酸(HCVRNA)。检测 HCVRNA 对于 HCV 治疗的管理必不可少。最新的检测是应用实时聚合酶链反应(PCR)。这一方法可以检测微量 HCVRNA(低至 10IU/ml)并能精确定量高达约 10^7IU/ml 的 HCVRNA 的水平。这一动态定量范围足以满足临床用于诊断和监测的需要。当直接抗病毒新药出现时，对于病毒学应答情况及治疗决策来说，高灵敏度水平检测将更为重要，有必要重新定义 HCVRNA 的低限值。

HCV 基因型和亚型可通过不同的检测方法确定，包括直接测序分析、反式杂交、特异基因型实时 PCR。目前可供市售的检测方法可精确确定 6 个 HCV 基因型。但是，采用 HCV 基因组 5′端非编码区的靶点检测方法尚不能区分大部分患者 HCV 基因亚型是 1a 或是 1b。一旦直接抗病毒的新药上市，正确鉴别亚型变得尤为重要，这就需要采用测序或反式杂交方法对 5′端非编码区以外的靶点片段进行检测。

②肝脏疾病严重程度的评估。评估肝纤维化严重程度很重要，有助于判断慢性丙型肝炎的治疗决策及预后。肝脏活组织检查仍然被认为是评估肝脏炎症分级和纤维化分期的参考方法。由于近年来对肝活检侵袭性损伤的重视，非侵袭性的方法随之而产生并广泛用于慢性 HCV 感染者的评估，包括血清标志物和瞬时

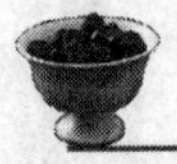

弹性成像。据报道,单独或联合应用这些方法的效果与肝活检结果相当,两种非侵袭性的方法可以正确识别轻度纤维化或肝硬化患者,但较少能区分中度和晚期纤维化。

③宿主基因组学。几个独立的有关基因组的研究显示,宿主位于IL28B基因(干扰素λ3)上游的多态性和应用聚乙二醇干扰素α(Peg-IFNα)联合利巴韦林(RBV)治疗的持续病毒学应答相关。这些多态性也和急性HCV感染的自然清除相关,尤其是无症状患者。全球不同人群其IL28B基因多态性的分布也各不相同,这也解释了不同民族、种族对干扰素(IFN)治疗应答的不同。IL28B基因多态性的检测有助于识别Peg-IFNα联合RBV治疗应答的可能性。但是,预测价值较低。其他基因变异也显示了与疾病进程、治疗应答的某种关联性。

(4)目前的标准治疗和正在研究的治疗:丙肝治疗的根本目的是清除感染,即在停止治疗后仍能清除循环中可测定的HCV。持续病毒学应答(SVR)的定义是在停止治疗24周后不能检测到HCVRNA水平(<50IU/ml)。SVR通常代表无肝硬化患者肝脏疾病的消除,有肝硬化的患者仍然有发生威胁生命并发症的风险。尤为特别的是,病毒清除后仍可发生肝细胞癌。Peg-IFNα联合RBV治疗慢性丙型肝炎是被批准且易被接受的标准治疗(SoC)。大多数试验显示感染基因1型HCV的患者SoC后获SVR率在北美为40%,西欧为50%。感染基因2、3、5、6型丙肝患者的SVR率高达80%(基因2型高于基因3、5、6型)。感染基因4型患者的治疗结果接近于或稍好于基因1型的患者。

目前应用两种Peg-IFNα联合RBV:Peg-IFNα-2a和Peg-IFNα-2b。这两种化合物的药代动力学不同。美国在药物批准后进行了大量的试验,用于比较感染基因1型的患者应用Peg-IFNα-2a或Peg-IFNα-2b联合RBV治疗的不同方案之效果,结果显示无显著差异。相比之下,两个意大利的试验显示感染HCV

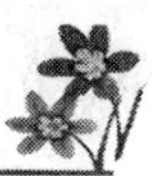

基因1、2、3、4型，尤其是基因1型的患者，应用Peg-IFNα- 2a联合RBV治疗的疗效更好。尽管疗效仍有争议，但是目前尚无结论性证据显示一种Peg-IFNα比另一种更佳而作为一线治疗药物的首选。

许多治疗HCV的药物正处于临床前和临床研发的不同阶段。新的治疗策略旨在提高疗效、缩短疗程、给药便捷及提高患者的耐受性和依从性。最近报告了两种NS3/4蛋白酶抑制药替拉瑞韦(telaprevir)和波普瑞韦(boceprevir)联合Peg-IFNα及RBV治疗HCV基因1型初治和无应答患者的Ⅲ期临床研究。三联治疗有可能在2011年底被欧洲药监局(EMA)和食品药品管理局(FDA)批准，并且从根本上改变感染HCV基因1型慢性肝炎患者的治疗策略。其他直接作用于病毒的药物正处于临床研发的早期阶段，包括其他的蛋白酶抑制剂、核苷(酸)类似物、依赖RNA聚合酶的HCVRNA非核苷类抑制剂、NS5A抑制剂、环孢素结合蛋白抑制剂。联合或不联合RBV的“IFN sparing”疗法目前正在试验中。

3. 方法学 EASL临床实践指南是由EASL管理委员会挑选的CPG专家小组产生的；推荐意见经过外部专家的同行评议，并经过EASL管理委员会的批准。临床实践指南采集的数据来源于2010年12月前PubMed和Cochrane数据库，指南尽可能依据现存出版物的证据，如果不能获得证据，则依据专家的个人经验和意见。如有可能，证据和推荐意见的分级即被引用。指南中的证据和推荐意见的等级为GRADE系统。GRADE系统的原则已明确说明推荐意见的强度反应了证据的质量。指南中证据的质量分为三级：高质量(A)、中等质量(B)和低质量(C)。GRADE系统提供推荐意见的等级：强推荐(1)和弱推荐(2)。因此，指南认为证据的质量分为：质量证据越高，则推荐依据越强，或不确定性越强，则推荐依据越弱(表18)。

表 18 EASL 中的证据等级．HCV 临床实践指南(参考 GRADE 系统)

证　据	注　释	
高质量	进一步研究不会改变我们评估效果的可信性	A
中等质量	进一步研究有可能对我们评估效果的可信性有很大的影响，并有可能改变评估	B
低质量	进一步研究对我们评估效果的可信性有很大的影响，很可能改变评估，任何评估的改变都是不确定的	C
推　荐	注　释	
强	影响推荐强度的因素包括证据的质量、假设患者重要的结局以及代价	1
弱	参数值的可变性，或更多的不确定性。推荐意见源自不确定性，更多的花费或资源消耗	2

HCV 临床实践指南小组考虑了以下问题：

如何诊断急性和慢性丙型肝炎？

治疗的目的和终点是什么？

目前治疗的结果和预测应答的因素是什么？

治疗前如何评估患者？

治疗的禁忌证是什么？

哪些患者应该治疗？

一线治疗药物是什么？

治疗如何管理？

对达到病毒学应答者如何调整疗程？

如何提高标准治疗的成功率？

获得 SVR 的患者如何随访？

如何建议标准治疗方案无持续应答的患者？

严重肝病的患者如何治疗？

特殊群体患者如何治疗？

如何治疗急性丙肝患者?

未治疗和无持续应答患者如何随访?

新的治疗展望是什么?

4. 指南

(1)急性和慢性丙肝的诊断:HCV感染的诊断基于用酶联免疫测定法检测抗-HCV和用敏感的分子方法检测HCVRNA(检测下限<50IU/ml),理想的方法是实时PCR检测。

慢性丙型肝炎的诊断是基于有慢性肝病征象的HCV感染患者(抗-HCV和HCVRNA阳性)。在少见的严重免疫抑制的患者,抗-HCV阴性而HCVRNA单项阳性。

【推荐意见】

①详细的病史和体格检查是至关重要的(A2),并应询问患者的饮酒情况(A1)。

②HCV感染的诊断是基于EIA法检测抗-HCV和敏感的分子方法检查HCVRNA(A1)。

③对于急性丙肝的诊断,需要进行HCVRNA检测,因为在抗-HCV出现之前,HCVRNA就可以检测到(A2)。

④抗-HCV阳性,HCVRNA阴性的急性肝炎患者应在几周后复检(B2)。

⑤抗-HCV和HCVRNA阳性不能鉴别为急性丙肝还是慢性丙肝恶化,或者慢性丙肝患者由于其他病因导致的急性肝炎(B2)。

⑥证明慢性丙肝应当同时有抗-HCV和HCVRNA的存在(A1)。

⑦对于存在肝炎的免疫抑制患者,如果检测不到抗-HCV,需要检测HCVRNA(B2)。

(2)预防HCV传播和HAV、HBV疫苗:目前尚无预防HCV感染的疫苗。因此,只能通过加强教育和严格遵守卫生学规范来

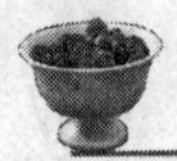

避免 HCV 的传染。HCV 传播的风险通常与 HCV 载量水平有关。遗传因素可能与 HCV 的易感性有关。

不足 1%的职业暴露 HCV 者血清抗-HCV 阳性。此外,包括西方国家在内,临床治疗仍是丙肝传染的危险因素。慢性丙肝患者重叠感染急性乙型肝炎病毒(HBV)和甲型肝炎病毒(HAV),可使病情更加严重,但已发表的数据不完全认同此观点。尽管最近的数据显示男性同性恋滥交者与 HCV 感染有关,但性接触传染 HCV 的风险很低。HCV 的垂直传染率低(1%~6%)。HCV 载量高且 HIV 阳性的母亲传染给女孩的可能性比男孩要高。

【推　荐】

①被 HCV 污染的针头刺伤者,应在 4 周内检测 HCVRNA,并于 12 周和 24 周后检测抗-HCV 和丙氨酸氨基转移酶(ALT)(B2)。

②HCV 感染者禁止与他人共用可能被血液污染的用品,如剃须刀、剪刀、牙刷或针头(A1)。

③医疗卫生从业者应检测抗-HCV,HCVRNA 阳性的卫生从业者应该避免增加意外针刺或者皮肤、黏膜破损风险的活动(C2)。

④HCV 感染者的家庭成员应该至少检测一次抗-HCV(C1)。

⑤只对男同性恋滥交者推荐性交时使用安全套(A1)。

⑥对吸毒者应进行 HCV 传染方式的教育,并定期检测抗-HCV,提供无菌消毒针头(B2)。

⑦不推荐 HCV 感染的孕妇实施剖宫产来预防 HCV 垂直传染。由于来自母体的抗-HCV 产生的被动免疫可在孩子出生后存在数月,因此 HCV 感染母亲分娩的婴儿应在出生后 1 个月检测 HCVRNA。慢性丙肝母亲只要 HIV 阴性,无静脉使用毒品,就允许进行母乳喂养(B2)。

⑧慢性丙肝患者应该接种 HBV 和 HAV 疫苗(B2)。

(3)丙肝治疗的目标和终点:治疗的目标是清除 HCV 感染以防止丙肝相关肝病并发症的发生,包括坏死性炎症、肝纤维化、肝硬化、肝癌和死亡。治疗终点是获得持续病毒学应答(SVR),治疗期间通过定期检查来评估获得 SVR 的可能性和调整疗程,包括在治疗的第 4 周、第 12 周和第 24 周检测 HCVRNA 水平,并与基线 HCVRNA 水平比较。当 HCV 被清除时,无肝硬化患者坏死性炎症停止,并阻止了纤维化的进展。

【推　荐】

①治疗目标是清除 HCV 感染(A1)。

②治疗终点是获得 SVR(A1)。一旦获得 SVR,通常等同于 99%以上的患者得到治愈(A1)。

③在治疗的第 4、12、24 周定期检测 HCVRNA 水平以评估获得 SVR 的可能性(B2)。

(4)当前治疗的结果和应答的预测因素

①初治患者。注册的临床试验结果显示,使用 Peg-IFNα-2a 联合 RBV 和 Peg-IFNα-2b 联合 RBV 治疗基因 1 型的丙肝患者,获得 SVR 率分别为 46%和 42%。欧洲患者获得 SVR 率略高于美国。这些结果在 IDEAL 试验中得到证实,这项试验将美国获批的 2 个治疗方案进行了比较:分别使用 Peg-IFNα-2a(180μg/周)联合按体重给药的 RBV(1.0～1.2g/日)与 Peg-IFNα-2b(1.5μg/kg/周)联合按体重给药的 RBV(0.8～1.4g/日),疗程 48 周,获得 SVR 率分别为 41%和 40%。两个治疗方案分别治疗基因 2 型和基因 3 型 HCV 感染的患者,获得 SVR 率分别为 76%和 82%。最近的荟萃分析显示,治疗 24 周后,基因 2 型患者获 SVR 率高于基因 3 型患者(74%比 69%)。近年来一些"real-life"研究报道了较低的 SVR 率,特别是感染基因 3 型患者。

近期证实,SVR 的最强预测指标是存在于 19 号染色体临近区域码 IL28B(或λ3)的遗传多态性、HCV 基因型和纤维化程度。

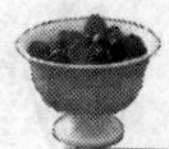

其他应答预测指标包括HCVRNA基线水平、治疗的剂量和疗程、宿主因素，如体重指数、年龄、胰岛素抵抗、性别和肝病的特点，包括ALT、γ谷氨酰转肽(γ-GGT)水平，纤维化程度或合并其他嗜肝病毒感染或合并HIV感染。

②证据摘要。基因1型丙肝患者使用批准剂量Peg-IFNα联合RBV治疗48周，获SVR率为40%～54%(A1)。基因2型和基因3型丙肝患者使用批准剂量Peg-IFNα联合RBV治疗48周，获得SVR率为65%～82%(A1)。基因2型患者获得SVR率略高于基因3型患者(B2)。SVR最强的基线预测指标是：HCV基因型(A1)，存在于19号染色体的遗传多态性(IL28B)，特别是基因1型患者(A1)，肝纤维化程度(A1)。

③复发患者。复发是指患者达到了治疗终点应答(治疗结束时HCVRNA检测不到)，随后复发未能获得SVR。Peg-IFNα联合RBV治疗后复发率为15%～25%，其高低与治疗过程中HCVRNA阴转的时间有关。

基于普通IFN治疗方案治疗后复发者，32%～53%的患者对Peg-IFNα联合RBV治疗有应答。

④无应答患者。无应答患者是指在治疗12周后，HCVRNA下降水平小于2个对数级，或治疗24周后，HCVRNA仍然可以检测到。近来大多数的研究显示，曾使用Peg-IFNα联合RBV治疗失败的再治疗患者中，4%～14%为基因1型丙肝患者。

(5)治疗前评估：必须明确HCV感染和肝脏疾病的关系，必须评估肝病的严重程度，HCVRNA基线水平和宿主遗传易感性等，这些有助于治疗的决策。

①肝病的评估。肝病的评估应包括生化指标，如ALT、天冬氨酸氨基转移酶(AST)、γ-GGT、碱性磷酸酶(ALP)、胆红素(BIL)、凝血酶原时间或者国际标准化比值(INR)、白蛋白、γ球蛋白、全血细胞计数。并行腹部超声检查。

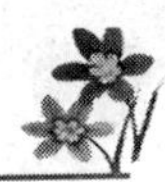

②HCVRNA 检测和定量。必须检测 HCVRNA 以确定 HCV 致病作用。当计划治疗时，应在基线检测 HCVRNA 定量并以此作为参考，根据 HCVRNA 的变化情况调整治疗时间。强烈推荐使用实时 PCR 定量方法检测 HCVRNA 定量，因为实时 PCR 敏感、特异、准确且动态范围宽。世界卫生组织（WHO）对 HCVRNA 浓度的标准化采用国际化标准表达，血清 HCVRNA 水平用 IU/ml 表示以确保可比性。标准化商品检测方法优于非标准化“作坊式”技术，应用相同方法测定确保每位患者抗病毒应答评估的一致性。

【推 荐】 HCVRNA 检测和定量分析应采用敏感方法测定（检测下限是 50IU/ml 或者更低），较理想方法是实时 PCR 测定法，HCVRNA 水平以 IU/ml 表示（C1）。探寻肝病的其他病因。应该系统地查找慢性肝病的其他病因，包括合并 HIV 感染和（或）其他嗜肝病毒感染。应该评估伴随的疾病，包括酒精、自身免疫或合并有脂肪变或脂肪性肝炎的代谢性肝病。排除先前存在的甲状腺疾病和甲状腺过氧化物酶抗体。

【推 荐】 应该明确 HCV 感染是导致肝病的原因（B1）。评估肝病的严重程度。推荐在治疗前评估肝病的严重程度。鉴别患者是否存在肝硬化尤为重要，关系到治疗应答的可能性和治疗的预后，也需要筛查是否患肝细胞癌。对于临床明确为肝硬化患者，无须通过肝活检评估纤维化程度。由于 ALT 始终正常的患者也可能存在明显的纤维化，所以无论 ALT 高低，都要评估肝病的严重程度。对于肝硬化患者应该通过内镜检查以排除食管静脉曲张和门脉高压。

肝活检结果仍然具有参考价值。尽管严重并发症的风险很低（1/4 000～10 000），但肝活检毕竟是一种侵袭性的操作。肝组织特征（炎症坏死＝分级，纤维化＝分期）应该通过组织半定量方法加以报告。多种评分系统有效应用于慢性丙肝的评估。欧洲使用

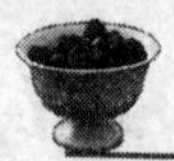

最为广泛的是 METAVIR，Scheuer，Ishak 和 Knodell′s HAI。METAVIR 和 Scheuer 评分更具可重复性，不易受观测者变化的影响，但是对纤维化和坏死炎症的鉴别较 Ishak 和 Knodell 差。

基于大量有关慢性丙肝的文献，非侵袭性方法目前正替代肝活检用于评估慢性丙肝患者治疗前肝病的严重程度。这种方法安全，预测良好。

瞬时弹性检测(TE)可应用于评估慢性丙肝患者肝纤维化程度，但需考虑肥胖、年龄、生化、炎症、坏死、活动等因素的影响，TE 结果与检测方法的四分位距、成功率有关。TE 检测肝硬化优于轻度纤维化。

检测肝纤维化的生物学标志物主要可分为生化学指标和血液学指标，如 ALT、AST、凝血酶原时间、PLT（APRI、AST/ALT、Forns 指数)；肝纤维化的特异性间接指标，如 α-2 巨球蛋白；仅参与肝纤维化的直接标志物，或将直接及间接的标志物联合分析。

充分的证据证实单独和联合计算可用于检测显著的肝纤维化(METAVIR 评分 F2～F4)。因此，可推荐这些方法用于检测慢性丙肝患者的肝纤维化。但对于轻度肝纤维化，结果不够理想。多项血液学检查或血液学联合 TE 检查能提高准确性，从而减少肝活检。但这种方法成本高。

【推 荐】

①治疗前必须评估肝脏疾病的严重程度(B1)。

②明确是否存在肝硬化很重要。因为其治疗的预后和应答的可能性有所不同，并需筛查 HCC 的发生(A1)。

③ALT 反复正常者肝病仍可进展，评价肝脏的严重程度与 ALT 高低无关(B2)。

④明确慢性丙肝患者肝纤维化程度对决定治疗非常重要(A1)。

⑤肝活检是评估肝脏炎症分级及纤维化分期的参考方法

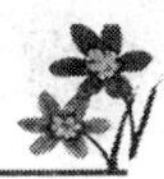

(A2)。

⑥瞬时弹性检测(TE)可用于评估慢性丙肝患者的肝纤维化程度(A2)。

⑦无创性血清学标志物可用于检测显著肝纤维化(METAVIR 评分 F2~F4)(A2)。

⑧多项血液学检查或血液学联合 TE 检查能提高准确性,从而减少肝活检(C2)。

⑨评估患者的遗传多态性。由于基因分型影响到决定使用 RBV 的剂量及疗程,因此启动治疗前需首先明确 HCV 的基因分型。采用目前的标准治疗,需确认基因分型(1~6 型)。相应的方法是对非结构 5B 区的基因直接测序分析。总之,在临床实践中,新一代商业化的基因型检测方法直接对 5′非转录区或用反式杂交对 5′非转录区和核心区进行序列分析足以区分不同的 HCV 基因型。将来可能需要区分基因亚型,因为基因亚型 1a 和 1b 对蛋白酶抑制剂有不同的基因屏障。

【推　荐】

①启动抗病毒治疗前,必须明确基因分型,并以此确定 RBV 的剂量和治疗决策(A1)。

②采用标准治疗,只需确认基因分型(1~6 型),无须分亚型(A1)。

③宿主基因检测。位于 IL28B 基因上游的宿主遗传多态性与 IFNα 联合 RBV 治疗 HCV 基因 1 型的 SVR 率相关,但其独立预测价值较低。确定遗传多态性有助于评估 IFNα 联合 RBV 治疗 HCV 的应答可能性,但对应答可能性小且多数需要治疗的患者,如伴有明显的纤维化,不能因此延迟治疗。IL28B 位点的宿主遗传多态性对于基因 2、3 型意义不大。

【推　荐】 确定 IL28B 遗传多态性有助于评估 IFNa 联合 RBV 治疗应答的可能性(B2)。

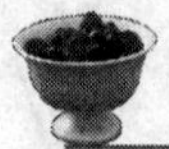

(6)治疗禁忌证:针对没有选择肝移植的慢性丙肝患者来说,使用包括干扰素的治疗方案的绝对禁忌证如下:未控制的抑郁症,精神病或癫痫,未控制的自身免疫性疾病,Child-Pugh 评分 B7 或以上,孕妇或配偶不愿采取避孕措施者,合并其他严重疾患如未能控制的高血压、心衰、未能控制的糖尿病、慢性阻塞性肺病。相对禁忌证:血常规异常(血红蛋白男性<13g/dl,女性<12g/dl;中性粒细胞<1 500/mm³;血小板<90 000/ mm³);血肌酐>1.5mg/dl;严重的冠心病;未经治疗的甲状腺疾病。尽管失代偿期患者通常不予治疗,但对于存在进展性肝病(Child B 级肝硬化)不符合推荐治疗标准的患者,仍可在有经验医生指导及严密监测下实施抗病毒治疗。

【推　荐】 存在标准方案治疗的绝对禁忌证者不应治疗(A1)。

(7)治疗指征:所有的有意愿治疗的丙肝相关代偿期慢性肝病的初治者,无 Peg-IFNα 或 RBV 禁忌证,无论 ALT 高低,均应接受治疗。晚期肝纤维化(METAVIR 评分为 F3~F4),应开始治疗;中期肝纤维化(METAVIR 评分为 F2),强烈推荐治疗。肝脏病变轻微的患者,尤其是长期感染,需权衡治疗的利弊,同时应考虑新药的前景及患者的预期寿命等因素。

既往曾使用 Peg-IFNα 联合 RBV 治疗未能清除 HCV 的基因 1 型患者,不应考虑使用相同方案再治疗,因为其 SVR 率低(对所有基因型 SVR 率为 9%~15%,基因 1 型仅为 4%~6%)。这些患者应等待新联合方案治疗的批准。新的联合方案可以产生更高的 SVR 率,根据既往治疗的无应答方式及肝病的严重程度,新方案 SVR 率为 30%~60%。

曾使用 IFNα 联合或不联合 RBV 治疗未能清除 HCV 的非基因 1 型患者,鉴于缺少对非基因 1 型 HCV 的有效新药,可使用 Peg-IFNα-2a 联合 RBV 再治疗。

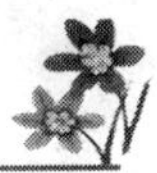

【推　荐】

①所有 HCV 感染引起代偿期肝病的初治患者应考虑治疗(A2)。

②晚期肝纤维化(METAVIR 评分 F3～F4)患者应立即治疗,中期肝纤维化(METAVIR 评分 F2),强烈建议治疗(B2)。

③肝脏病变轻微患者,应根据适应证进行个体化治疗(C2)。

(8)慢性丙型肝炎的一线推荐治疗方案:Peg-IFNα-2a 或 α-2b 皮下注射,每周 1 次,联合 RBV 每日口服是慢性丙肝的一线治疗方案(A1)。Peg-IFNα-2a 的剂量为每周 180μg,Peg-IFNα-2b 的剂量按 1.5μg/kg/周来计算。RBV 剂量依据 HCV 病毒基因型而定。基因 1 型及 4～6 型,RBV 的每日剂量应按 15mg/kg 计算;基因 2、3 型,每日剂量为 800mg。但对于体重指数(BMI)大于 25 或基线具有低应答因素(如胰岛素抵抗、代谢综合征、晚期纤维化或肝硬化,年龄偏大者)的基因 2、3 型患者,应参考基因 1、4 型,根据体重计算 RBV 的剂量。Peg-IFNα 联合 RBV 治疗的患者在治疗期间及停药后随访的 6 个月内应严格节育。Peg-IFNα 联合 RBV 治疗是有效的,即使是有早期肝纤维化也如此。

【推　荐】

①Peg-IFNα 联合 RBV 是被批准的慢性丙肝标准治疗方案(A1)。

②两种 Peg-IFNα 药物,即 Peg-IFNα-2a(180μg/周)及 Peg-IFNα-2b(1.5μg/kg/周)均可联合 RBV 治疗慢性丙肝。

③RBV 应按体重来计算剂量。基因 1 型及 4～6 型患者使用 15mg/kg/日;基因 2、3 型每日剂量 800mg(A2)。

④基因 2、3 型伴基线具有低应答因素的患者,推荐 RBV 剂量为 15mg/kg/日(C2)。

(9)治疗的监测:治疗期间的监测包括疗效及不良反应。

【推　荐】 对应用 Peg-IFNα 联合 RBV 治疗的患者应在开

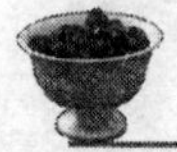

始治疗后4周和12周及随后每12周进行疗效和不良反应的监测，并在治疗结束后24周评价SVR(C2)。

疗效监测是基于反复检测HCVRNA水平而定。应该采用具有敏感、准确、动态范围广的HCVRNA定量分析，推荐使用实时PCR检测法。每位患者应在不同的治疗时间，在同一实验室使用同一方法测定HCVRNA，以确保结果的一致性。

低病毒载量基因1型且治疗4周后HCVRNA阴转的患者，应缩短治疗至24周。对于能否以HCVRNA在400 000～800 000 IU/ml(5.6～5.9 log10 IU/ml)的界限来区分HCVRNA水平高低，目前尚无定论。

治疗期间为监测疗效及指导确定疗程，应在基线治疗4周、12周、24周及疗程结束时检测HCVRNA。治疗结束24周应检测HCVRNA以评价SVR。检测HCVRNA时，应同时检测ALT水平。生化学应答(ALT复常)通常在病毒学应答后数周出现。

【推　荐】

①最低检测者为10～20IU/ml的实时PCR检测法是监测治疗的最佳检测手段(B1)。

②区别基线HCVRNA水平的高低有助于治疗的决策(B2)。区分HCVRNA的水平高低界限在400 000～800 000 IU/ml(C2)。

③治疗期间，应在4周、12周、24周时监测HCVRNA以便调整治疗方案(A2)。

④必须评价治疗结束时的病毒应答及治疗结束后24周的SVR(A1)。

⑤安全性监测。Peg-IFNα治疗常出现流感样症状，应用解热镇痛药可减轻，通常在治疗4～6周后缓解。

随访时，应评估患者的不良反应，如严重乏力、抑郁、易怒、睡眠障碍、皮肤反应及呼吸困难。Peg-IFNα联合RBV治疗引起的

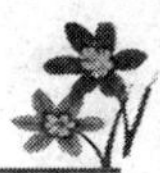

血液及生化方面的不良反应包括中性粒细胞减少症、贫血、血小板减少症及 ALT 反弹。治疗 1 周、2 周、4 周时应检查血常规及血生化，以后每隔 4～8 周复查 1 次。治疗期间，应每 12 周监测促甲状腺激素、游离甲状腺素 1 次。少见或严重的不良反应有癫痫发作、细菌感染、自身免疫反应、间质性肺病、视神经视网膜炎、骨髓抑制、原发性血小板减少症。由于 RBV 有致畸的风险，用药期间及疗程结束后 6 个月内应采取避孕措施。

【推　荐】 治疗 2 周、4 周时，应评估治疗的不良反应，以后每 4～8 周监测 1 次(C2)。

(10)药物减量及停药标准：当发生严重不良反应，如严重抑郁的临床症状，或中性粒细胞绝对值计数降至 750/mm^3 以下，或血小板降至 50 000/mm^3 以下，Peg-IFNα 应减量。具体情况，医生可根据临床经验在谨慎监测下维持剂量或减量使用。Peg-IFNα-2a 可按 180μg/周→135μg/周→ 90μg/周减量。Peg-IFNα-2b 可按 1.5μg/kg /周→1.0μg/kg /周→0.5μg/kg/周减量。如果出现重度抑郁，或中性粒细胞计数降至 500/mm^3 以下或 PLT 降至 25 000/mm^3 以下，必须停用 Peg-IFNα。一旦中性粒细胞和血小板回升，可减少 Peg-IFNα 剂量后重新治疗。当出现显著贫血时(HB＜10g/dl)，RBV 应按每次减量 200mg 进行下调；如 HB＜8.5g/dl，停用 RBV。此外，可选用生长因子以维持 Peg-IFNα 和 RBV 的高剂量。

治疗期间，如出现肝脏炎症复发(治疗前未出现的，治疗期间 ALT 上升超过正常上限值 10 倍)，或体内任何部位出现严重细菌感染，无论中性粒细胞计数的高低，均应迅速停止治疗。

【推　荐】

①中性粒细胞计数降至 750/mm^3 以下或 PLT 降至 50 000/mm^3 以下，Peg-IFNα 应减量；若中性粒细胞计数降至 500/mm^3 以下或 PLT 降至 25 000/mm^3 以下，或出现不可控制的重度抑郁

症，应停用 Peg-IFNα(C2)。

②如果中性粒细胞和血小板回升，可重新使用 Peg-IFNα 治疗，但需减量 (C2)。

③当 HB 降至 10g/dl，RBV 应减量 200mg/次；HB 降至 8.5g/dl，停用 RBV(C2)。

④如果肝脏炎症复发或出现严重败血症，应停止治疗(C2)。

(11)基于病毒学应答的治疗：根据治疗期间病毒学应答情况，可以调整 Peg-IFNα 联合 RBV 治疗的疗程。无论是何种基因型，在基线、治疗 4 周、12 周 3 个节点均应检测 HCVRNA。治疗 24 周时检测 HCVRNA 同样对治疗有利。HCVRNA 转阴时间与获得 SVR 直接相关(图 10)。

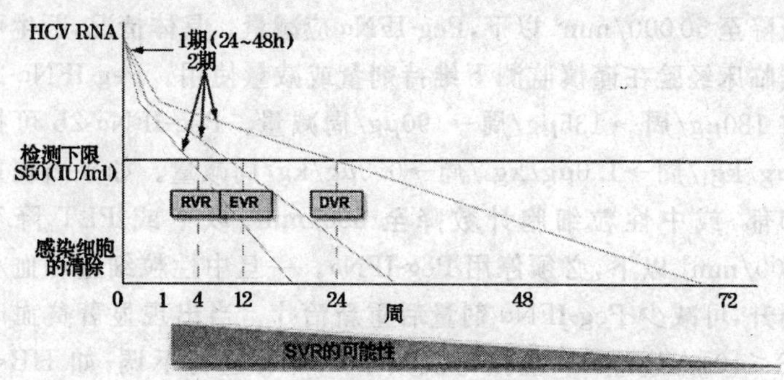

图 10 根据前几周的病毒学应答情况判断 SVR 的可能性

注：DVR，延迟病毒学应答；EVR，早期病毒学应答；RVR，快速病毒学应答

治疗 12 周时，如果 HCVRNA 下降小于 2 个对数级 IU/ml，即 HCVRNA 较基线水平下降少于 99%应停药，因为这些患者经标准疗程治疗后，获 SVR 率不足 2%。如果治疗 24 周时仍可检测到 HCVRNA(≥50 IU/ml)，鉴于此种情况下 SVR 率极低(1%～3%)，应停止治疗。

治疗 12 周时 HCVRNA 下降大于 2 个对数级或检测不到时，

病毒学应答可分为3种情况(表19)。①快速病毒学应答(RVR)指治疗4周时,以敏感方法检测HCVRNA为阴性(检测下限≤50IU/ml)。基因1型获RVR的比例为24%～27%,基因2、3型为64%～76%。②早期病毒学应答(EVR)指治疗4周时HCVRNA阳性,12周时不可测到。③迟发病毒学应答(DVR)指治疗12周时HCVRNA下降幅度大于2个对数级,但仍阳性;24周HCVRNA阴转。22%～31%基因1型患者获DVR。上述3种应答类型(RVR,EVR,DVR)在疗程结束时,均应随访以确保HCVRNA不可测到。治疗期间出现病毒学应答后,HCVRNA由阴性转为阳性,称为病毒学突破(BT)。

【推 荐】

①根据治疗4周、12周、24周时病毒学应答情况调整疗程。HCVRNA阴转的时间与SVR直接相关(B1)。

②无论何种基因型,若治疗12周HCVRNA下降<2个对数级或治疗24周时仍可检测到HCVRNA(≥50IU/ml),应停止治疗(B1)。

③对于治疗前低病毒载量(<400 000～800 000IU/ml)并获得RVR,基因1、4型患者的疗程为24周;基因2、3型12～16周。目前尚无证据表明,有晚期肝纤维化、肝硬化或胰岛素抵抗、代谢综合征、脂肪肝等因素者,在获得相同的疗效时,也不宜缩短疗程(B2)。

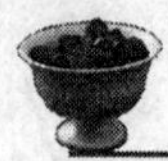

表 19　聚乙二醇干扰素联合 RBV 治疗应答的监测

持续病毒学应答(SVR)	停止治疗后 24 周,HCVRNA 未检测到(＜50IU/ml)
快速病毒学应答(RVR)	治疗 4 周,使用敏感方法检测 HCVRNA 阴性(检测下限≤50IU/ml),持续到治疗终点
早期病毒学应答(EVR)	治疗第 4 周时可以检测到 HCVRNA,第 12 周时阴转并持续到治疗终点
延迟病毒学应答(DVR)	治疗第 12 周时可以检测到 HCVRNA,其下降程度大于 2 个对数级,第 24 周 HCVRNA 阴转并持续到治疗终点
无效应答(NR)	治疗 12 周 HCVRNA 水平较基线下降小于 2 个对数级
部分应答(PR)	治疗 12 周 HCVRNA 水平较基线下降大于 2 个对数级,但在 12 周和 24 周 HCVRNA 仍为阳性
病毒学突破(BT)	治疗过程中,出现病毒学应答后 HCVRNA 再次出现

说明:不管感染的 HCV 为何种基因型,应依据病毒学应答的情况来确定疗程。

①最近荟萃分析显示,获得 RVR 的 HCV 基因 1 型患者,如基线病毒水平低,疗程为 24 周。如何界定病毒载量的高低目前尚无定论。基因 1 型(可能也适用于基因 4 型)患者,基线病毒载量低于 400 000～800 000 IU/ml,疗程 24 周;HCVRNA 基线病毒载量较高者,有必要延长治疗至 48 周

②基因 1 型(可能也适用于基因 4 型)获得 EVR 的患者,疗程为 48 周

③基因 1 型获得 DVR 的患者,尽管 24 周时检测不到 HCVRNA,但总疗程应为 72 周,以减少疾病复发的风险。对于其他基因型缺乏足够数据

④基因 2、3 型,低病毒基线载量(＜400 000～800 000IU/ml)且获得 RVR 的患者,可缩短疗程至 16 周,治疗后一般不会导致疾病的复发

⑤基因 2、3 型,有晚期纤维化、肝硬化或其他不利因素的患者(胰岛素抵抗、代谢综合征、非病毒性脂肪变性),即使基线病毒低载量并获得 RVR,也不能缩短疗程至 16 周。因为尚无证据表明 16 周疗程的治疗能取得同等的疗效

⑥基因 2、3 型,无论有无影响应答的不利因素,获 EVR 或 DVR 的患者,只要在治疗 24 周时 HCVRNA 检测不到,疗程应为 48 周或 72 周

⑦对于基因 5、6 型,尚无治疗的指导意见。但其应答率与基因 3 型相似

基因 1 型的应答指导的治疗方案见图 11，基因 3 型见图 12。

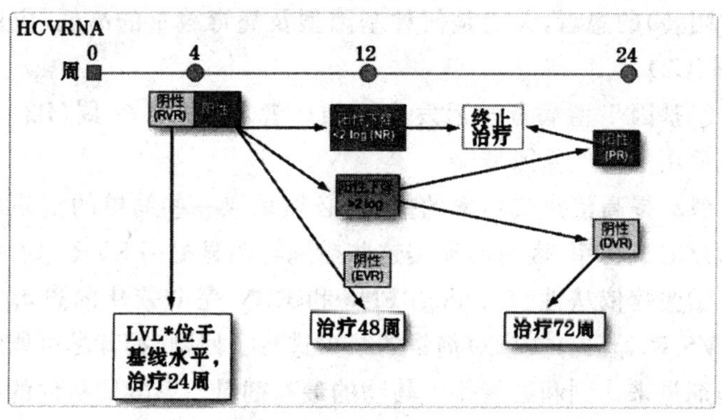

图 11　基于应答的基因 1 型患者的治疗

（同样适用于基因 4 型，证据等级 B2）

注：LVL* 低病毒水平

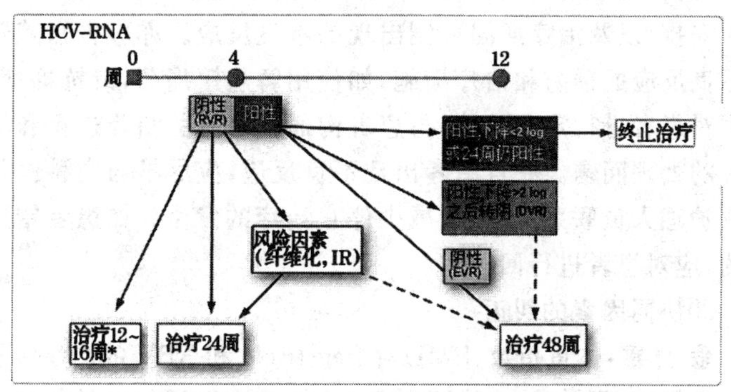

图 12　基于应答的基因 2、3 型患者的治疗（同样适用于

基因 5、6 型，除外 12～16 周，证据等级 C2）

注：* 反弹率较高，疗效略差，尤其对于高病毒载量的基因 3 型

④早期病毒学应答(即治疗4周时HCVRNA阳性,治疗12周时阴转)的患者,无论是何种基因型及病毒载量的高低,应治疗48周(C2)。

⑤基因1型病毒学迟发应答的患者,疗程为72周(B2)。同样也适用于其他基因型。

(12)提高治疗成功率的措施:必须采取一些简单的措施以提高治疗的成功率,因为已证实这些措施与明显提高SVR率有关。

①治疗依从性。对Peg-IFNα和RBV完全依从的患者能提高SVR率。已有文章对剂量的减少进行了回顾,推荐尽可能恢复完全剂量来达到和维持每个药物的最高剂量。影响依从性的因素已有综述,在个别研究中已进行了介绍。有研究表明无家可归的静脉吸毒者,或正在行鸦片替代治疗患者可获得注册的试验中相当的SVR率。

②支持护理。抗病毒治疗前,必须给予患者相关指导,告知其治疗安排,以及治疗期间可能出现的不良反应。亦应告知减轻这些不良反应的预防和治疗措施,如使用解热镇痛药,或抗抑郁药。必须对患者进行定期随访,与患者沟通交流有关治疗进程和不良反应的处理问题。一旦患者出现不良反应,应尽早与内科医师或专业护理人员联系,以尽量减少停止治疗的发生。如患者错过了预约,应对患者进行回访。

③协同因素的纠正

● 体重:体重指数(BMI)对Peg-IFNα和RBV的治疗应答产生不利影响,即使在对IFN和RBV剂量进行调整也是如此。推荐在治疗之前减轻体重,可提高获SVR的可能性。

● 饮酒:由于定期饮酒会加速纤维化进展,可能会降低抗病毒治疗的应答,因此确认患者已戒酒是极其重要的。如果不能戒酒,在启动抗病毒治疗前需进行酒精依赖的治疗,给予其他辅助支持以确保患者能坚持完成整个疗程的抗病毒治疗。应劝告患者在

抗病毒治疗期间彻底戒酒，或尽可能少饮酒至偶尔少量饮酒。

● 胰岛素抵抗：胰岛素抵抗常与慢性丙肝纤维化进展相关，HOMA 指数增高已证实是 Peg-IFNα 和 RBV 患者治疗失败的独立预测因素。目前尚无相对较大的前瞻性研究来证实，改善胰岛素抵抗的干预性治疗能有助于提高 SVR。因此，任何推荐使用胰岛素增敏剂都为时过早，需要进行合适试验来证实。

④支持治疗

● 生长因子：使用生长因子有助于治疗中减少药物剂量的发生。

使用重组红细胞生长素可维持或改善血红蛋白水平，避免减少 RBV 剂量或中断 RBV 治疗，RBV 减量或中断会增加治疗失败率。虽然目前尚无前瞻性研究来明确地证实使用重组红细胞生长素(EPO)对 SVR 有正面影响，但全球均广泛使用重组红细胞生长素来维持大剂量 RBV 的使用，改善患者健康状况。当血红蛋白值低于 10g/dl 时，可使用促红细胞生成素。使用促红细胞生成素 2 周后，应重新检测血红蛋白。在这一时间点，如果血红蛋白值升高 1g/dl 以上，应减少促红细胞生成素剂量，如血红蛋白值升至 12g/dl 以上，应停止使用促红细胞生成素。4 周后应重新检测血红蛋白值。如果与 4 周前相比，血红蛋白值增加 2g/dl 以上，应减少促红细胞生成素的剂量，如血红蛋白值升至 12g/dl 以上，应停止使用促红细胞生成素。在这种情况下，如血红蛋白值再次低于 12g/dl，可再重新使用促红细胞生成素治疗，剂量为初治剂量的 50%。如果使用 4 周后，血红蛋白升高水平低于 1g/dl，且没有发现其他引起贫血的原因，可增加促红细胞生成素的剂量。

中性粒细胞减少在肝硬化患者中较为常见，但尚无证据表明 Peg-IFNα 和 RBV 治疗期间出现中性粒细胞减少会产生不良影响。另外，也没有前瞻性研究的证据表明，使用粒细胞集落刺激因子(G-CSF)可降低感染发生率和(或)提高 SVR 率。虽然一些欧

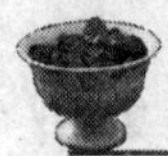

洲国家在中性粒细胞数 750～500/mm^3 以下时，就使用 G-CSF，但没有足够证据来推荐这一方案作为标准治疗。

丙肝肝硬化伴血小板减少症的患者在抗病毒治疗前，使用血小板蛋白生成素受体激活剂治疗可增加血小板计数。因血小板减少症而停用 Peg-IFNα 和 RBV 较为少见，血小板计数降低的患者通常也可以进行 Peg-IFNα 和 RBV 治疗，并不会导致大出血。如果不能证实血小板计数的升高可提高 SVR，则不能推荐使用血小板蛋白生成刺激剂。需要考虑的是使用血小板蛋白生成素受体激活剂(eltrombag)有存在形成门静脉血栓的风险。

● 抗抑郁药：在 Peg-IFNα 和 RBV 治疗期间，抑郁可严重影响健康卫生相关生活质量，抑郁也是中心试验中停止治疗的最常见原因。有抑郁病史和(或)抑郁症状的患者，在开始 Peg-IFNα 和 RBV 治疗之前，应请精神科医师会诊，以便评估治疗风险和潜在的禁忌证。如有必要，这些患者应在此后进行随访。如患者适合抗病毒治疗，在治疗期间应进行抗抑郁治疗，并进行适时随访以决定是否需要中止治疗。据报道，预防性抗抑郁治疗可降低治疗期间抑郁的发生率，但对 SVR 无影响。IFN 可引起失眠，导致伴兴奋性和焦虑的超敏状态，不要将超敏状态与抑郁混淆，超敏状态适合抗焦虑药治疗，而不使用催眠剂或抗抑郁药治疗。

【推　荐】

①坚持 Peg-IFNα 和 RBV 联合治疗方案以获得最佳 SVR 率(A1)。

②体重可影响 Peg-IFN-α 和 RBV 的应答(A2)。超重患者在治疗前应减轻体重，以提高获得 SVR 的可能性(C2)。

③胰岛素抵抗常会引起治疗失败(B2)。胰岛素增敏剂无助于改善胰岛素抵抗患者的 SVR 率(C2)。

④抗病毒治疗期间，应劝告患者戒酒(C1)。

⑤当血红蛋白值低于 10g/dl，应使用重组人促红细胞生成素

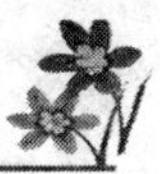

(EPO)以避免 RBV 减量或停用(C2)。

⑥尚无证据表明,Peg-IFNα 和 RBV 治疗期间出现中性粒细胞减少会引起频繁感染(C1),亦无证据显示:使用粒细胞集落刺激因子(G-CSF)可降低感染的发生率和(或)改善 SVR 率(B1)。

⑦有抑郁病史和(或)有抑郁症状的患者,在治疗前应请精神科医生会诊(C2)。治疗期间发生抑郁的患者应使用抗抑郁药治疗。在一些有选择性患者中使用预防性抗抑郁治疗,能降低抗 HCV 治疗期间抑郁的发生率,但对 SVR 无影响(B2)。

(13)获得 SVR 患者治疗后的随访:获得 SVR 的非肝硬化患者在治疗后 48 周和 96 周应再检测 ALT 和 HCVRNA。如果 ALT 仍正常,HCVRNA 仍为阴性,可认为已治愈。由于停止治疗后可能会出现甲状腺功能减退,因此停止治疗后 1 年也应评估 TSH 和甲状腺素水平。另外,肝硬化患者必须每 1～2 年监测食管静脉曲张,每 6 个月行超声和 AFP 检查以监测 HCC。不必复检 HCVRNA。

【推　荐】

①获得 SVR 的非肝硬化患者应在治疗后 48 周和 96 周复查 ALT 和 HCVRNA,如 ALT 正常,HCVRNA 阴性,可认为治愈(C2)。

②除上述随访监测之外,获得 SVR 的肝硬化患者应每 1～2 年监测食管静脉曲张,每 6 个月行超声和 AFP 检查以监测 HCC(B1)。

(14)对 Peg-IFNα 和 RBV 治疗未获得 SVR 患者的再治疗:基因 1 型丙肝患者经先前 Peg-IFNα 和 RBV 治疗后,如未能获得持续性病毒学应答,再次获得 SVR 的可能性极低;如再使用相同剂量、相同药物治疗时,对既往无应答患者获得 SVR 的可能性不超过 10%～15%,对复发患者不超过 30%～40%。因此,这些患者的再治疗应当延缓,应重新评估治疗方案,在直接抗病毒药(如

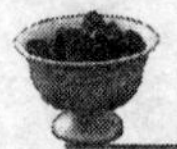

HCV 蛋白酶抑制剂）上市后，应用直接抗病毒药联合 Peg-IFNα 和 RBV 治疗。

第一代蛋白酶抑制剂，如替拉瑞韦和波普瑞韦患者对非基因 1 型 HCV 无效，故不会批准用于治疗非基因 1 型丙肝。因此，非基因 1 型无应答的丙肝患者，如有紧急治疗的适应证和（或）有证据表明在先前治疗期间，由于剂量调整或依从性差、Peg-IFNα 和 RBV 未能足量使用，可使用 Peg-IFNα 和 RBV 再治疗。建议再治疗的疗程应延长（基因 2 型和 3 型为 48 周，基因 4 型 72 周），特别是先前治疗中获得 DVR 和复发的患者。目前临床上研制了大量治疗慢性 HCV 感染的新药，患者如对先前 Peg-IFNα 和 RBV 无应答，只要有可能，推荐其入组这些新药的临床试验。

通常不推荐使用小剂量 Peg-IFNα 进行维持治疗，因为这一方案在长期预防慢性丙肝并发症方面无疗效。最近对 HALT-C 研究小组的长期分析资料表明，长期使用 Peg-IFN 治疗的患者，无论是否获得 SVR，可稍降低肝硬化患者的 HCC 发生率。但考虑到 Peg-IFN 的益处甚微，且存在诸多不良反应及高额费用，使用 Peg-IFN 维持治疗是有疑问的。

【推　荐】

①因基因 1 型丙肝患者经先前 Peg-IFNα 和 RBV 治疗未能清除 HCV 者，不能使用原方案再治疗（A2）。如有可能，应考虑使用 Peg-IFNα、RBV 和蛋白酶抑制剂的三联疗法。

②既往对 Peg-IFNα 和 RBV 联合治疗未能获持续病毒学应答的患者，如有紧急治疗的适应证，和（或）有证据表明在既往治疗期间，由于剂量调整或依从性差、Peg-IFNα 和 RBV 未能足量使用，可使用 Peg-IFNα 和 RBV 再治疗（C2）。

③非基因 1 型的丙肝患者在先前 IFNα 联合或不联合 RBV 治疗中失败，由于无其他可选治疗方案，可再选择 Peg-IFNα 和 RBV 治疗（B2）。

④不推荐小剂量 Peg-IFNα 维持治疗(A1)。

(15)重型肝病患者的治疗

①代偿期肝硬化。若无干扰素应用禁忌证,代偿期肝硬化患者应该进行抗病毒治疗,以阻止肝硬化短、中期并发症的发生。大样本队列研究和荟萃分析显示,获得 SVR 的晚期肝纤维化患者进展到失代偿期和肝癌的发生率明显降低。然而,晚期肝纤维化或肝硬化患者较轻、中度纤维化的患者应用 Peg-IFNα 联合 RBV 抗病毒治疗获得 SVR 率偏低。如有可能,这类患者(基因 1 型)适合并等待含蛋白酶抑制剂的三联疗法来治疗。

这类患者通常年龄偏大,对药物不良反应耐受差,因此在抗病毒治疗过程中,应密切监测及处理药物的不良反应。由于存在门脉高压和脾功能亢进,肝硬化患者基线白细胞和血小板计数偏低,因此干扰素引起的血液学不良反应较非肝硬化患者更为常见。白细胞和血小板计数太低的肝硬化患者属于干扰素治疗的禁忌证。粒细胞刺激因子对这类患者可能有效。

不管是否获得 SVR,肝硬化患者应常规监测肝细胞癌和门脉高压。随着 HCV 的清除,虽然发生并发症的风险下降,但不能完全消除。

【推　荐】代偿期肝硬化患者只要无禁忌证,应进行抗病毒治疗以阻止发生短期或中期的并发症(A1)。

严密监测及处理药物引起的不良反应,尤其应注意门脉高压及脾功能亢进相关的表现。生长因子有助于此类患者的治疗(C2)。

不管是否获得 SVR,肝硬化患者应定期监测肝细胞癌(B1)。

②肝移植适应证患者。肝移植是终末期肝病患者的治疗选择。然而,移植后移植肝再感染 HCV 导致丙型肝炎复发很普遍。等待移植患者经抗病毒治疗若能获得 SVR,可阻止移植肝脏再感染 HCV。超过 50%的患者存在应用 RBV 和 Peg-IFNα 的禁忌

证，且这部分进展期和失代偿期肝病患者抗病毒治疗效果欠佳。Child A 级的肝硬化患者是抗病毒治疗的适应证，这类患者需要肝移植者通常伴 HCC。对于 Child B 级的肝硬化患者，应在经验丰富的医疗中心给予个体化抗病毒治疗方案，优先选择应答预测较好的患者，如 HCV 基因 2 型或 3 型，和 HCVRNA 定量偏低患者。对于 Child C 级的肝硬化患者，由于存在危及生命的并发症，故不应给予标准治疗。

对于移植前存在可以治疗的严重肝病患者，应该在列入肝移植名单时开始抗病毒治疗以获得 SVR；或在等待肝源时治疗以使移植时 HCVRNA 为阴性。移植前 HCVRNA 阴性的患者大约 75％移植后仍为阴性。可以从小剂量 Peg-IFNα 联合 RBV 开始，逐渐增加剂量，若有可能，加至足量。对于后者，超过 50％的患者需要减量或中断治疗。对于晚期肝病患者，由于存在门脉高压，常常会引起血液方面的不良反应（如贫血、中性粒细胞减少、血小板减少）。因此，治疗过程中应密切监测并及时调整药物剂量。应用生长因子（促红细胞生成素和 G-CSF）有助于控制血液方面的不良反应。

【推　荐】 对于等待肝移植的患者，如果可行，应进行抗病毒治疗，如获得 SVR，可防止移植肝再感染 HCV。对于进展期肝病患者，大多数存在治疗禁忌证，且疗效欠佳(B1)。

一旦列入肝移植名单或等待肝源时，应开始抗病毒治疗，以获得 SVR 或使移植前 HCVRNA 清除(C2)。

等待肝移植的肝癌患者，Child A 级应该抗病毒治疗(B2)。

Child B 级肝硬化患者，其抗病毒治疗应根据患者情况和治疗中心的经验进行个体化方案，优先选择对应答预测良好的患者。如出现腹水，应予氟哌酸类药物预防(C2)。

Child C 级肝硬化患者，由于出现致命并发症的危险性高，不推荐现有的方案治疗(C1)。

对于移植前已存在严重肝病的患者，可从小剂量 Peg-IFNα 联合 RBV 开始治疗，逐渐加量，若有可能，加至足量。超过 50%的患者需要减量或中断治疗(C2)。

③肝移植后复发。肝移植时 HCVRNA 阳性的患者，移植后易再发 HCV 感染。肝移植患者丙型肝炎相关肝病进展加速，约 1/3 的患者在移植后进展为肝硬化。研究显示，成功的治疗对移植肝脏和肝移植患者的生存有益。

肝移植后丙型肝炎复发的患者，一旦慢性肝炎形成及有组织学证实，就应开始治疗。这些患者通常比再感染和相关肝炎急性期的患者有更好的治疗条件，即免疫抑制较低及临床状况的改善能确保良好的耐受性，对 IFN 治疗引起排斥反应少。移植一年后明显纤维化或门脉高压预示着疾病进展和移植物受损，需立即采取抗病毒治疗。对于病情进展缓慢的患者，如纤维化局限在汇管区和无门脉高压的患者，应充分权衡获得 SVR 的可能性和 Peg-IFNα 联合 RBV 抗病毒治疗引起并发症的风险。但这些患者较晚期肝病患者更易获得 SVR。

30%肝移植患者获得 SVR，基因 2 型或 3 型比基因 1 型患者的应答率更好。肝移植患者通常有肾功能不全，因此需调整 RBV 剂量。肝移植患者对于 Peg-IFNα 联合 RBV 抗病毒效果差，部分原因是由于频发的不良反应导致需反复调整药物剂量及治疗中断。最常见的不良反应为贫血(10%～40%)，推荐可应用促红细胞生成素。移植物引起的排异反应罕见，但可发生在干扰素治疗过程中。抗病毒治疗期间出现肝功能损害时，应行肝活检，以助诊断及指导治疗。尚无证据表明，小剂量 Peg-IFNα 维持治疗对未获得 SVR 的患者有益处。

【推　荐】

①对肝移植后丙型肝炎复发的患者，一旦慢性肝炎形成及有组织学证实，即应开始治疗(B2)。肝移植后 1 年出现明显肝纤维

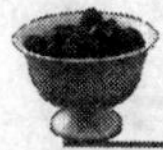

化或门脉高压，预示疾病进展迅速及移植物受损，应紧急抗病毒治疗(B2)。

②尚无证据表明，小剂量 Peg-IFNα 维持治疗对未获得 SVR 的患者有益处(C2)。

③排异反应罕见，但可发生在干扰素治疗过程中(C2)。抗病毒治疗期间出现肝功能损害时，应进行肝活检以指导治疗(C2)。

(16)特殊人群的治疗

①并发 HIV 感染。HIV-HCV 合并感染患者，尤其是 $CD4^+$ 细胞计数偏低和免疫功能损伤的患者，肝病进展加速。因此，针对 HIV-HCV 合并感染患者，应尽早采用抗逆转录病毒治疗。若患者存在严重的免疫缺陷，$CD4^+$ 细胞数＜200/μl，应在抗 HCV 前采取积极的抗逆转录病毒治疗以提高 $CD4^+$ 细胞数量。Peg-IFNα 和 RBV 治疗期间禁用去羟肌苷，也应避免使用司他夫定和齐多夫定，而对阿巴卡韦的作用仍存在争议。治疗前须通过肝组织病理或其他非侵袭性指标(血清检测或肝脏弹性检测)来评估肝病的严重程度。

并发感染患者，丙肝治疗的指征和 HCV 单独感染指征相同。无论何种基因型丙肝患者，HCV 与 HIV 合并感染患者与无 HIV 感染患者相同，均采用 Peg-IFN 治疗方案。根据体重应用 RBV (15mg/kg/日)。治疗期间监测病毒动态变化，依据 4 周、12 周病毒学应答情况给予治疗，SVR 率通常较单独感染的患者低，部分缘于基因型的不同。感染 2 型或 3 型伴 HCVRNA 基线低水平(＜400 000IU/ml)及轻度纤维化并获得 RVR 的患者，只需 24 周的疗程。其他患者疗程 48 周。对治疗 12 周 HCVRNA 仍为阳性(DVR)的患者，无论何种基因型均需延长疗程至 72 周。

【推　荐】 并发感染患者，HCV 治疗的指征和 HCV 单独感染指征相同(B2)。HCV 与 HIV 并发感染患者与无 HIV 感染患者相同，均采用 Peg-IFNα 治疗方案。但 RBV 剂量应根据体重使

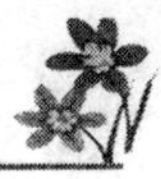

用(B2)。对并发感染患者的疗程应更长。基因1型患者疗程72周,基因2型或3型患者疗程48周(B2)。

②并发HBV感染。HBV-HCV并发感染患者,HBVDNA水平常偏低或阴性,尽管波动较大,HCV通常是慢性肝脏炎症活动的主要原因。应检测HBV和HCV的复制状态,同时除外丁型肝炎病毒感染。当HCV复制并引起肝脏疾病时,应采用Peg-IFNα联合RBV治疗,措施与HCV单独感染者相同。这类患者获得SVR应答率通常与单独HCV感染相同或更高。在HCV清除过程中或清除之后存在潜在HBV再激活的风险。若能明显的检测到HBV复制水平,应使用核苷类似物治疗。有报道,替比夫定联合干扰素治疗可引起潜在的与神经病变相关的毒性。

【推 荐】 对于并发HBV感染的患者,可给予Peg-IFNα联合RBV治疗,措施与HCV单独感染者相同(B2)。若HCV清除前、清除过程中或清除后,HBV复制水平较高,可联合应用核苷(酸)类似物治疗(B2)。

③有并存疾病患者的治疗

● 血液透析患者:由于移植后HCV感染的长期负面影响,以及目前尚缺乏肾移植术后丙肝治疗的意见,故如有可能,应对血透患者进行尝试性治疗。RBV通过肾脏清除,因此血透患者通常予以常规剂量的Peg-IFNα单药治疗。在不使用RBV的情况下,SVR率较无透析的患者明显降低。据报道,Peg-IFNα单药治疗的中止治疗率为30%~50%。慎重选择患者及处理不良反应尤为重要。部分前期研究建议,在经验丰富的内科医师指导下可以使用Peg-IFNα联合RBV治疗,RBV的剂量应该个体化,剂量为200mg/日至200mg/隔日,并同时给予升血药。由于Peg-IFNα-2a通过肝脏清除,Peg-IFNα-2b通过肾脏清除,理论上透析患者会存在Peg-IFNα-2b的蓄积,因此可引起更多的不良反应或者更强的疗效。尽管并没有正式的对比研究,但临床上并未观察到显著的

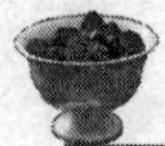

差异。

● 非肝脏的实体器官移植受者：肾移植受者的 HCV 感染与肝纤维化加快进展的风险及肝脏相关的死亡率相关。由于肝硬化是肾移植术后生存率下降的预测因子，故建议对所有 HCV 阳性的肾移植候选者进行肝活检。使用 Peg-IFNα 联合 RBV 治疗肾移植术后的 HCV 感染与 30%或更高的急、慢性细胞排异风险有关，导致移植物受损及生存率下降。因此，Peg-IFNα 联合 RBV 在这类患者中使用具有更大的风险，治疗的适应证也应作相应的调整。肾移植患者应在移植前接受抗 HCV 治疗。心脏移植术后 HCV 感染的相关数据极少并存争议。有研究显示，此类患者感染 HCV，其生存率并未改变或下降。对 Peg-IFNα 抗病毒治疗的风险及益处，以及治疗引起移植物排异的风险仍不清楚。本文不推荐对心脏移植术后慢性丙肝感染进行治疗，一旦 HCV 感染威胁生命时，其治疗的适应证应该根据具体病例进行评估。

国际指南将慢性 HCV 感染作为肺移植的绝对禁忌证，有些作者推荐在移植前对肺移植候选者进行治疗，但对此方案经验有限。目前尚无数据提供 HCV 对胰腺及小肠移植患者的影响，以及相关的治疗建议。

● 酒精滥用：慢性丙肝患者长期饮酒能加速纤维化进展，使肝硬化及肝癌的发生率升高。酒精滥用患者 SVR 率较低。然而，2/3 至少中等程度饮酒的慢性丙肝患者，其中一半在接受告知后选择戒酒，并开始治疗。此类人群对标准治疗应答的影响尚不清楚。饮酒的患者不应该被排除治疗，而应该告知其戒酒，并给予额外的支持以提高治疗的依从性。

● 药物滥用：由于患者广泛认知需戒毒或接受至少 6～12 个月的替代治疗，故有关吸毒患者治疗的数据甚少，对此类患者的治疗尚无推荐意见。建议对此类患者在充分评估及密切监测，在包括肝病专家和戒毒专家在内的有经验多学科团队指导下，制订个

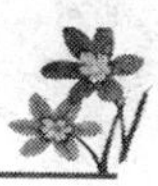

体化治疗方案。

● 接受稳定的维持替代治疗患者：接受美沙酮替代治疗的药瘾者对 Peg-IFNα 联合 RBV 治疗的 SVR 率并无明显下降。但在治疗前 8 周内中止治疗的发生率略高。对此类患者的抗病毒治疗应该在包括肝病专家和戒毒专家在内的多学科团队的谨慎评估后进行，同时应密切监测，并给予依从性及心理健康方面的支持。

● 血红蛋白病：与丙型肝炎相关最多见的血红蛋白病是珠蛋白生成障碍性贫血，这种疾病需要频繁的输血治疗，在献血筛查不如发达国家严格的地方较为常见。少数临床试验报道显示：这些患者对标准的 Peg-IFNα 联合 RBV 治疗出现贫血发生率高及铁沉积现象明显。因此，此类患者可以接受普通干扰素治疗，但需谨慎处理并发症，如使用生长因子、输血及必要时予以铁螯合剂治疗。

由于输血数量的增加，慢性 HCV 感染在镰状细胞贫血患者较为常见。尚无此类人群抗病毒治疗方面的资料报道。有使用 Peg-IFNα 联合 RBV 治疗成功的个案报道。

【推　荐】

①血液透析患者使用 Peg-IFNα 单药抗病毒治疗是安全的(A2)。对特定的患者可联合个体化剂量的 RBV 治疗(C2)。

②由于急性移植排异反应风险的增加，患有丙肝的终末期肾病等待肾移植患者应该在移植前接受抗病毒治疗(B2)。

③对规律饮酒的患者，应强烈要求其戒酒(A1)。

④对正在吸毒患者，应在包括戒毒专家在内的多个学科团队的指导下，制订个体化治疗方案 (C2)。

⑤对稳定维持替代治疗吸毒患者的 HCV 治疗方案，可以在包括戒毒专家在内的多个学科指导下制订，抗病毒治疗安全，SVR 率与一般 HCV 患者相比，略有降低(B2)。

⑥患有血红蛋白病的患者，可采用联合治疗方案，但需密切监

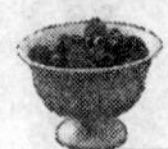

测血液学方面的不良反应(C2)。

(17)未治疗患者及未持续应答患者的随访:慢性丙型肝炎未治疗者及对先前的治疗失败的患者应定期随访。过去的指南推荐每3～5年行1次肝活检。随着无创检查方法的出现,可以进行更频繁的筛查。因此,未治疗患者应每1～2年接受无创检查。肝硬化患者应每6个月检查,重点筛查HCC。

【推　荐】 未治疗及无持续应答的慢性丙肝患者应定期随访。肝硬化患者应长期持续接受HCC的筛查。

(18)急性丙肝的治疗:大部分急性丙肝的患者无临床症状,其慢性化比例高达50%～90%。有症状、女性、低龄、HCVRNA在临床症状出现后4周内清除及在IL28B基因编码上游的遗传多态性等方面与病毒自发清除密切相关,但是没有一个参数能够准确预测个体的自发清除。

急性丙肝的早期确诊非常重要,但由于该病起病隐匿,早期确诊较为困难。为阻止进展为慢性丙肝,急性丙肝患者应该接受抗病毒治疗。据报道,使用Peg-IFNα单药抗病毒治疗可获得较高的SVR率(高达90%或更高),尤其对有症状的患者,不管其基因型如何。通常这些患者应给予早期治疗,但目前尚无共识:在发病后2～4月未康复的患者,应考虑抗病毒治疗,其应答率较高(>80%～90%),但慢性化的风险也较高。这类患者联合治疗并不能增加SVR率;但当不能区分急性或慢性肝炎时,建议联合治疗。急性丙肝患者应答低的最重要因素是依从性差。

建议对这些患者每4周进行HCVRNA定量的随访,当患者发病后12周时HCVRNA仍阳性应进行抗病毒治疗。有些临床医师可能更倾向于当HCVRNA较高且无下降时早期给予治疗。急性丙肝的常规治疗为Peg-IFNα单药治疗,如Peg-IFNα-2a,180μg/周,或Peg-IFNα-2b,1.5μg/kg/周,治疗24周。目前,尚无在无明确HCV传染的情况下,干扰素作为暴露后预防治疗的适

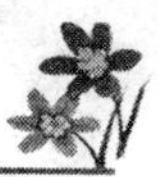

应证。

【推　荐】

①急性丙肝患者给予 Peg-IFNα(Peg-IFNα-2a,180μg/周,或 Peg-IFNα-2b,1.5μg/kg/周,疗程 24 周)抗病毒治疗,病毒清除率>90%(B2)。

②应答失败的患者应按慢性丙肝患者的标准治疗方案给予再治疗(C2)。

(19)三联治疗的展望(Peg-IFN、RBV、蛋白酶抑制剂):新的治疗已取得较大的进展,尤其是新的抑制剂或直接抗丙肝病毒的药物。大量的试验对 N53 蛋白酶抑制剂进行了观察,NS5A 和 NS5B 聚合酶抑制剂、亲环蛋白抑制剂、新型干扰素、RBV 衍生物及治疗疫苗均在研究中。研究主要针对感染 HCV 基因 1 型患者。

Peg-IFNα、RBV 联合一种直接抗病毒的 HCV 蛋白酶抑制剂家族(替拉瑞韦或波普瑞韦)的Ⅲ期临床试验已经完成。这些数据可能导致基因 1 型 HCV 感染患者的三联初始治疗,以及对 Peg-IFNα 联合 RBV 治疗无应答患者的三联治疗被批准。对替拉瑞韦或波普瑞韦的临床试验已经明确对基因 1 型感染患者,基因应答情况指导的初始治疗及无应答患者的重复治疗均具有较高比例的 SVR。部分成功获得早期应答的患者,疗程可以缩短。使用替拉瑞韦为每日 3 次,波普瑞韦在 Peg-IFNα 联合 RBV 引导治疗 4 周后按每日 3 次给药。三联初治患者 SVR 率为 27%～31%。疗程应该根据应答情况来确定。对 4～12 周(替拉瑞韦)HCVRNA 转阴的患者(早期快速应答),疗程为 24 周。从治疗 8～24 周(波普瑞韦)HCVRNA 转阴的患者(无早期快速应答),疗程为 48 周。50%～66%的患者可以缩短疗程。对既往出现病毒反弹的患者 SVR 率较高达 75%～86%,然而对部分应答的患者(既往治疗 12 周病毒载量下降>2 个对数级)应答率低(50%～60%),既往无应

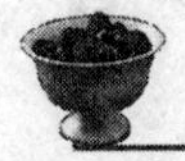

答的患者(33%,仅有替拉瑞韦的数据)。与三联治疗应答相关的因素仍需进一步明确:晚期纤维化、非裔美国人种已经被明确为独立的不良预测因素。

当这些联合治疗被批准后,本指南将被更新。对非基因1型的HCV感染患者,目前的指南同样适用。

【推　荐】

①新型直接抗病毒药物应严格按说明书使用。

②当选用Peg-IFNα、RBV和蛋白酶抑制剂三联治疗方案时,应考虑潜在的挑战。

● 很快出现耐药,尤其是既往无应答患者,治疗依从性差患者,不能耐受Peg-IFNα和RBV最佳剂量患者。

● 应更严格更频繁监测血清HCVRNA。

● 晚期肝纤维化患者对三联治疗应答不佳。

● 严格执行推荐的抗病毒治疗停药原则和(或)整个治疗方案。

● 注意蛋白酶抑制剂的不良反应。

译自《EUROPEAN ASSOCIATION FOR THE STUDY OF THE LIVER. EASL clinical practice guidelines: Management of hepatitis C virus infection. Journal of hepatology, 2011, 55, 245-264》

宫　嫚　张　宁　张　弢　吴　欣　刘红虹　周　超　翻译

罗生强　胡　敏　王永怡　审校

【编者体会】　在欧洲肝病学会2011年春发布的"丙肝病毒感染管理"是全球较完整的新版丙肝防治指南。该指南在以下八个方面具有特色。希望读者在丙肝防治中熟悉、比对、借鉴,并能活学活用。

①重点反映欧洲及中东地区丙肝流行现状及全球6种基因型传播概况。

②较系统介绍了评估患者病情轻重和相关监测手段。

③对全球共识的丙肝标准治疗方案和不同人群用药策略和效果，阐述了欧洲经验。

④对初治、复发、无应答的丙肝患者的肝病严重度逐项分析，要求对治前、治中、治后的患者指标进行综合评估，同时按个体化治疗要求探寻病因，选好治疗指征，尽可能对采用标准治疗或三联疗法方案的患者进行疗效预测。

⑤为达到有效治疗目标和终点，提高治疗成功率，根据不同基因型的丙肝治疗对象，尽可能选用有针对性的辅助治疗或综合治疗措施。

⑥医生应尽可能帮助患者提高治疗依从性。

⑦对丙肝重型患者、代偿和失代偿肝硬化应掌握哪些治疗原则，何时需做肝移植？对肝移植的适应证，复发后处理均提出了相对规范化的处理意见。

⑧对丙肝并发艾滋病毒，并发乙肝病毒感染，并发其他疾病（如酒精性滥用、药物中毒、血红蛋白病等）患者的治疗；还有未治疗，未获持续应答患者的随访，以及采用三联治疗等新疗法均提出了推荐建议。

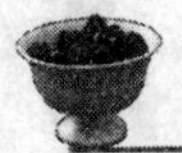

附　录

一、美国肝病研究学会更新

基因1型慢性HCV感染治疗指南(2011年10月版)

1. *初治患者的治疗*

【循证医学证据】 博赛泼维(boceprevir,BOC):SPRINT-2研究显示,4周聚乙二醇干扰素α(Peg-IFNα)联合利巴韦林(RBV,标准治疗)的导入期治疗后,24周BOC联合标准治疗的三联应答指导(RGT)治疗,以及44周的BOC三联治疗,与标准治疗相比,可明显提高丙型肝炎基因1型初治患者的持续病毒学应答(SVR)率,分别为63%、66%和38%。且24周BOC三联RGT治疗与44周BOC三联治疗疗效相似。在白人及黑人中均可发现同样的结果。

特拉泼维(tealprevir,TVR):ADVANCE研究显示,TVR联合标准治疗对于基因1型感染初治患者,即使TVR治疗8周和12周后继续标准方案的治疗,SVR率仍可达69%和75%,而标准治疗组仅为44%。

ILLUMINATE试验是开放性随机试验,旨在评估对于TVR三联治疗获延长快速病毒学应答(eRVR)的患者,将疗程从24周延长至48周是否有益,发现延长疗程并不能改善SVR,24周和48周疗程的SVR率分别为92%和87.5%。

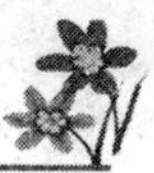

【推荐意见】

①基因 1 型慢性丙型肝炎患者的优化治疗，可为 BOC 或 TVR 联合 Peg-IFNα 和 RBV 的三联治疗(1,A)。

②BOC 和 TVR 不能单独使用，必须联合 Peg-IFNα 和 RBV (根据体重调整剂量)使用(1,A)。

③针对初治患者，在为期 4 周的 Peg-IFNα 和 RBV 导入期治疗后，推荐 BOC (800mg,3 次/日，间隔 7～9 小时，餐中服用)联合 Peg-IFNα 和 RBV 三联治疗 24～44 周(1,A)。

④对于无肝硬化的患者，经 4 周导入期治疗后，给予 BOC 联合 Peg-IFNα 和 RBV 三联治疗，如 HCVRNA 在第 8 周及 24 周检测不到，则可给予 28 周(4 周导入期和 24 周三联治疗)的短疗程治疗(2a,B)。

⑤对于 BOC 、Peg-IFNα 和 RBV 的三联治疗，如治疗第 12 周 HCVRNA>100 IU/ml 或 24 周仍可检测到 HCVRNA，应停止治疗(2a,B)。

⑥TVR 推荐剂量为 750mg,3 次/日(间隔 7～9 小时)，餐中(非低脂饮食)服用，TVR 联合 Peg-IFNα 和 RBV 三联治疗 12 周，之后给予 Peg-IFNα 和 RBV 治疗 12～36 周(1,A)。

⑦对于无肝硬化的患者，给予 TVR 联合 Peg-IFNα 和 RBV 三联治疗，如 HCVRNA 在第 4 及 12 周检测不到，则可给予 24 周短疗程治疗(2a,A)。

⑧对于肝硬化患者，给予 BOC 或 TVR 联合 Peg-IFNα 和 RBV 三联治疗，疗程应为 48 周(2a,B)。

⑨对于 TVR 联合 Peg-IFNα 和 RBV 的三联治疗，如治疗的第 4 周或 12 周时的 HCVRNA>1 000 IU/ml 和(或)24 周时仍然可以检测到 HCVRNA，就应该停止治疗(2a,B)。

2. 经治患者的治疗

【循证医学证据】 博赛泼维：RESPOND-2 研究显示，在基因

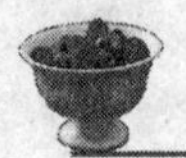

1型治疗失败者中，采用BOC三联治疗，SVR率高于单用标准方案，在复发患者中，SVR率分别为75%和69%，标准方案组为29%；在部分应答患者中，SVR率分别为52%和40%，标准方案组为7%。

特拉泼维：REALIZE研究显示，在经治患者中，尤其是在复发者中，TVR三联治疗（总疗程48周）可显著增加SVR。在初治联合TVR12周或4周后联合TVR12周，复发者的SVR率分别为83%和88%，而标准治疗组为24%；部分应答者的SVR率分别为59%和54%，而标准方案组为15%；无应答者的SVR率分别为29%和33%，而标准方案组为5%。

对于复发患者，如能获得eRVR，疗程也许能缩短至24周。

【推荐意见】

①对于经过标准的干扰素α或者Peg-IFNα和（或）RBV治疗但出现复发或者出现部分应答的患者，推荐给予BOC或TVR联合Peg-IFNα和RBV的三联治疗（1，A）。

②对于经标准的干扰素α或者Peg-IFNα和（或）RBV治疗而无应答的患者，推荐给予TVR联合Peg-IFNα和RBV的三联治疗（2b，B）。

③基于BOC或TVR三联治疗的RGT策略，可用于复发患者的治疗（BOC为2a，B；TVR为2b，C），也可用于部分应答患者的治疗（BOC：2b，B；TVR：3，C），但不推荐用于无应答患者（3，C）。

④对于接受BOC联合Peg-IFNα和RBV治疗的经治患者，如第12周HCVRNA＞100 IU/ml，应该停止所有治疗，因为患者可能已发生了病毒耐药（1，B）。

⑤对于接受TVR联合Peg-IFNα和RBV治疗的经治患者，如果第4或12周HCVRNA＞1 000 IU/ml，应停止所有治疗，因为患者可能发生了病毒耐药（1，B）。

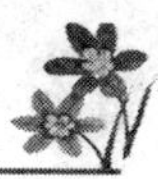

3. 患者的监测

【推荐意见】

①给予基于蛋白酶抑制剂的联合治疗时，如果患者出现贫血，则应考虑进行 RBV 的减量(2a，A)。

②给予基于蛋白酶抑制剂的联合治疗时，应该严密监测患者的血清 HCVRNA 水平。如果出现病毒学突破(血清 HCVRNA 水平相对最低点升高超过 1 log)，则应停止蛋白酶抑制剂的治疗(1，A)。

③当给予一种蛋白抑制剂联合治疗时，患者如果没有出现病毒学应答，或者出现了病毒学突破，或者出现了复发，则不应该再给予另外一种蛋白酶抑制剂的治疗(2a，C)。

4. 基因 IL28B 的检测

【循证医学证据】 编码干扰素 γ 的 IL28B 基因多态性与丙型肝炎抗病毒治疗后 SVR 的获得以及 HCV 自发清除的关系非常密切，其中一个起重要作用的就是单核苷酸多肽性(SNP)是 rs12979860。

一项研究显示，在接受标准方案治疗的白人患者中，rs12979860 CC 者的 SVR 率为 69%，而 CT 者为 33%，TT 者为 27%；在接受标准方案治疗的黑人患者中，rs12979860 CC 患者 SVR 率为 48%，而 CT 患者为 15%，TT 患者为 13%。

对于蛋白酶抑制剂联合标准方案的三联治疗，IL28B 基因型也与 SVR 的获得有关。

在 SPRINT-2 研究中，白人患者 rs12979860 CC 的 SVR 率为 80%，而 CT 患者为 71%，TT 患者为 59%。

ADVANCE 研究中，白人患者 rs12979860 CC 的 SVR 率为 90%，而 CT 患者为 71%，TT 患者为 73%。且 IL28B 基因型与 eRVR 相关。

【推荐意见】 对于 Peg-IFNα 和 RBV 的标准方案治疗或者

基因 1 型 HCV 感染患者接受联合蛋白酶抑制剂的三联治疗，IL28B 基因型均是预测患者获得 SVR 的强有力因素。

因此，在治疗前应该考虑对患者进行 IL28B 基因型的检测，以了解患者在治疗后获得病毒学应答的可能性，并帮助确定患者的疗程。（此稿由北京大学人民医院肝病研究所饶慧瑛大夫译，原稿从 2011 年 10 月 13 日中国医学论坛报 D3 版下载，参改原文对部分内容已作了修改）

二、英语缩略词的中文简介

AASLD	美国肝病学会
ⅣC	Ⅳ型胶原
A/G	白蛋白/球蛋白比值
ACLF	慢加急性肝衰竭
ADCC	抗体依赖性细胞毒细胞
AFP(αFP)	甲胎蛋白
$AFPL_3$	甲胎蛋白异质体
AGA	美国胃肠病学会
AKP、ALP	碱性磷酸酶
AMA	抗线粒体抗体
ALb	白蛋白
ALT(GPT)	丙氨酸氨基转移酶
ADV	阿德福韦酯
ANA	抗核抗体
ANC	中性粒细胞绝对计数
ANIT	萘异硫氰酸酯
APRI	AST 值/血小板计数比值
AsC	无症状乙肝病毒携带者

AST(GOT)	天冬氨酸氨基转移酶
BCG	卡介苗
BCP	基本核心启动子
bDNA	分支链 DNA
BIL	胆红素
BMI	体质指数(体重指数)
BT	病毒学突破
BUN	尿素氮
CCl_4	四氯化碳
DDLT	尸体肝移植
CH	慢性肝炎
CHB	慢性乙型肝炎
CHC	慢性丙型肝炎
CHE	胆碱酯酶
CHO	中国仓鼠卵母细胞
CK	肌酸激酶
CKD	慢性肾病
CMV	巨细胞病毒
CPGs	临床实践指南
Cy	环磷酰胺
DBIL	直接胆红素
DC	树突状细胞
DDW	美国消化疾病周
DNA	脱氧核糖核酸(去氧核糖核酸)
DNA-P	脱氧核糖核酸多聚酶
DVR	迟发病毒学应答
DWI	磁共振弥散加权成像
EASL	欧洲肝病学会

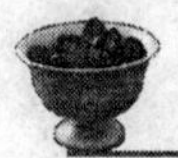

EBM	循证医学
EBV	EB病毒
ECLD	扩展活体供者标准
ECM	细胞外基质
EGF	表皮生长因子
EGFR	上皮细胞表皮生长因子受体
ELISA	酶联免疫吸附试验
EP	蛋白电泳
EPO	促红细胞生长素
ETR	治疗终点应答
ETV	恩替卡韦
EVR	早期病毒学应答
cEVR	完全早期病毒学应答
pEVR	部分早期病毒学应答
FDA	美国食品与药物管理局
Fibroscan,FS	瞬时弹性测定
G-CSF	粒细胞集落刺激因子
GFR	肾小球滤过率
GGT(γ-GT)	γ谷氨酰转肽酶
GLO	球蛋白
GP73	高尔基体蛋白73
GSTs	谷胱甘肽S-转移酶
HA	血清透明质酸
HAV	甲型肝炎病毒
HBsAg	乙型肝炎表面抗原(“澳抗”)
HBsAb,抗 HBs	乙型肝炎表面抗体
HBIG	抗乙肝免疫球蛋白
HBeAg	乙型肝炎e抗原(E抗原)

HBeAb,抗-HBe	乙型肝炎e抗体(E抗体)
HBcAg	乙型肝炎核心抗原
HBcAb IgM、IgG	乙型肝炎核心抗体免疫球蛋白 M、G
HBcAb,抗-HBc	乙型肝炎核心抗体
HBV	乙型肝炎病毒
HBx	乙型肝炎病毒X基因编码蛋白
HC	丙型肝炎(本书简称"丙肝")
HCC	肝细胞癌
HBVDNA	乙型肝炎病毒脱氧核糖核酸
HCG	尿人绒毛膜促性腺激素
HCV	丙型肝炎病毒(丙肝病毒)
抗-HCV	丙型肝炎病毒抗体
HCVRNA	丙型肝炎病毒核糖核酸
HD	血液透析
HDV	丁型肝炎病毒
HEV	戊型肝炎病毒
HGV	庚型肝炎病毒
HIV	人类免疫缺陷病毒
HLA-I	人白细胞组织相容性抗原-I
HSC	肝星状细胞
HVPG	肝静脉压力梯度
HA	血清透明质酸
IFN	干扰素
IgA	免疫球蛋白 A
IgE	免疫球蛋白 E
IgG	免疫球蛋白 G
IgM	疫球蛋白 M
INR	国际标准化比值

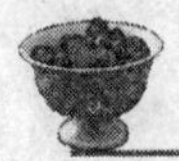

IL　白细胞介素
IR　胰岛素抵抗
IU　国际单位
IU/ml　国际单位/毫升
LAM　拉米夫定
LC　肝硬化
LDH　乳酸脱氢酶
LDLT　活体肝移植
LDT　替比夫定
L-FIAU　氟嘧啶-氟碘阿糖胞苷
L-FMAU　L-氟甲基阿糖尿嘧啶核苷
LN　层黏蛋白
LPS　脂多糖
MMP　基质金属蛋白酶
MR　磁共振
MRE　磁共振弹性成像法
MRI　核磁共振
mRNA　信使核糖核酸
MRS　磁共振频谱分析法
NK　自然杀伤细胞
NR　无效应答
NS5A　非结构基因 5A
PA　前白蛋白
PBMC　外周血单核细胞
PCⅢ　前胶原Ⅲ肽
PCR　聚合酶链反应
PD　程序性死亡
Peg-IFNα　聚乙二醇干扰素 α

PEG IFNα-2a	聚乙二醇干扰素 α-2a(派罗欣等)
PEG IFNα-2b	聚乙二醇干扰素 α-2b(佩乐能等)
PLT	血小板
preS	乙型肝炎病毒前表面抗原
PT	凝血酶原时间
PTA	凝血酶原活动度
PWI	磁共振灌注加权成像
RBV	利巴韦林
RIG1	视黄酸诱导基因 1
RT-PCR	实时荧光定量逆转录聚合酶链反应
RVR	快速病毒学应答
SAE	严重不良反应
SCCA	鳞状细胞癌抗原
SCCA-IgM	鳞状细胞癌抗原与 IgM 的免疫复合物
Scr	肌酐
SoC	标准治疗
SOD	超氧化物歧化酶
SRD5A2	5α-还原酶
SVR	持续病毒学应答
TBIL	总胆红素
TDF	替诺福韦酯
TE	瞬时弹性检测
TGF	转化生长因子
Th	辅助性 T 细胞
TLR	Toll 样受体
TNF	肿瘤坏死因子
TP	总蛋白
Treg	调节性 T 细胞

TTT	麝香草酚浊度试验
TTV	经输血传播性肝炎病毒
ULN	正常值上限
VEGF	血管内皮细胞生长因子
WHO	世界卫生组织
γEp	γ球蛋白百分比